AF384329

ANATOMIE ET PHYSIOLOGIE

VÉGÉTALES

ANATOMIE ET PHYSIOLOGIE

VÉGÉTALES

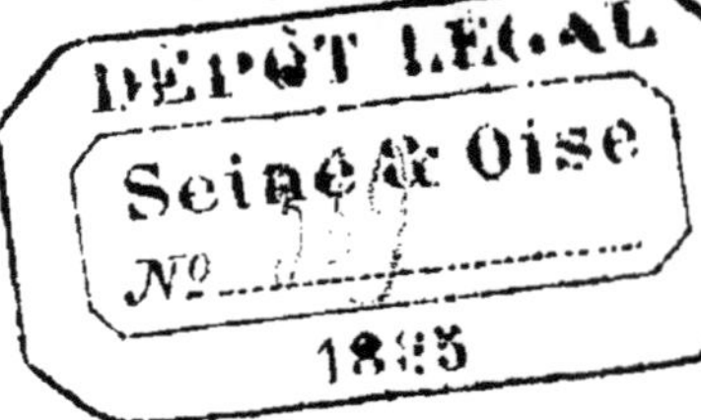

COURS RÉDIGÉ

Conformément aux nouveaux programmes

POUR LES CANDIDATS AU BACCALAURÉAT ÈS LETTRES ET AU BACCALAURÉAT
DE L'ENSEIGNEMENT SPÉCIAL
ET LES ÉLÈVES DES ÉCOLES NORMALES

PAR

Louis CRIÉ

Professeur à la Faculté des sciences de Rennes

Troisième édition

AVEC 237 FIGURES DANS LE TEXTE

PARIS

OCTAVE DOIN, ÉDITEUR

8, PLACE DE L'ODÉON, 8

—

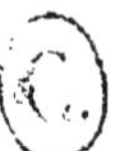

PRÉFACE

DE LA DEUXIÈME ÉDITION

L'accueil favorable que le public vient de faire à cet ouvrage m'engage à en publier une nouvelle édition.

Je suis heureux de présenter ce nouveaux travail à MM. les professeurs de l'Université auxquels je dois beaucoup, pour l'estime et l'appui qu'ils ont accordés à mes premiers livres classiques.

Louis CRIÉ.

PROGRAMME

EXTRAIT DU PLAN D'ÉTUDES POUR L'ENSEIGNEMENT
SECONDAIRE· CLASSIQUE

CLASSE DE PHILOSOPHIE

Anatomie et Physiologie végétales

ANATOMIE

Éléments anatomiques (cellule, fibre, vaisseau), p. 8 à 14.

Tissus considérés :

Dans la tige (dicotylédones, monocotylédones, cryptogames vasculaires), p. 18 à 27.

Dans la racine (dicotylédones, monocotylédones) ;

Dans la feuille (nervures, épidermes, parenchymes symétrique et asymétrique), stomates, p. 28 à 40.

Dans l'anthère et le pollen, p. 40 à 52.

Dans l'ovaire, l'ovule, le style, le stigmate, le fruit et la graine, p. 52 à 56.

MORPHOLOGIE GÉNÉRALE

Origine des parties de la fleur, p. 57.

Métamorphose ascendante et descendante, p. 58 à 61.

Loi de symétrie, p. 61 à 75.

PHYSIOLOGIE

Fonctions de nutrition. — Absorption des matériaux nutritifs, p. 76 à 82; sève ascendante, sève nourricière, p. 82 à 83; transpiration, p. 88 à 96 ; respiration, p. 96 à 99 ; tranformations des matières absorbées, assimilation et désassimilation. Formation de substances organiques et organisées à l'aide de substances inorganiques, p. 123 à 125. Digestion, p. 107 à 114.

Fonction chlorophyllienne, p. 97 à 98.

Excrétions diverses, p. 115 à 122.

Mode d'accroissement des tiges et des racines des végétaux, p. 135 et 136.

Mouvement et sensibilité dans les végétaux, p. 137 à 170.

Fécondation. — Actes préparatoires, actes essentiels, phénomènes consécutifs, p. 171 à 205.

Chaleur développée à l'époque de la fécondation, p. 99 à 107.

Germination. — Conditions intrinsèques à la graine, p. 205.

Conditions extérieures essentielles (eau, air, chaleur) et accessoires (électricité, alcali végétal, acides. chlore. ozone, etc.), p. 206 à 210.

PROGRAMME

EXTRAIT DU PLAN D'ÉTUDE POUR L'ENSEIGNEMENT
SECONDAIRE SPÉCIAL

CINQUIÈME ANNÉE

Anatomie et physiologie des végétaux

Axe de la plante chez les végétaux phanérogames. — Racine et radicelles, p. 15.

Absorption par les racines, p. 18, 76.

Tiges. — Tronc. — Stipe. — Chaume, p. 18 à 27.

Feuilles, leur structure, p. 28 à 40.

Chlorophylle, p. 8. — Fonction chlorophyllienne, p. 97.

Respiration des végétaux, p. 96.

Multiplication des plantes au moyen des organes de la végétation. Bouture. — Marcotte. — Greffe, p. 218.

Circulation de la sève, p. 82.

Vaisseaux laticifères. — Latex, p. 14-121.

Rapport de la plante avec le sol et avec l'atmosphère, p. 76 82-97.

Composition élémentaire des tissus de la plante ; origine de ces éléments, p. 7 à 14.

Composés organiques élaborés dans les tissus des plantes.

Carbures d'hydrogène, corps gras, glucoses, saccharoses, polysaccharides, phénols, aldéhydes, acides gras, acides alcools, acides phénols, alcalis naturels, amides, principes albuminoïdes, p. 115 à 135.

Fleur. — Calice. — Corolle. — Étamines. — Pistil, p. 41 à 52.

Ovule, p. 52 à 56.

Pollinisation, p. 171 à 190.

Fécondation. — Actes essentiels, p. 190 à 195.

Graine. — Germination, p. 205 à 210.

Phénomènes chimiques et organiques de la germination. — Digestion végétale, p. 107 à 114.

ANATOMIE ET PHYSIOLOGIE
VÉGÉTALES

CONSIDÉRATIONS SUR LES PLANTES
ET LES ANIMAUX

IDENTITÉ DES PHÉNOMÈNES VITAUX DANS LES DEUX RÉGNES

Les plantes, comme les animaux, forment les principes
immédiats nécessaires à leur nutrition (matières amylacées,
corps gras, sucres, etc.), et nous savons que la digestion
animale et la digestion végétale sont des opérations chimiques analogues par lesquelles les substances alimentaires sont assimilées à l'économie. Ainsi nous apprendrons que l'embryon, c'est-à-dire la petite plante contenue
dans la graine, digère l'albumen, sa réserve nutritive,
qui renferme de l'amidon (Blé), des corps gras (Ricin), ou
de la cellulose (Dattier). Certaines cellules végétales sécrètent une matière amylacée qui n'offre aucune différence
avec la matière amylacée animale. Sa composition chimique est la même et, dans les deux cas, elle forme du
sucre (glucose). Claude Bernard[1], l'éminent physiolo-

---

1. Claude Bernard, le plus illustre physiologiste des temps mo-

giste du Collège de France, a démontré que le sucre est absolument indispensable pour l'accomplissement des phénomènes de nutrition et de développement. Le sucre apparaît dès le début de la vie embryonnaire animale et végétale; il continue durant toute la durée de l'être organisé et ne disparaît qu'à sa mort. L'unité des principes alimentaires et des agents digestifs dans les animaux et dans les végétaux est aujourd'hui parfaitement démontrée.

Exposons maintenant les caractères relatifs à la respiration, au mouvement, à la sensibilité et à la reproduction des plantes. Pour ce qui est de la respiration, on sait que l'antagonisme classique des plantes et des animaux n'existe plus. La respiration est, en effet, identique dans les deux règnes. Les parties des plantes qui ne renferment pas de chlorophylle ou de matière verte (protoplasma, bourgeons, fleurs, racines, graines) ont les mêmes propriétés que les tissus animaux. Elles absorbent de l'oxygène, exhalent de l'acide carbonique et produisent de la chaleur. Telle est la respiration proprement dite des végétaux. Elle existe encore chez les plantes parasites (*Orobanches, Orchidées*), les Cryptogames sans chlorophylle (*Champignons*) et dans les organes verts où elle constitue ce qu'on a appelé la respiration nocturne en l'opposant à la fonction chlorophyllienne qui a besoin des rayons solaires pour s'exercer. La matière verte, c'est-à-dire la chlorophylle, dégage de l'oxygène et réduit de l'acide carbonique : la *fonction chlorophyllienne est un phénomène de nutrition*. Il n'y a donc chez tous les êtres vivants qu'une seule et véritable respiration, et il faut espérer qu'on cessera bientôt d'enseigner, ainsi qu'on le fait à peu près partout, que les plantes jouissent de deux respirations, une pour le jour et l'autre pour la nuit, et que ces respirations sont d'un ordre

dernes, né à Saint-Julien, près Villefranche, le 12 juillet 1813, et mort à Paris, le 10 février 1873.

inverse. Au total, la respiration nous apparaît comme une propriété universelle appartenant à toutes les cellules vivantes animales ou végétales, tandis que la propriété chlorophyllienne est une propriété spéciale. La chlorophylle assure l'harmonie et maintient la pureté de l'atmosphère ; or, cette matière verte est distribuée de telle sorte chez les êtres vivants, que les animaux ne peuvent se suffire et ont besoin des végétaux. Ceux-ci ont moins besoin des animaux, les feuilles défaisant à la clarté du soleil ce qu'elles ont fait à l'obscurité de la nuit. Quant à la sensibilité qui, depuis si longtemps, sert de criterium pour distinguer les plantes des animaux, elle appartient aux deux règnes. Linné avait consacré la division des trois règnes en lui donnant les caractères suivants :

Esse.	**Vivere.**	**Sentire.**
Minéral.	*Végétal.*	*Animal.*

Il les exprimait encore dans la formule suivante :

Mineralia sunt.
Vegetalia sunt et crescunt.
Animalia sunt, crescunt et sentiunt.

Mais la sensibilité et la motilité ne sont pas, comme le pensait Linné, le criterium exclusif de l'animalité. Sans parler de ces êtres singuliers, les *Mycétozoaires* (de μύκης, ητος, champignon, et ζῶον, animal), qui présentent confondus les traits de l'animal et du végétal, nous pouvons très-facilement constater dans les spores mobiles (zoospores, de ζῶον, animal, et σπορά, semence) des Algues et des Champignons, la faculté du mouvement. « Chez les anthérozoïdes, c'est-à-dire les cellules mâles des Cryptogames, on trouve — dit Claude Bernard — le mouvement approprié à un but déterminé, les apparences, en un mot, du mouvement volontaire. » Nous connaissons les *Navicules*, petites Algues inférieures de nos eaux douces qui, en se transportant d'un point à un autre, évitent les obstacles qu'elles rencontrent pour continuer leur route. Cette mobilité peut être observée plus facilement encore chez les végétaux supérieurs. Nous parlerons plus loin des mouvements des étamines de l'*Épine-Vinette*, de la *Rue*, de la *Parnassie*, des poils glandulifères des *Drosera*, des feuilles de la *Dionée gobe-mouches*, du *Sainfoin oscillant*, etc.

La sensibilité elle-même, condition de la manifestation de mouvement, n'est pas l'attribut exclusif des animaux. Beaucoup de plantes en sont douées à un degré plus ou moins éminent. Secouons un peu fortement un rameau de *Robinier* ou *Faux Acacia* et nous verrons bientôt toutes les feuilles de ce rameau se contracter en rapprochant leurs folioles. De nombreuses Légumineuses à feuilles sommeillantes présentent ce phénomène. Mais, c'est la *Sensitive* (*Mimosa pudica*) qui en fournit l'exemple le plus célèbre. Elle réagit aux excitations extérieures en fermant ses feuilles. Sous l'influence de l'irritation, le pétiole commun s'abaisse, les pétioles secondaires se rapprochent et les folioles s'appliquent l'une contre l'autre par leur face supérieure. Au bout de quelque temps, les feuilles reviennent à leur état primitif. On ne saurait trop insister sur ce point que la plupart des excitations de la sensibilité animale (secousses, brûlures, substances toxiques, décharges électriques) sont aussi des excitants pour la sensitive et plusieurs autres plantes. Bien plus, les *anesthésiques* (de ἄν privatif, et αἰσθάνεσθαι, sentir), tels que l'éther et le chloroforme, détruisent la faculté de réagir, chez la Sensitive. L'anesthésie végétale se produit par les mêmes moyens que l'anesthésie animale. Ajoutons en terminant que dans les animaux comme dans les plantes, les deux cellules qui renferment les produits mâles et femelles peuvent exister chez deux êtres distincts ou sur le même individu. La vésicule germinative, partie essentielle de toute cellule femelle, est commune à l'ovule animal et à l'ovule végétal.

Il résulte des considérations qui précèdent que tous les efforts des physiologistes, des anatomistes et des chimistes pour séparer le végétal de l'animal ont échoué. Comme l'a dit Claude Bernard, « sur les ruines de leurs hypothèses domine inattaquable la doctrine de l'unité vitale dans les deux règnes. »

ANATOMIE VÉGÉTALE

Constitution de la cellule. — La substance des végétaux, comme celle des animaux, est composée de cellules. Il existe des végétaux qui sont constitués par une cellule unique et que l'on appelle végétaux unicellulaires (*Ferments, Algues inférieures : Volvox, Protococcus*, etc.). Chaque cellule possède une enveloppe renfermant une matière molle (*protoplasma*, de πρῶτος, η, ον, premier, et πλάσμα, ouvrage) dans laquelle existe un corps central (*noyau*, ou *cytoblaste*, de κύτος, cavité, et βλαστός, germe) qui présente lui-même un autre petit noyau ou *nucléole*. Le protoplasma est le corps vivant de la cellule (fig. 1) [1]. On peut dire que c'est la base physique de la vie.

1. Pour cette figure comme pour celles qui concernent les tissus des végétaux, il est bien entendu qu'elles sont *vues avec le microscope* et qu'on les a dessinées à l'aide de grossissements plus ou moins puissants.

La cellule végétale nous offre donc : 1° le *protoplasma;*
2° le *noyau et son nucléole;* 3° *l'enveloppe cellulaire.*
Dès que la cellule grandit, le protoplasma se déchire;

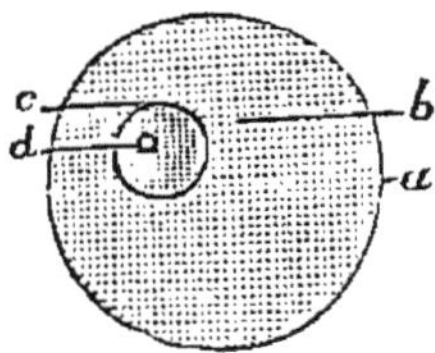

Fig. 1. — Cellule isolée, vue avec
le microscope. *a,* enveloppe ;
b, matière molle ou protoplasma;
c, noyau ou cytoblaste ; *d,* nucléole.

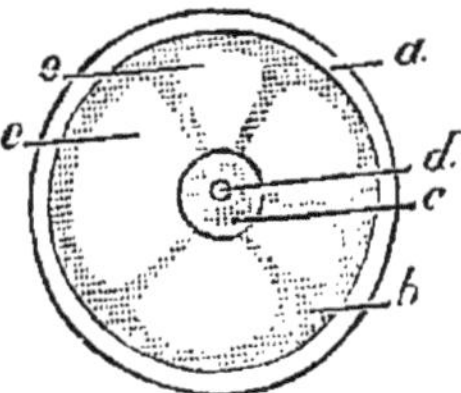

Fig. 2. — Cellule plus âgée.
a, membrane cellulaire;
b, protoplasma; *c,* noyau;
d, nucléole ; *e, e,* suc
cellulaire.

il se forme des bandes qui s'amincissent et se rompent
(fig. 2) et les vides sont bientôt remplis par un liquide
appelé *liquide cellulaire,* renfermant de nombreux pro-

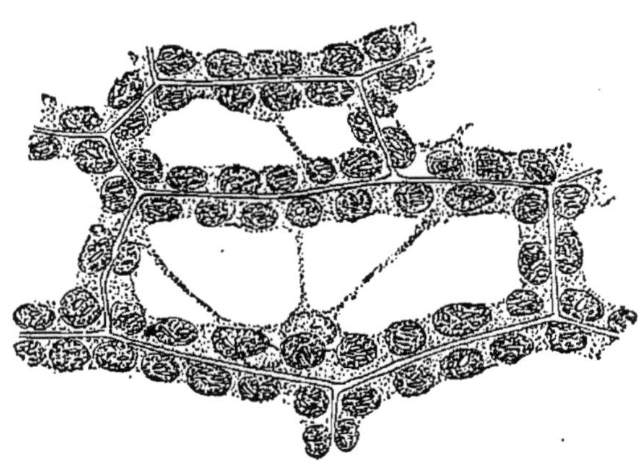

Fig. 3. — Cellules d'une feuille de *Funaire* (Mousses) contenant
des grains de chlorophylle arrondis.

duits qui seront étudiés plus tard dans un chapitre spécial.
Chlorophylle ou protoplasma vert des cellules. —
Les portions du protoplasma colorées en vert ont été dési-
gnées sous le nom général de *grains de chlorophylle*

(fig. 3). C'est la matière verte des végetaux ou *chlorophylle*
de χλωρός, vert, et φύλλον, feuille. Les corps chlorophyl-

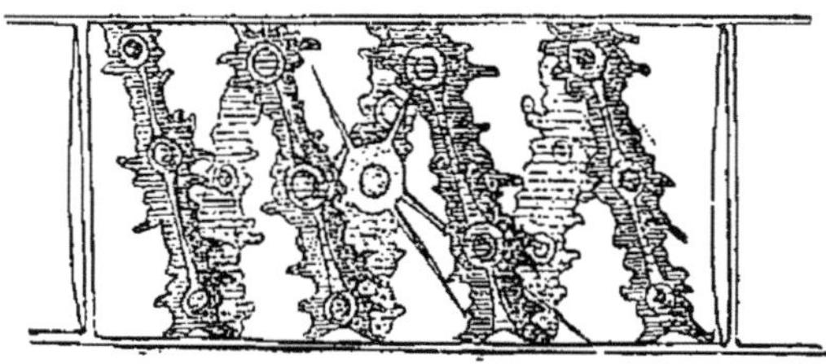

FIG. 4. — Cellule de *Spirogyra* (Algues) montrant la chlorophylle en forme
de bandelette spiralée.

liens présentent une très-grande diversité de forme chez
les végétaux inférieurs (*Algues*), où ils constituent tantôt
des rubans spiralés (fig. 4, 5, 6, 7), tantôt des étoiles (fig. 8).
La chlorophylle existe quelquefois sous forme d'un protoplasma vert homogène (embryous du *Fusain*, du *Radis*,
du *Sapin*, etc.).

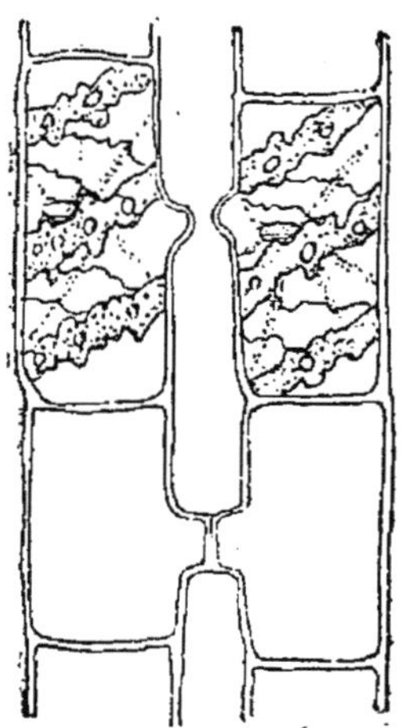

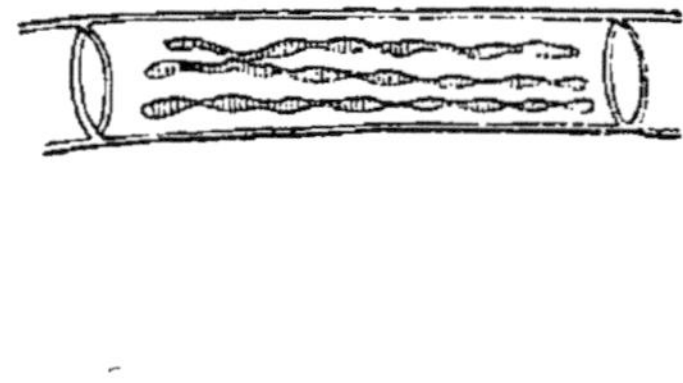

FIG. 5. — Deux filaments de *Spirogyra*.
La chlorophylle forme dans deux cellules des rubans spiralés.

FIG. 6. — Cellule d'*Algue*. La chlorophylle forme trois bandelettes.

**La chlorophylle ne peut servir à limiter les deux
règnes.** — Il est utile de faire observer que la chlorophylle
ou matière verte n'est pas particulière aux végétaux.

1.

Outre que le tiers au moins des espèces végétales connues est dépourvu de chlorophylle (*Ferments, Champignons* et un grand nombre de plantes parasites), on connaît des animaux chez lesquels existe ce protoplasma vert. Nous citerons l'*Euglena viridis* de nos eaux douces, le *Stentor polymorphus*, l'*Hydre verte*, la *Bonellie verte*,

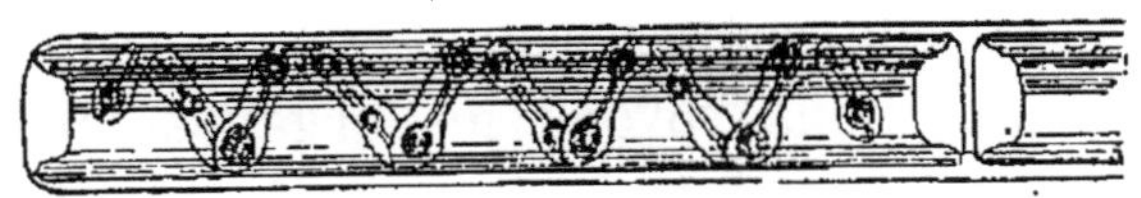

FIG. 7. — Cellule de *Rhynchonema* (Algues) montrant la chlorophylle en forme de bandelette spiralée.

et le *Vortex viridis*. Chez les Infusoires comme chez les plantes, la chlorophylle se transforme à certaines époques en une matière colorante jaune rouge ; elle repasse au vert lorsque l'humectation rend les animaux à la vie active. Ces faits montrent suffisamment le peu de fondement que pourrait avoir l'attribution exclusive du protoplasma vert aux végétaux, tandis que le protoplasma incolore caractériserait l'animal.

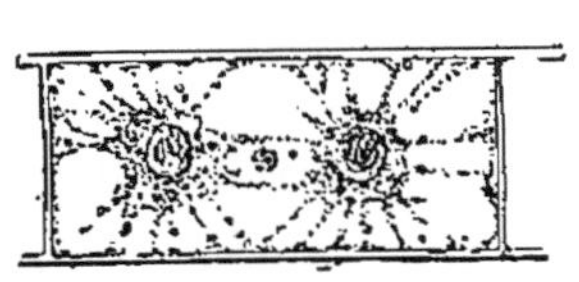

FIG. 8. — Cellule de *Zygnema* (Algues) montrant deux corpuscules chlorophylliens étoilés.

La cellule est l'*élément anatomique* végétal et animal le plus simple. Nous connaissons des plantes qui sont uniquement composées de cellules (*Lichens, Champignons, Algues*). D'autres fois, les cellules se transforment en fibres. Le végétal le plus compliqué est un assemblage de vaisseaux, de fibres, de cellules, c'est-à-dire de cellules plus ou moins modifiées. Au total, on peut dire que la fibre dérive de la cellule et, aussi bien chez les animaux que chez les végétaux, le tissu cellulaire peut être considéré comme un tissu primitif pouvant donner naissance à tous les autres. Le tissu fibreux des végétaux entre dans la contexture des organes de la plante et les fibres sont, comme chez les animaux, groupées en faisceaux. Ces faisceaux sont faciles à isoler du reste du tissu, dans le *Plantain*, la *Fougère*, etc. Après avoir déchiré le pétiole du plantain, on verra les faisceaux, comme des fils assez gros, élastiques. Le tissu fibreux, durci et incrusté de matières minérales, forme la charpente résistante des tiges et des feuilles. C'est pourquoi nous voyons les organes formés par les tissus lignifiés, résister aux causes de destruction et devenir les témoins fossiles d'êtres vivants qui ont disparu depuis des siècles. Le squelette osseux des animaux et le squelette ligneux des végétaux constituent la base des études paléontologiques. On sait que le squelette extérieur des Articulés n'est pas de même nature que le squelette intérieur des Vertébrés; il est formé d'une substance analogue au ligneux : *la chitine*. On peut donc suivre le passage entre le squelette osseux des animaux et le squelette ligneux des végétaux.

Le tissu vasculaire. — La trachée. — Nous parlerons d'abord des *trachées* ou *vaisseaux spiraux*. Chaque trachée présente intérieurement une ou plusieurs spires d'épaississement qu'on appelle *spiricules*. Lorsqu'on brise une jeune pousse de Rosier ou une lanière de feuille de Bananier, on peut facilement distinguer les trachées qui se présentent sous la forme de fils comparables à ceux d'une toile d'araignée. Étudiée sous le microscope la spiricule de la trachée est simple dans le *Rosier* (fig. 9), multiple dans le *Bananier* et l'Hedychium (fig. 10). Viennent ensuite les *vaisseaux ponctués, rayés, annelés* (fig. 11), et *scalariformes*. Les derniers se rencontrent surtout chez les Cryptogames vasculaires (*Fougères, Lycopodes*),etc.(fig. 12). Les *vaisseaux aréolés* ou *trachéides* existent chez les arbres verts, les *Cycadées* et un grand

La trachée ou élément caractéristique du bois avec ses éléments ligneux dérivés (vaisseaux).

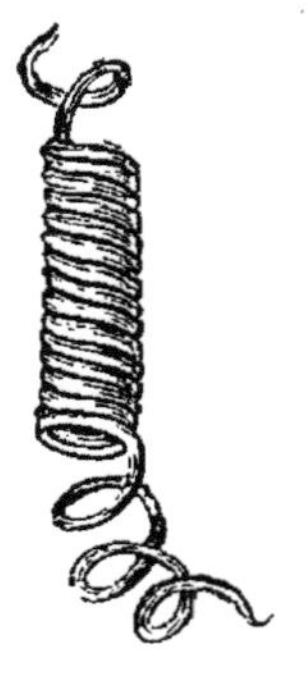

Fig. 9. — Trachée à spire d'épaississement simple.

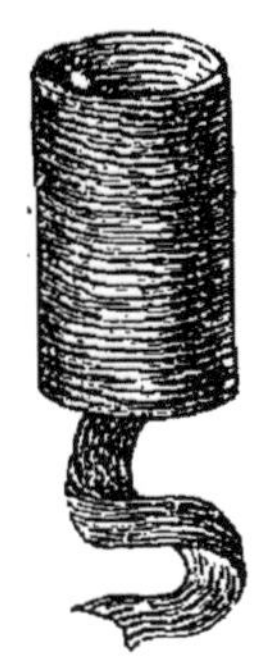

Fig. 10. — Trachée d'*Hedychium* formée de plusieurs spires d'épaississement parallèles.

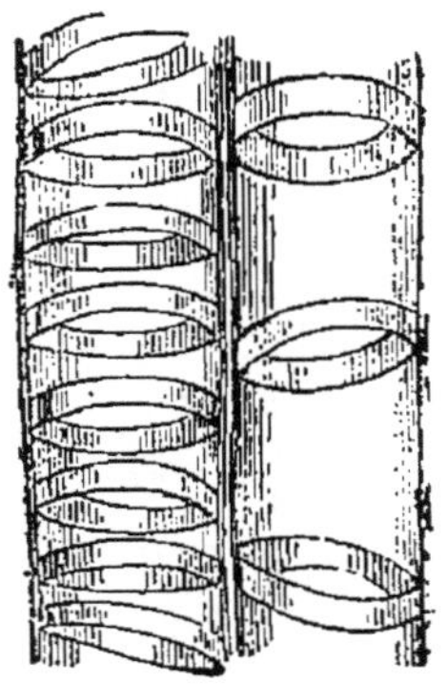

Fig. 11. — Vaisseaux annelés du *Roseau*.

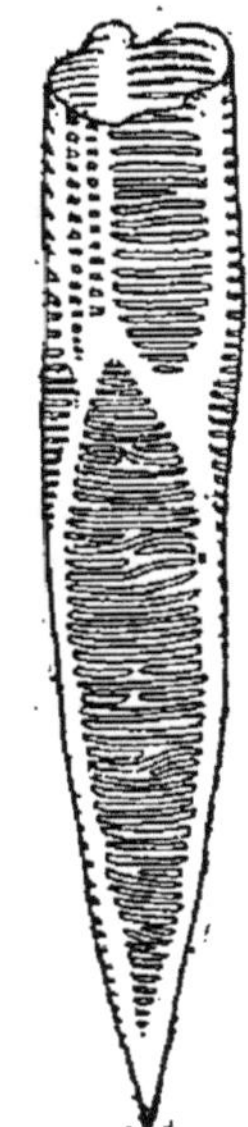

Fig. 12. — Vaisseau scalariforme de *Fougère*.

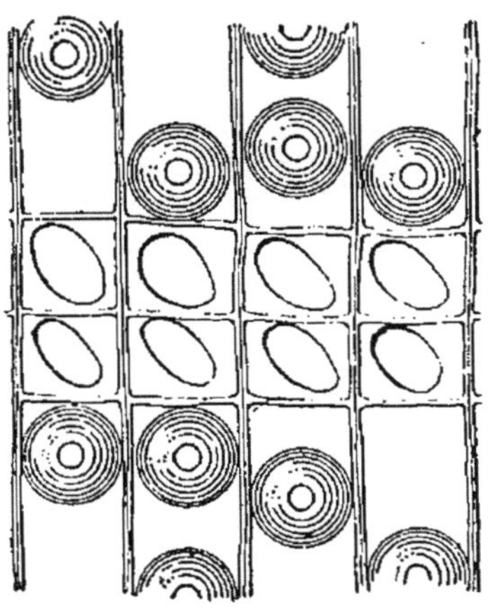

Fig. 13. — Vaisseaux aréolés (trachéides) du *Sapin*.

nombre d'Apétales (fig. 13). Au total, les formes principales d'éléments ligneux qui dérivent de la trachée sont les vaisseaux annelés, ponctués, rayés, aréolés, scalariformes, etc.

Le tissu criblé. — La cellule criblée. — De même que la trachée est l'élement caractéristique du bois, de même aussi la cellule criblée est l'élément fondamental du liber. Ces cellules portent de nombreuses ponctuations grillagées sur

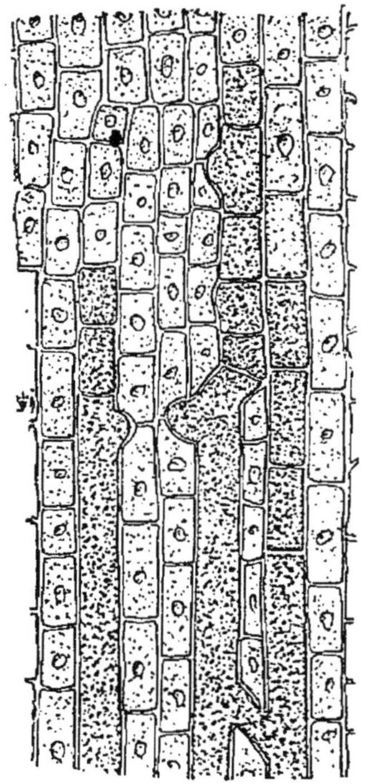

FIG. 14. — Vaisseaux laticifères de la feuille du *Salsifis* (Composées).

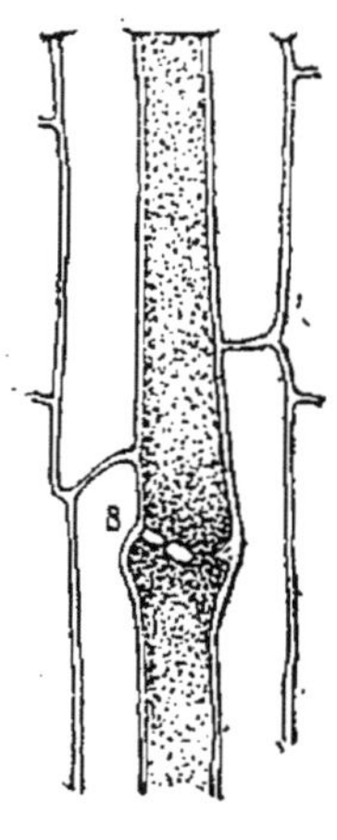

FIG. 15. — Vaisseau laticifère de *Chélidoine* ou *Éclaire* Papavéracées).

les faces latérales et de larges plaques criblées sur les cloisons transversales (*Érable, Vigne,* fig. 23).

Ce qu'il faut entendre par Parenchyme, Collenchyme, Sclérenchyme. — On donne le nom de *Parenchyme* au tissu de cellules vivantes situé dans les diverses parties de la plante, au-dessous de l'épiderme. Les cellules du parenchyme sont caractérisées d'ordinaire par la présence de grains de chlorophylle et de grains d'amidon.

On donne le nom de *Collenchyme* au parenchyme dont les cellules se sont fortement épaissies.

Le *Sclérenchyme* est un tissu formé de cellules mortes lignifiées. Ce tissu soutient les parties molles des végétaux à peu près comme le squelette des animaux vertébrés. Les cellules du sclérenchyme allongées et terminées en pointe sont les *fibres* (fig. 22).

Vaisseaux laticifères ou vaisseaux propres. — Ces vaisseaux, qui d'ordinaire ne présentent ni stries ni ponctuations, proviennent de la fusion des cellules souvent anastomosées entre elles. Les tubes (fig. 14, 15) ainsi produits contiennent des substances dissoutes ou divisées en fines granulations, sous forme d'émulsion ; tel est le *latex*, qui renferme de la fécule, des substances solubles, des alcaloïdes et des matières colorantes. C'est ainsi qu'en brisant les tiges ou les feuilles de diverses plantes, on trouve le latex blanchâtre et lactescent dans le *Pavot*, l'*Euphorbe*, la *Lobélie*, la *Laitue* ; jaune dans l'*Éclaire* ; rouge vif dans la *Sanguinaire* ; verdâtre dans la *Pervenche*, etc. Nous verrons, lorsque nous nous occuperons des sécrétions, que plusieurs des médicaments les plus actifs sont empruntés au latex de diverses familles. Dans le même chapitre, nous aurons à étudier les produits des glandes et des canaux sécréteurs.

LA RACINE

La pointe ou extrémité de la racine est munie d'une membrane particulière qui la recouvre à la façon d'un doigt de gant. Cette membrane est la *pilorhize* (de πῖλος, chapeau, et ρίζα, racine) dont on peut constater facilement la présence sur les *Lentilles d'eau*, petites plantes des eaux tranquilles ; et sur celles de l'*Hydrocharis* ou *Morrène*, autre Monocotylédone assez commune dans les rivières et les fossés. Chez la Lentille d'eau, la pilorhize simple sous la forme d'un doigt de gant se sépare d'un seul coup (fig. 16). Chez l'*Hydrocharis*, elle est constituée par trois ou cinq petites coiffes emboîtées, que l'on peut détacher successivement de la racine (fig. 17).

Rôle physiologique de la pilorhize. — La pilorhize est pour la pointe molle de la racine un organe protecteur contre les particules minérales du sol. Chez les plantes aquatiques, elle protège la pointe contre les animalcules vivant dans l'eau, et surtout contre l'exosmose des principes solubles. Les jeunes racines possèdent, vers leur partie

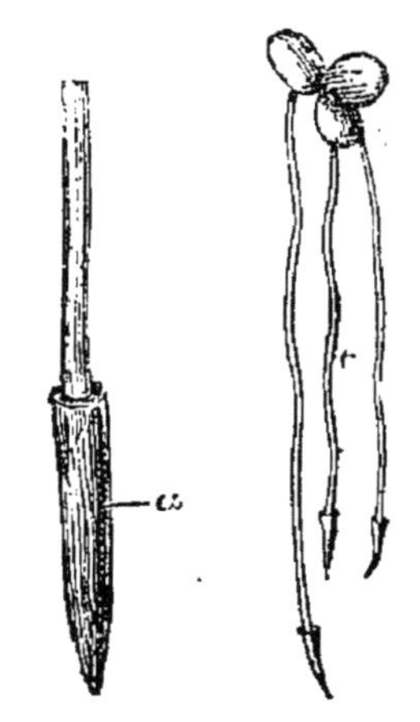

Fig. 16. — *Lentille d'eau* (Lemna).

1, Lentille d'eau avec trois racines terminées par les pilorhizes ; 2, une racine très-grossie avec sa pilorhize, *a*.

moyenne, des poils ordinairement simples et unicellulaires
dont l'existence est éphémère. Tels sont les *poils radicaux*
dont l'importance physiologique est considérable. Les racines aériennes des Orchidées, Aroïdées, etc., qui sont
privées de poils, présentent d'ordinaire une surface lui-
sante d'une couleur gris clair ou blanc d'argent. Des cel-

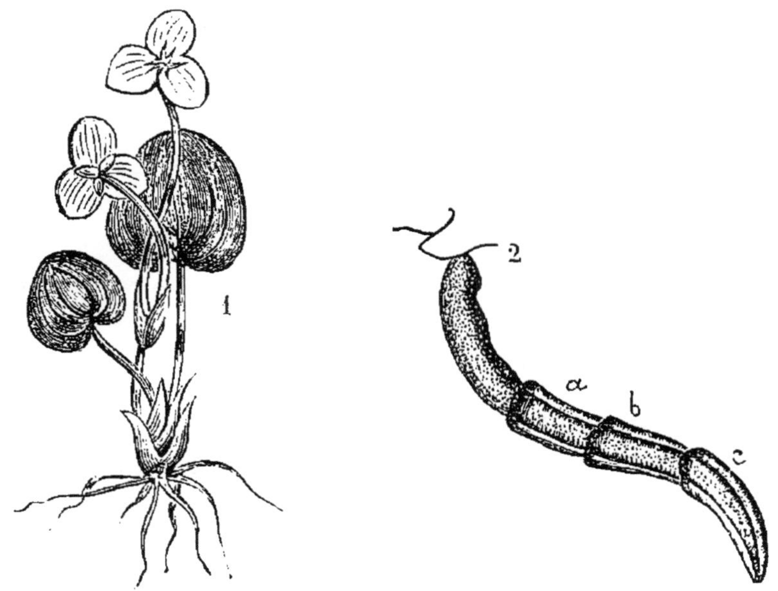

Fig. 17. — *Morrène* (Hydrocharis morsus-ranæ).

1, plante entière; 2, racine très-grossie avec sa pilorhize formée par trois
coiffes emboîtées, *a,b,c.*

lules spiralées remplies d'air forment cette couche qui
constitue le *voile des racines*.

ANATOMIE DE LA RACINE

La racine est un axe à faisceaux simples (fig. 18).

Sur la coupe transversale d'une racine étudiée au microscope, nous retrouvons les éléments anatomiques (cel-

lules, fibres et vaisseaux) dont nous avons parlé précédemment. La figure 18 montre le cylindre interne avec huit faisceaux simples disposés sur un même cercle autour du

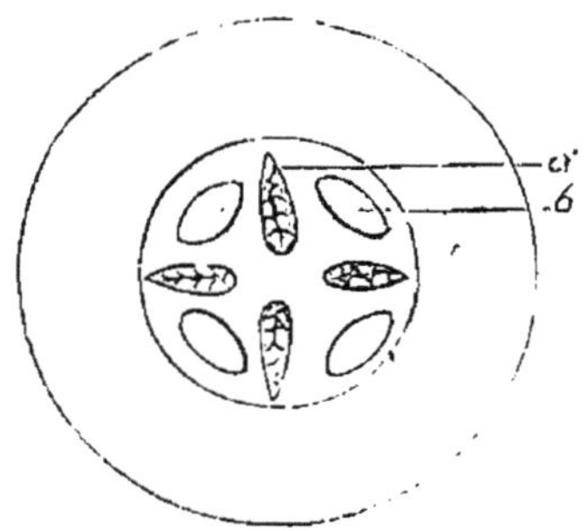

Fig. 18. — Schéma de la racine.

On voit ici quatre faisceaux ligneux *a*, qui alternent avec quatre faisceaux libériens *b*.

centre de l'organe. Les faisceaux libériens représentent l'écorce ; les faisceaux ligneux, qui alternent avec les premiers, représentent le bois. Le nombre des faisceaux ligneux et libériens varie beaucoup suivant les plantes. On en compte deux dans les racines les plus grêles et jusqu'à cent dans les plus grosses.

STRUCTURE DE LA RACINE DES MONOCOTYLÉDONES ET DES DICOTYLÉDONES

La racine des plantes vasculaires nous offre toujours le cylindre central avec ses faisceaux libériens et ses faisceaux ligneux. Mais, tandis que les racines des Monocotylédones conservent leur structure primaire, celles des Dicotylédones présentent, à un moment donné, des productions secondaires qui les épaississent. C'est dans l'écorce que résident les matières gommeuses et mucilagineuses (Malvacées) ; les matières sucrées (Réglisse) ; les principes colorants (Garance, Orcanette) ; etc

PHYSIOLOGIE DE LA RACINE

Absorption. — La racine est l'organe de l'absorption des liquides nutritifs et c'est sur la région des poils que cette absorption est localisée. Grâce à une liqueur acide qui imbibe ces poils, les sels (carbonates et phosphates) sont attaqués et finalement digérés.

Respiration. — Les belles recherches de Th. de Saussure nous ont appris que la racine absorbe par tous ses points de l'oxygène et qu'elle exhale incessament de l'acide carbonique. Il est donc nécessaire que le sol où se développent les racines soit aéré; nous citerons comme conséquences pratiques les labours, le drainage, etc. Dans les villes, les grilles que l'on dépose autour des arbres de nos avenues et promenades publiques ont pour but de conserver la perméabilité du sol.

Circulation des liquides nutritifs. — Les faisceaux ligneux du cylindre central élèvent les sucs nutritifs jusqu'à la tige, tandis que, par les faisceaux libériens, les sucs plasmiques élaborés dans les feuilles redescendent vers la racine.

LA TIGE

ANATOMIE DE LA TIGE.

La tige est un axe à faisceaux doubles (fig. 19).

Dicotylédones. — Une très-jeune tige de Dicotylédone est formée d'un tissu cellulaire, ou *procambium*, d'abord homogène mais qui doit bientôt produire le parenchyme, les fibres et les vaisseaux. Cette même tige de Dicotylédone, âgée de plusieurs années et très complète dans le Chêne-liège, présente à étudier, de l'extérieur à l'intérieur :

1° Le *système externe ou cortical* (écorce) ;

2° La *zone génératrice* ou *cambium;*

3° Le *système interne* ou *ligneux* (bois).

1° **Système externe ou cortical** (écorce). — Quatre assises principales constituent l'écorce. Ces assises sont, en commençant par la plus extérieure : 1° l'*épiderme;* 2° la

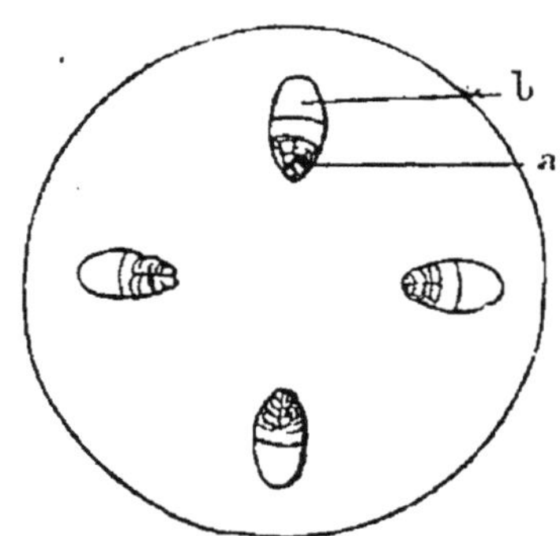

Fig. 19. — Schéma de la tige.
On voit ici quatre faisceaux doubles; chaque faisceau est composé d'un faisceau ligneux *a*, intimement réuni à un faisceau libérien, *b*.

couche subéreuse ou *liège;* 3° la *couche cellulaire* ou *herbacée;* 4° le *liber.*

A. *Épiderme.* — Les cellules de cette assise sont aplaties et intimement unies entre elles; cette connexion est le seul caractère distinctif de l'épiderme. Les jeunes cellules produisent par division les stomates et les poils. Les stomates seront étudiés dans le chapitre concernant la feuille. Extérieurement, l'épiderme est recouvert d'une lamelle très-fine ou *cuticule* qui s'étend sans interruption d'une cellule à l'autre. Cette cuticule, bien différente par sa composition chimique de la cellulose et des membranes amylacées, se colore en jaune ou en jaune brun par l'iode, avec ou sans addition d'acide sulfurique. Elle est insoluble dans l'acide sulfurique et très-soluble dans la potasse bouillante.

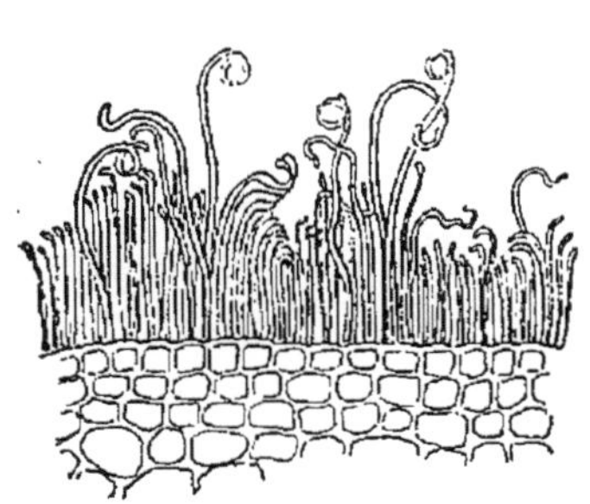

FIG. 20. — Coupe de l'épiderme d'une tige de *Canne à sucre* montrant les revêtements cireux en bâtonnets.

La structure de l'épiderme est remarquable dans le Gui où ses couches sont particulièrement épaissies. La cuticule se couvre parfois de couches de cire en bâtonnets, de matières grasses, de granulations, de cristaux, etc. ; ou bien elle loge dans son épaisseur des gouttelettes de cire et de matière grasse. Chez certaines plantes, elle est soulevée par des produits de sécrétion qui s'accumulent entre elle et la membrane de la cellule. Il est facile d'étudier au microscope ces revêtements cireux, en bâtonnets, à la surface de la tige de

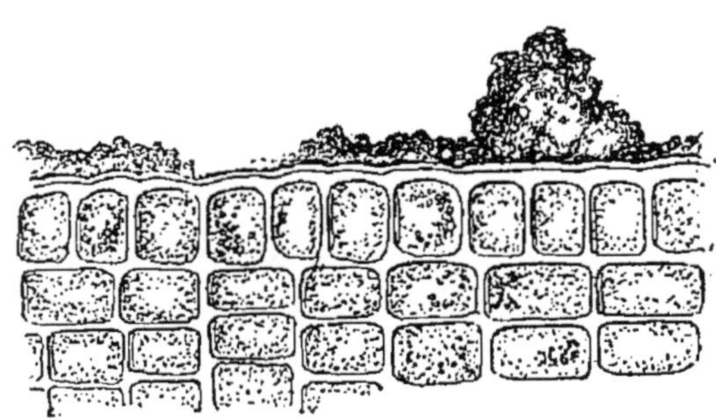

FIG. 21. — Coupe transversale de l'épiderme d'un rameau d'*Eucalyptus* montrant les revêtements cireux granuleux. (D'après de Lanessan.)

la Canne à sucre (*Saccharum officinarum*, fig. 20) ; et on peut observer des revêtements cireux abondants, en masses irrégulières, à la surface de l'épiderme des tiges de l'*Eucalyptus* (fig. 21) et du *Ricin*.

B. *Couche subéreuse.* — *Suber.* — *Liège.* — Les cellules sont élastiques, à parois plissées, difficilement perméables à l'eau et à contenu gazeux. La formation du liège est facile à observer sur le Chêne-liège, l'Érable et l'Orme subéreux. La couche subéreuse produit l'écorce crevassée ou *rhytidome* et les *lenticelles*. Des couches mortes de tissu se séparent, à un moment donné, de la partie vivante de l'écorce; elles forment le *rhytidome*. Comme exemples bien connus, nous citerons la décortication ou l'exfoliation des Platanes, chez lesquels le rhytidome se détache et tombe chaque année en larges plaques, sur nos promenades publiques; l'exfoliation des vieux troncs de Pin (*Pinus sylvestris*), de Bouleau, de Peuplier blanc; le rhytidome à longues crevasses longitudinales du Chêne (*Quercus Robur*) et celui qui s'exfolie sous forme de bandes annulaires horizontales dans le Cerisier, le Prunier, etc. Les *lenticelles* sont des taches arrondies produites par le liège. Les aiguillons qui existent sur un grand nombre de tiges (*Rosier, Ronce, Groseillier,* etc.) dépendent encore du liège recouvert par l'épiderme distendu.

C. *Couche cellulaire ou herbacée.* — Cette couche, très-développée chez les plantes herbacées, est caractérisée par la présence de la chlorophylle dans ses cellules.

D. *Liber.* — Le liber est ainsi nommé de la disposition en feuillets des fibres et faisceaux qui le composent. Chacun des feuillets libériens offre à étudier : (*a*) des *faisceaux de fibres ;* (*b*) du *parenchyme;* (*c*) des *tubes cribreux;* (*d*) des *laticifères.*

(*a*) *Faisceaux de fibres.* — Les fibres libériennes sont de longues cellules, presque toujours simples, amincies aux deux bouts. Elles peuvent être ponctuées, cloisonnées, striées transversalement (fig. 22). Ces mêmes fibres sont cellulosiennes (*Lin*); complètement lignifiées (*Lin de la Nouvelle-Zélande*); incomplètement lignifiées (*Chanvre*).

Les fibres libériennes du Lin, du Chanvre se colorent en bleu par l'iode et l'acide sulfurique. Celles du Lin de la Nouvelle-Zélande, du *Corchorus* (Tiliacées) se colorent en jaune par le même réactif. Quelquefois, ces fibres sont situées ailleurs que dans l'écorce (*Ajonc, Gui,* etc.). Chez d'autres plantes, elles sont très-rares ou nulles (*Campanulacées, Rubiacées, Valérianées, Dipsacées, Composées, Grossulariées,* etc.).

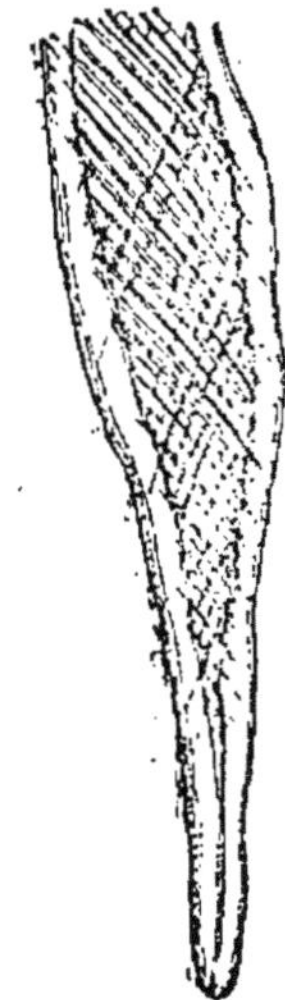

FIG. 22. —Extrémité de fibre libérienne striée du *Dompte-venin*.

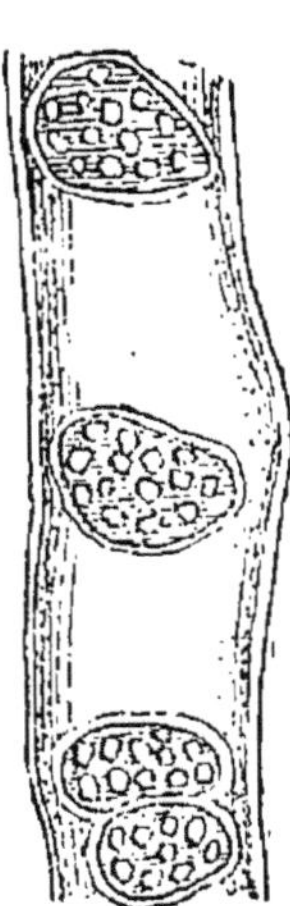

FIG. 23. — Portion de tube criblé du *Mélèze* montrant des plaques arrondies de ponctuations grillagées.

(*b*) *Parenchyme libérien.* — C'est ce tissu qui est détruit par le rouissage, dans le chanvre.

(*c*) *Tubes criblés ou cellules grillagées.* — Ces éléments, essentiellement libériens, sont caractérisés par la perforation de leur cloison transversale. On peut les étudier chez quelques plantes herbacées (*Solanées, Cucurbitacées* (fig. 23), *Convolvulacées*).

(*d*) *Laticifères.* — Les laticifères du liber existent trèsdéveloppés chez les *Composées*, les *Campanulacées*, les *Lobéliacées*, etc...

2° **Zone génératrice ou Cambium.** — C'est cette zone qui doit produire le bois et l'écorce.

3° **Système interne ou ligneux** (bois). — Le système ligneux comprend : 1° le *corps ligneux proprement dit;* 2° les *rayons médullaires;* 3° l'*étui médullaire;* 4° la *moelle.*

A. *Corps ligneux proprement dit.* — C'est dans cette

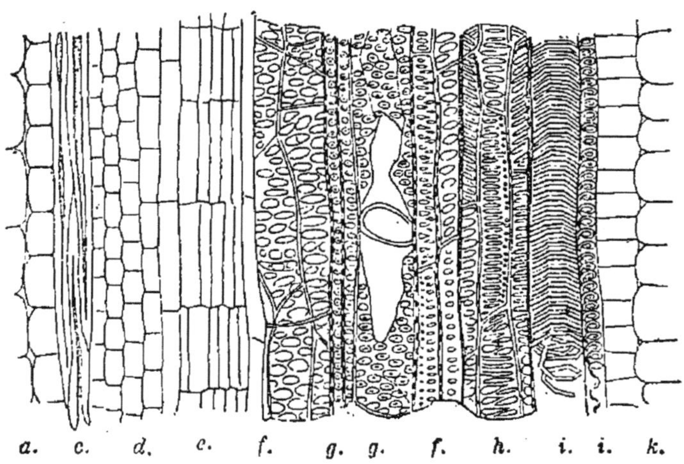

FIG. 24. — Coupe longitudinale d'un faisceau libéroligneux du *Ricin.*
a, écorce; *c,* fibres libériennes; *d,* parenchyme libérien; *e,* cambium; *f,f,* fibres ligneuses; *g,g,* vaisseaux ponctués; *h,* vaisseau scalariforme; *i,i,* trachées; *k,* moelle.

partie de la tige qu'existent les vaisseaux ponctués, les vaisseaux annelés, les vaisseaux réticulés et aussi les lati-cifères des *Aroïdées, Papayacées,* etc...

B. *Rayons médullaires.* — Les rayons médullaires sont des lames verticales formées de parenchyme muri-forme. Ils manquent dans certaines plantes (*Crassulacées,* la *Clandestine,* les *Mélampyres*). On distingue les *grands rayons médullaires* qui s'étendent de la moelle à l'écorce, et les *petits rayons médullaires* qui commencent plus ou moins loin de l'écorce.

C. *Étui médullaire.* — La forme de cet étui, qui présente surtout des *trachées*, est triangulaire (*Laurier-rose*) ou pentagonal (*Peuplier, Chêne*).

D. *Moelle.* — Chez les plantes ligneuses, la moelle offre des cellules actives, à parois épaisses, gorgées d'amidon et de tannin; des cellules inertes et des cellules à cristaux. Cette moelle inerte est facile à observer dans le *Sureau;* les diaphragmes médullaires sont bien caractérisés sur les tiges brisées du *Noyer*, du *Jasmin*, du *Chèvrefeuille*, des *Ombellifères* et de certaines *Euphorbes*. Quant aux cellules scléreuses, elles existent dans la moelle des Magnoliacées. La moelle des Laurinées est pourvue de cellules à raphides et celle des Papavéracées de vaisseaux laticifères. La coupe longitudinale d'une tige de Ricin permet de reconnaître la plupart des couches que nous venons d'étudier et qui sont indiquées dans le tableau suivant (fig. 24).

SYSTÈMES DE LA TIGE AVEC LEURS ASSISES ESSENTIELLES

3. Système interne ou ligneux..........	I. *Moelle.* H. *Étui médullaire.* G. *Rayons médullaires.* F. *Corps ligneux.*
2 Zone génératrice ou cambium........	E.
1. Système externe ou cortical..........	D. *Liber.* C. *Couche cellulaire ou herbacée.* B. *Couche subéreuse ou liège.* A. *Épiderme.*

Structure de la tige des végétaux herbacés. — Chez les végétaux herbacés, le tissu fondamental acquiert un grand développement et l'activité de la zone cambiale s'éteint de bonne heure. Les faisceaux sont presque épars et ces tiges se rapprochent, par leur structure, des tiges des

Monocotylédones. Les rayons médullaires deviennent si larges qu'il n'y a plus lieu de distinguer entre une moelle et un parenchyme cortical (*Cucurbitacées, Nymphéacées*).

Structure de la tige des arbres verts. — Conifères et Cycadées. — Chez ces végétaux, le cercle ligneux est formé de fibres toutes semblables, séparées par les rayons médullaires et disposées en séries rayonnantes. Nous savons que l'élément anatomique caractéristique de ces tiges est la fibre aréolée ou *trachéide*. Les aréoles varient beaucoup quant

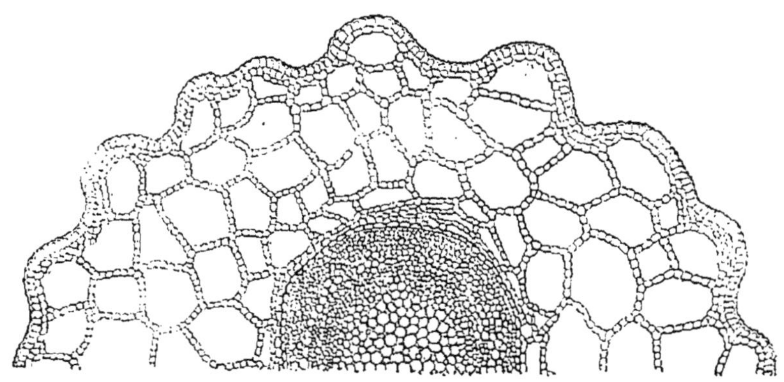

Fig. 25. — Coupe transversale de la tige de la *Pesse* (Hippuris vulgaris) montrant de vastes lacunes et une masse ligneuse ayant le bois au centre et le liber à la périphérie.

à leur forme, leurs dimensions et leur disposition sur la fibre. Ainsi, les ponctuations aréolées de l'*Araucaria* sont bien différentes de celles des *Cyprès* et des *Pins;* ce qui permet aux paléontologistes de reconnaître, à l'examen microscopique, un bois d'*Araucaria* de *Cyprès* ou de *Pin.*

Structure de la tige des plantes aquatiques. — Dans les plantes aquatiques, la tige est parfois profondément modifiée. Chez la *Pesse*, plante de la famille des Onagres, assez répandue dans nos fossés ; chez les *Cornifles*, l'*Elodea*, etc., on observe une colonne libéroligneuse pleine. Dans la plupart des végétaux aquatiques, la circulation des gaz est facilitée par la présence de vastes lacunes que nous retrouvons dans la tige et les feuilles (fig. 25) (*Nénuphar, Elatine, Potamot,* etc.).

Quelques mots sur la structure des Dicotylédones à tiges anormales. — Ces tiges anormales nous sont offertes par les *Lianes,* plantes tropicales appartenant aux familles des *Légumineuses, Bignoniacées, Ménispermées, Sapindacées, Aristolochiées,* etc. Les Bignonias présentent un développement singulier de l'écorce par rapport au bois. Ailleurs, chez les Sapindacées, il existe pour une même tige plusieurs centres générateurs et la tige paraît formée de petites tiges soudées.

STRUCTURE DE LA TIGE CHEZ LES DICOTYLÉDONES, LES MONOCO-
TYLÉDONES ET LES CRYPTOGAMES VASCULAIRES.

Dicotylédones. — La tige ligneuse d'un végétal dicotylédoné de plusieurs années montre, sur une coupe

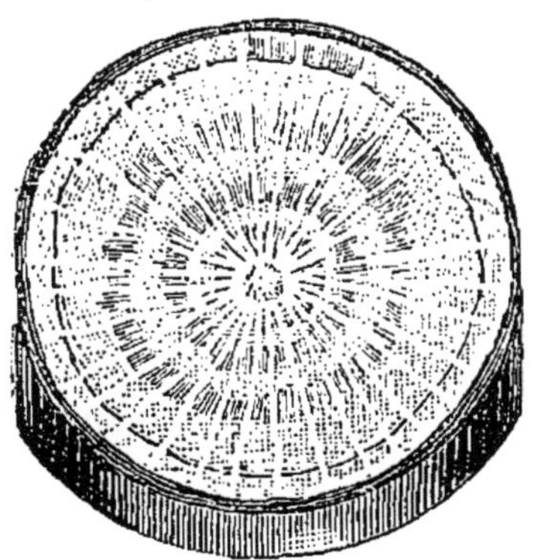

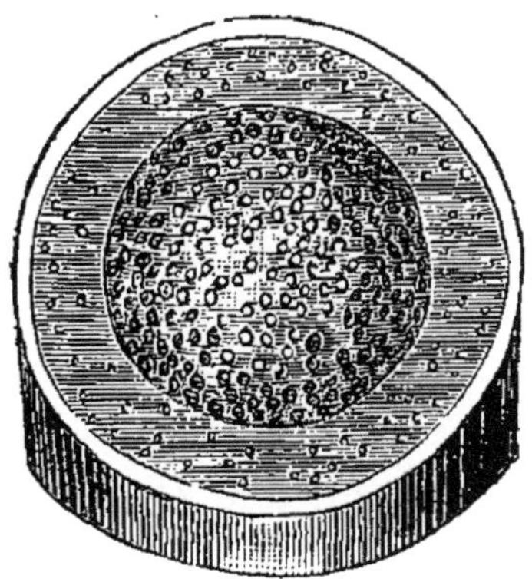

FIG. 26. — Coupe transversale d'un tronc de *Chêne.*

FIG. 27. — Coupe transversale d'un stipe de *Palmier.*

transversale, des couches concentriques emboîtées les unes dans les autres (fig. 26).

Monocotylédones. — La tige ligneuse d'un végétal monocotylédoné est composée de faisceaux fibro-vasculaires épars au milieu d'un tissu cellulaire, sans apparence de couches concentriques emboîtées (fig. 27). La marche de ces faisceaux épars est caractéristique. Chaque faisceau, en sortant de la feuille correspondante, se dirige d'abord, en décrivant une courbe à concavité inférieure, vers le centre de la tige, puis il revient en décrivant une seconde courbe vers la périphérie et enfin descend verticalement. Certaines Monocotylédones à structure spéciale sont pourvues d'un anneau d'épaississement (*Dracœna* ou Liliacées arborescentes). Chez ces plantes, la zone génératrice des faisceaux est permanente; il en résulte un accroissement transversal très-lent mais souvent considérable. Citons les *Dragonniers* de Ténériffe.

Acotylédones ou Cryptogames vasculaires. — La tige ligneuse d'une cryptogame vasculaire (stipe des Fougères arborescentes) diffère du stipe des Monocotylédones par les faisceaux

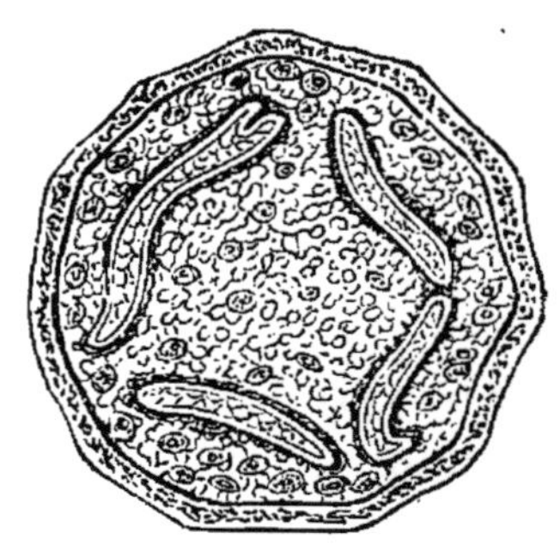

FIG. 28. — Coupe transversale d'un stipe de *Fougère* arborescente.

vasculaires moins nombreux et réunis de façon à former des lames de couleurs très-foncées et diversement contournées (fig. 28). La coupe transversale d'un faisceau montre un corps central avec vaisseaux scalariformes et trachées qui accompagnent une zone libérienne.

Disposition comparée des faisceaux dans la racine et dans la tige. — Tandis que les faisceaux simples de la racine sont disposés de telle sorte que chaque faisceau ligneux alterne avec un faisceau libérien, les faisceaux de la tige sont doubles, c'est-à-dire que chaque faisceau est composé d'un faisceau ligneux uni à un faisceau libérien. (Voir fig. 18 et 19).

LA FEUILLE

ANATOMIE DE LA FEUILLE

Sur une coupe transversale, le *limbe* de la feuille présente chez un grand nombre de plantes (fig. 29, 30) :
1° un *épiderme* supérieur (*a*) recouvert d'une cuticule

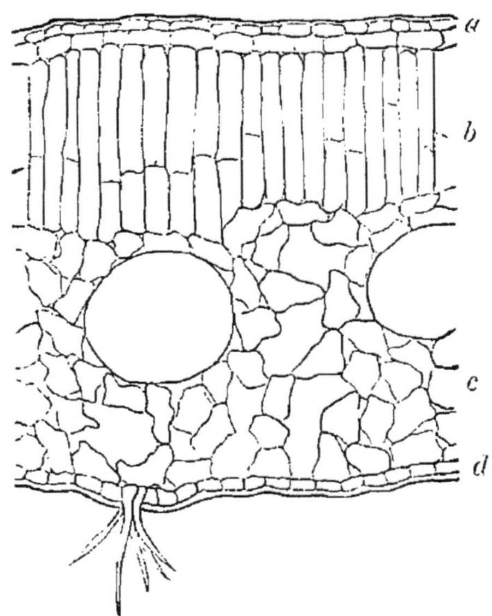

Fig. 29. — Coupe transversale d'une feuille de *Boldo*.
a, épiderme supérieure; *b*, parenchyme chlorophyllien en palissade; *c*, parenchyme chlorophyllien lacuneux; *d*, épiderme inférieur. (D'après de Lanessan.)

formant comme une sorte de vernis peu perméable aux liquides; 2° une assise de cellules à chlorophylle, allongées
perpendiculairement à l'épiderme et groupées les unes

contre les autres. L'ensemble de ces cellules constitue le *parenchyme* [1] en *palissade* (*b*); 3° plusieurs assises de cellules irrégulières, rameuses, à chlorophylle, laissant entre elles de larges méats. Ces cellules forment le *parenchyme lacuneux* (*c*); 4° une couche de *cellules épidermiques* (*d*) semblable à la couche supérieure, mais souvent sans cuticule et alors plus perméable aux liquides. Quant au pétiole et aux nervures qui cheminent dans l'épaisseur du parenchyme, ils sont constitués par des faisceaux libéroligneux,

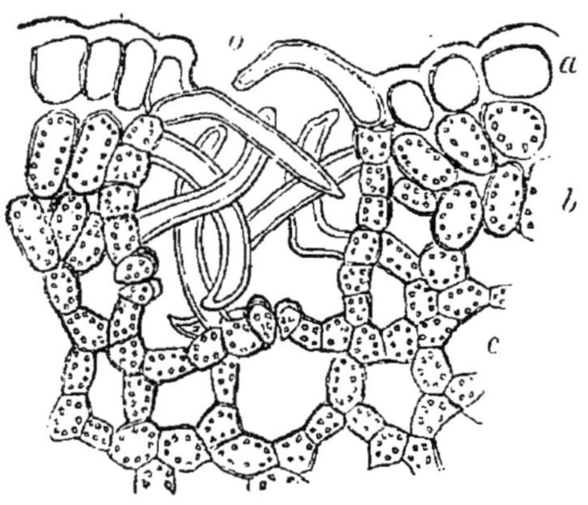

Fig. 30. — Coupe transversale d'une feuille de *Laurier-rose* au niveau d'une crypte renfermant les stomates. *a*, épiderme; *b*, parenchyme en palissade; *c*, parenchyme lacuneux; *o*, crypte.

qui ne sont que la terminaison des faisceaux de la tige

Modifications principales du parenchyme. — Beaucoup de feuilles présentent, comme celles du *Boldo*, du *Pelargonium*, de l'*Oranger*, etc., un limbe avec des cellules régulières à la face supérieure (parenchyme en palissade) et des cellules rameuses irrégulières à la face inférieure (parenchyme lacuneux). Cependant dans quelques autres (*Narcisse*, *OEillet*), il existe à la face supérieure et

1. De παρέγχυμα, parenchyme, substance des organes.

2.

à la face inférieure des cellules régulières allongées perpendiculairement à l'épiderme de telle sorte que les deux parenchymes, inférieur et supérieur, sont *conformés en palissade*. Ailleurs, chez un grand nombre de Monocotylédones (Amaryllis, Jacinthe), le parenchyme est *uniforme*, c'est-à-dire constitué par un tissu cellulaire avec lacunes situées entre les deux épidermes.

Parenchyme des plantes aquatiques submergées et flottantes. — Ici les feuilles se creusent généralement de lacunes qui doivent leur donner beaucoup de légèreté. La *Morrène*, la *Macre* et plusieurs *Pontederia* possèdent des pétioles qui se renflent au voisinage du limbe; ce renflement est dû au développement de lacunes pleines d'air et ces pétioles sont de véritables *flotteurs* comparables aux racines ainsi transformées des *Jussieua*. Dans l'*Aldrovanda vesiculosa*, plante de la famille des Droséracées, le limbe de la feuille est représenté par une vésicule qui alternativement se remplit et se vide d'air suivant les saisons; ce qui explique l'ascension de la plante en été et sa rentrée sous l'eau en automne. Quelquefois, chez les *Potamogeton*, autres Monocotylédones communes dans les rivières, les fossés, le parenchyme est réduit à un seul rang de cellules recouvertes en dessus et en dessous par l'épiderme (1). L'influence du milieu amène dans la structure des feuilles submergées des modifications importantes et une grande simplification. Très-souvent, en effet, le parenchyme disparaît laissant les nervures libres avec une apparence de racines rameuses. Ces feuilles submergées, réduites à leurs nervures, existent chez la plupart de nos Renoncules aquatiques à fleurs blanches, la *Macre* (Trapa natans), le *Cabomba* souvent cultivé dans les bassins de nos serres (fig. 31). L'*Ouvirandra fenestralis*, de Madagascar, Monocotylédone voisine des Potamots, est merveilleuse par la singulière organisation de ses feuilles en forme de fenêtres

(1) Chez l'*Elodea Canadensis*, le limbe de la feuille, dépourvu de parenchyme, est réduit à ses deux épidermes.

où le tissu vasculaire reste seul formant un réseau à mailles quadrilatères (fig. 32). Des exemples de parenchyme discontinu existent également chez les plantes terrestres. Ainsi, le *Scindapsus pertusus*, Aroïdée fréquemment cul-

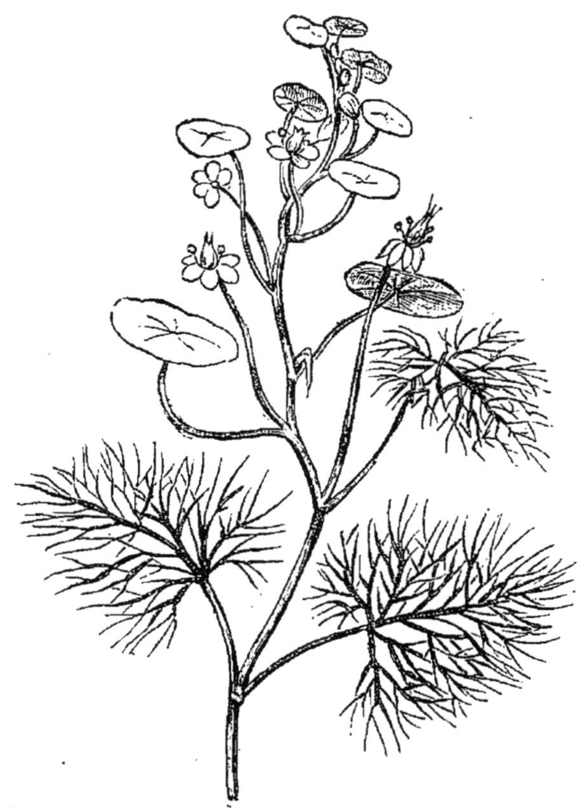

Fig. 31. — *Cabomba*, plante américaine voisine des Nénuphars. Les feuilles inférieures qui végètent dans l'eau sont profondément découpées et comme réduites à leurs nervures ; les feuilles supérieures qui s'épanouissent hors de l'eau ont la forme de disques.

tivée, est remarquable par son limbe d'abord continu qui présente de nombreuses perforations quand la feuille est encore jeune. De même aussi chez un grand nombre de Palmiers, de Musacées, les feuilles et les frondes d'abord entières se déchirent en lanières.

Épiderme des feuilles. — L'épiderme qui recouvre les

deux faces du limbe est ordinairement une couche de cellules aplaties; mais, dans les feuilles fermes et coriaces, il
existe parfois, entre l'épiderme et le parenchyme à chlorophylle, une ou plusieurs assises de cellules incolores,
analogues aux cellules épidermiques et que l'on peut
considérer comme des couches de renforcement de l'épiderme. Ce tissu sous-épidermique qui ne doit pas

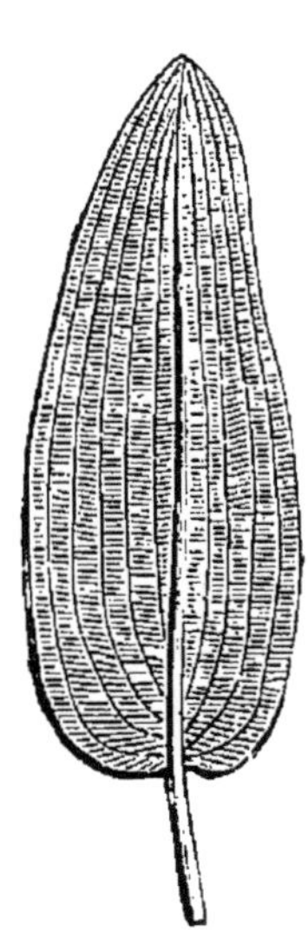

Fig. 32. — Feuille d'*Ouvirandra*
fenestralis de Madagascar.

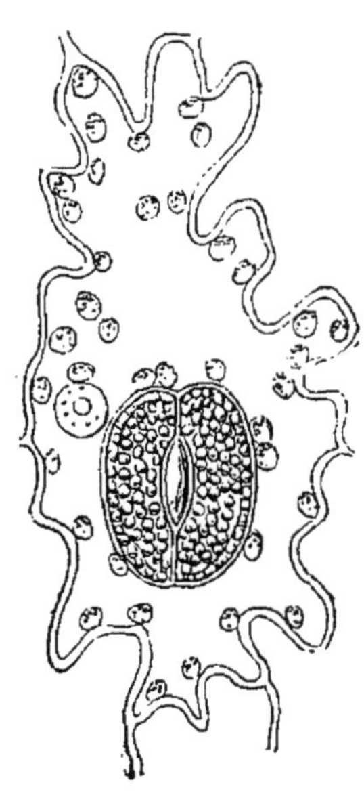

Fig. 33. — Un stomate de la feuille
d'une *Fougère*, vu de face.

être confondu avec le *collenchyme*, procède de l'épiderme
et non du tissu fondamental.

Les couches de renforcement de l'épiderme sont très
faciles à observer dans les feuilles des *Begonia*, des *Peperomia* (Pipéracées), des *Figuiers*. Le *collenchyme*, qui
est formé par le tissu fondamental et non par l'épiderme,
est très développé dans les pétioles des *Begonia*, dans les
feuilles des *Tradescantia*, des *Bromelia*, etc.

Stomates. — Un stomate (de στόμα, bouche) est une ouverture qui résulte de la division d'une cellule. Par cette ouverture en forme de boutonnière que produit l'écartement des deux cellules, les méats ou espaces vides de la feuille communiquent avec le milieu extérieur (fig. 33).

Ces stomates sont de deux sortes : les uns servent au passage des gaz (stomates aérifères), les autres contribuent à l'émission des liquides (stomates aquifères). Les feuilles aériennes présentent des stomates tantôt sur les deux faces, tantôt à leur face inférieure (1). Quelquefois les stomates logent dans des dépressions particulières ou *cryptes*, faciles à étudier chez les *Protéacées* et le *Laurier-rose* (fig. 30). Ils sont constitués par deux cellules, dites de *bordure*, résultant de la division d'une cellule unique. Ces cellules réniformes limitent une ouverture qui communique avec une vaste lacune appelée *chambre respiratoire* (fig. 34). Les cellules de bordure sont situées dans une dépression des couches épaissies de l'épiderme et cette dépression en forme d'entonnoir constitue l'*antichambre* du stomate (fig. 34). Des stomates d'une structure plus compliquée existent chez les *Graminées*, les *Prêles* et les *Marchantia*.

Les plantes terrestres sans chlorophylle sont dépourvues de stomates, à l'exception de la *Clandestine* et des *Orobanches* qui en présentent sur leurs écailles.

Épiderme et stomates des plantes flottantes et submergées. — Les plantes submergées sont en général dépourvues de stomates (*Elodea Canadensis, Vallisneria spiralis, Myriophyllum, Ceratophyllum,* etc.) (2). Les plantes flottantes, comme le *Nénuphar,* le *Potamogeton,* les

---

(1) Chez la plupart des feuilles on trouve de 40 à 300 stomates par millimètre carré. Les feuilles de l'Olivier en présentent jusqu'à 625 par millimètre carré.

(2) Les feuilles submergées des *Callitriche* sont pourvues de stomates.

Renoncules aquatiques, etc., présentent des feuilles dont les deux faces sont différentes d'aspect. La face supérieure, en contact avec l'air, possède seule des stomates (1). Ces organes qui existent sur les jeunes feuilles des Renoncules aquatiques qui se sont développées dans les fossés desséchés, disparaissent par suite de la submersion de ces feuilles dans l'eau. Très-souvent, chez les plantes aquatiques dépourvues de stomates, les cellules de l'épiderme renferment de la chlorophylle. M. Chatin a signalé

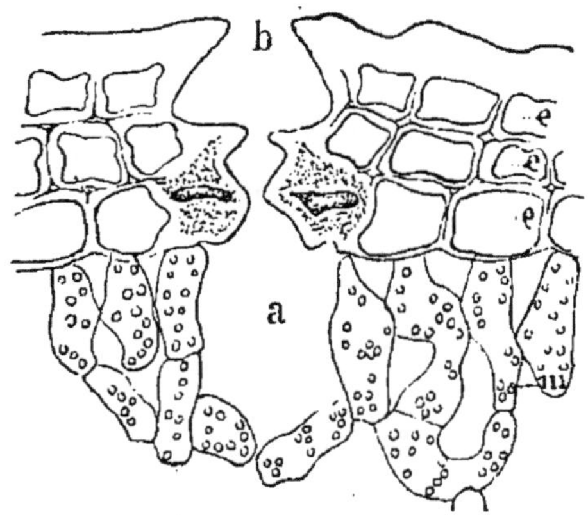

Fig. 34. — Coupe verticale d'un stomate de *Figuier*. — *e, e, e,* épiderme à trois couches ; *a,* chambre respiratoire du stomate, séparée par les deux cellules de bordure de l'antichambre *b*.

la coexistence des stomates et des cellules à chlorophylle sur le même épiderme. Un épiderme stomatifère et chromulifère existe chez les *Alismacées, Butomées, Joncaginées;* dans la *Limoselle,* la *Littorelle,* etc. Le même savant a aussi découvert, à la face inférieure des feuilles des *Callitriche,* des organes particuliers qui, vus à la loupe, ont l'apparence de points brillants : ce sont les *Cysties* (de χύστις, vessie, utricule).

Revêtements cireux et revêtements gras des membranes épidermiques. — On observe dans l'épaisseur

(1) On rencontre cependant des stomates sur la face inférieure des feuilles de la *Morrène*.

des membranes épidermiques d'un grand nombre de plantes terrestres ou à leur surface, des matières cireuses insolubles dans l'alcool à froid et solubles dans l'alcool à chaud. Ces matières cireuses recouvrent la surface de la feuille d'un enduit qui l'empêche d'être mouillée par l'eau. La couleur glauque caractéristique de certaines plantes (*Crucifères* (*Brassica*, *Arabis*), *Caryophyllées* (*Silene*, *Œillet*), *Euphorbiacées*, *Graminées*, *Conifères*, etc.) comme la poussière pruineuse, *fleur* ou *prune* de certains fruits (*Prune*, *Raisin*, etc.) est due à ce *revêtement cireux*. Les matières cireuses sont parfois assez abondantes pour être l'objet d'une exploitation industrielle (Myrica de l'Amérique (*Myrica cerifera*), Palmiers du Brésil et du Pérou (*Klopstockia cerifera*) (fig. 35). Chez d'autres plantes, il existe à la place de ce revêtement cireux un enduit graisseux qui joue le même rôle protecteur en empêchant la feuille d'être mouillée par l'eau. Cet enduit, d'une structure cristalline, forme une couche farineuse blanche ou jaune d'or, soluble dans

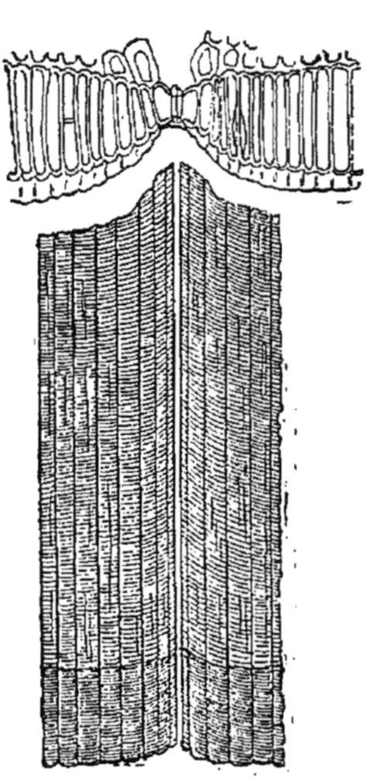

FIG. 35. — Coupe transversale de la région épidermique d'une feuille de Palmier à cire des Andes (*Klopstockia cerifera*).

l'alcool à froid. On peut l'observer dans plusieurs Primevères et Saxifragées et aussi, dans quelques Fougères appartenant aux genres *Pteris* et *Gymnogramma*. Ce revêtement gras est d'un jaune d'or ou d'un blanc très-éclatant chez les *Gymnogramma* des Antilles.

Durée, coloration automnale et chute des feuilles. — Sous le rapport de leur durée, les feuilles sont *caduques*

(*Maronnier d'Inde, Peuplier*); *marcescentes*, c'est-à-dire qui se dessèchent avant de tomber (*Chêne, Hêtre*); *persistantes*, ou qui restent sur le végétal plus d'une année (*Buis, Laurier, Pin, Sapin, Cyprès*, etc...). Le vert est la couleur habituelle des feuilles, mais il se forme quelquefois dans les cellules, à côté de la matière verte, une matière colorante rouge ou jaune qui masque la couleur verte. La feuille paraît jaune ou rouge, et il arrive fréquemment (*Poirier, Chêne*, etc.) que ces feuilles ainsi colorées dans leur jeunesse deviennent finalement vertes. Au commencement de l'automne, les feuilles caduques perdent leur chlorophylle; elles jaunissent, puis brunissent. Parfois, leur couleur est d'un rouge vif, bleuâtre ou blanchâtre, dans certaines parties. Ce changement de coloration est dû à la destruction de la chlorophylle; il se forme, outre la matière jaune, des principes diversement colorés dissous dans le suc cellulaire. Il convient d'ajouter, ainsi que je l'ai démontré, que l'automne, dans nos pays tempérés, s'annonce par le retour de nombreux parasites du groupe des Champignons inférieurs. Les Peupliers, les Érables, les Tilleuls, les Poiriers, etc., présentent sur leurs feuilles des Dépazéées qui les épuisent et accélèrent leur chute. J'ai reconnu, après plusieurs années d'investigations assidues, que la végétation automnale doit, en partie, aux teintes multiples des *Dépazéées*, ses nuances polychromes, avant-coureurs certains de la chute des feuilles. Les feuilles sont quelquefois panachées, caractère qui est souvent héréditaire; ou rouges, comme dans le *Noisetier*, l'*Épine-vinette*. Nous verrons plus loin que l'hérédité des zones blanches et noires des *Pelargoniums*, Géraniacées cultivées à peu près partout, dépend beaucoup de la nature du sol. Enfin, on a souvent remarqué avec quelle régularité certains arbres prennent ou perdent individuellement leurs feuilles plus tôt ou plus tard que d'autres de la même espèce. C'est le cas du Marronnier des Tuileries célèbre par la précocité de sa feuillaison.

CARACTÈRES GÉNÉRAUX DES FEUILLES DANS LES DICOTYLÉDONES, LES MONOCOTYLÉDONES ET LES CRYPTOGAMES VASCULAIRES.

Dicotylédones. — Les feuilles des Dicotylédones présentent, dans leur disposition, dans leur forme et dans leur nervation, une diversité que nous ne retrouvons pas chez les végétaux des autres classes. La disposition des feuilles commençant dans l'embryon par une paire de cotylédons opposés, tantôt passe à l'arrangement distique (1/2), ou à des verticilles plus complets (2/5), tantôt se transforme en des agencements spiralés dont les divergences ont les valeurs les plus différentes. Les formes qu'affectent les feuilles dans cette classe sont innombrables. Ordinairement la feuille présente un *pétiole* (fig. 36)

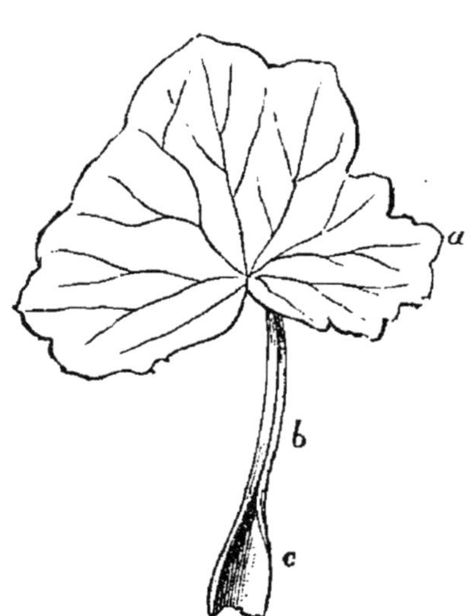

FIG. 36. — Feuille de *Ficaire.*

a, limbe; *b,* pétiole; *c,* gaîne.

grêle et un *limbe* aplati; la tendance de ce dernier à se ramifier y est souvent indiquée par des dents, des échancrures, des découpures, etc... C'est dans cette classe que nous observons le plus grand nombre de feuilles composées, articulées et diversement stipulées. Les dépendances foliaires appelées *stipules* existent surtout chez les Apétales et les Polypétales. Elles sont très-rares chez les Gamopétales.

Les feuilles amplexicaules, c'est-à-dire deux feuilles opposées se soudant entre elles en une lame unique traversée en son milieu par la tige (*Chèvrefeuille*, *Chlore*, *Dipsacées*, *Lamium amplexicaule*), et les feuilles décurrentes, celles dont le limbe se prolonge en descendant à droite et à gauche de l'insertion de façon à former une aile sur la tige (*Molène*, *Onopordon*, etc.), constituent deux particularités qui appartiennent en propre aux Dicotylédones. La forme des feuilles en bouclier, dite *peltée* (*Capucine*, *Nénuphar*, *Renoncules aquatiques*, *Hydrocotyle*) n'existe aussi accentuée dans aucune classe. Les Dicotylédones peuvent, mieux que les autres plantes, approprier leurs feuilles aux conditions de végétation les plus diverses. Nous citerons le développement fréquent des vrilles et des épines foliaires, et surtout les singulières formations des *ascidies* (de ἀσκίδιον, petite outre), chez les *Nepenthes* (fig. 37), *Cephalotus* et *Sarracenia*. Dans cet embranchement, les feuilles présentent souvent les nervations *palmée* ou *pennée*. Cette nervation est caractérisée par les nombreuses nervures qui font saillie à la face inférieure du limbe et par les anastomoses curvilignes que ces nervures contractent au moyen de faisceaux fibro-vasculaires qui cheminent dans l'épaisseur du parenchyme.

Monocotylédones. — Les feuilles des Monocotylédones sont rarement verticillées. L'arrangement distique (1/2) y est très-fréquent (*Graminées*, *Iridées*, *Typhacées*). La disposition tristique (1/3) y est beaucoup plus rare (*Cypéracées*, *Aloès*, *Pandanus*). La partie inférieure de la feuille forme une gaîne autour de la tige, et cette gaîne remplace les stipules, corps si fréquents chez les Dicotylédones. Dans les *Palmiers*, les *Aroïdées*, les *Cannées*,

il se développe, entre la gaîne et le limbe, un pétiole
allongé qui manque chez un grand nombre de Monocotylédones. Quand le pétiole n'existe pas et que le limbe est
nettement séparé de la gaîne, on rencontre parfois sur
la ligne de séparation un corps particulier appelé *ligule*
(*Graminées, Cypéracées, Liliacées*). Le limbe est souvent entier et sa ramification est une rare exception chez

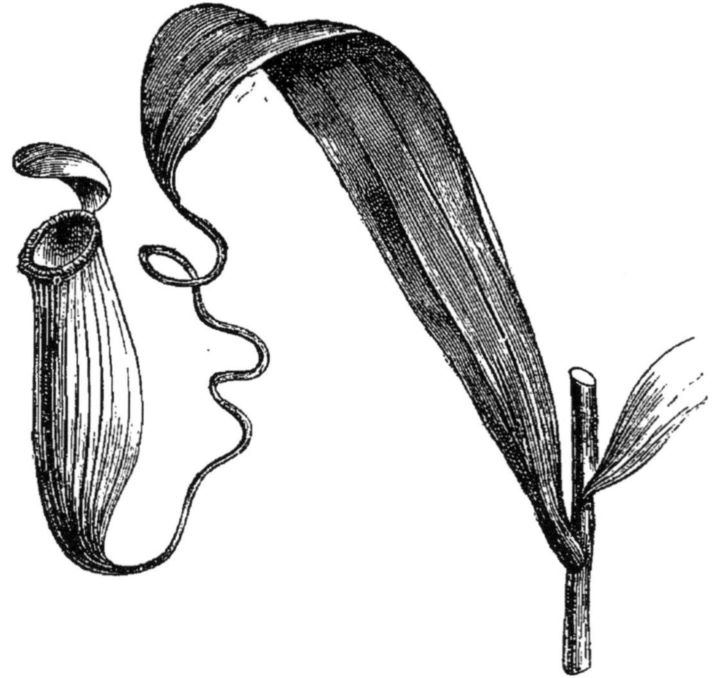

Fig. 37. — Feuille de *Nepenthes* terminée par une ascidie.

les Monocotylédones. Le limbe plusieurs fois ramifié de
certaines Aroïdées (*Amorphophallus*) constitue une remarquable exception. La nervation des Monocotylédones
est caractéristique. Souvent les feuilles sont *rectiner-
viées*, c'est-à-dire que les faisceaux vasculaires y courent
presque parallèlement l'un à l'autre. Les limbes à nervures ramifiées existent chez les *Aroïdées*, les *Smilacées*,
les *Dioscorées*, les *Alismacées*, etc.

Cryptogames. — Chez les Cryptogames vasculaires, les feuilles présentent parfois des particularités intéressantes. Ainsi, l'épiderme de la feuille des Fougères se distingue par les grains de chlorophylle qu'il renferme. La distribution des nervures dans le mésophylle est aussi caractéristique. La nervation des feuilles de Fougères est une nervation en *réseau*, plus compliquée dans certains cas que celle des Dicotylédones. Ainsi, les nervures courent en se dichotomisant sous des angles très-aigus et en divergeant en forme d'éventail; les fines nervures s'anastomosent fréquemment et la surface du limbe se trouve partagée en aréoles d'aspect caractéristique. Ce mode de nervation particulier aux Fougères est si varié, suivant les groupes, qu'il permet de reconnaître les principales formes fossiles. Les Fougères, comme les Marsiliacées, petit groupe voisin comprenant les *Marsilia* et la *Pilulaire*, deux plantes des marais humides, se distinguent par l'enroulement en crosse de leurs feuilles, dans le jeune âge. Chez les Prêles, les feuilles sont de véritables gaînes foliaires. Dans les Lycopodiacées, la disposition des feuilles est souvent spiralée et les Isoëtes présentent des rosettes disposées en spirales suivant les divergences 3/8, 5/4, 8/2, etc. Le limbe foliaire des Mousses est formé d'une seule assise cellulaire. Enfin, chez les Cryptogames les plus inférieures (*Hépatiques, Lichens, Algues*), la feuille et la tige se confondent dans un organe particulier qu'on appelle *thalle*. D'où le nom de *Thallophytes* qui est souvent donné à ces plantes.

LA FLEUR

Anatomie du calice. — Comme les feuilles, les folioles calicinales ou sépales ont des faisceaux composés de trachées et de fibres et un parenchyme homogène. Les sépales sont revêtus d'un épiderme percé de stomates.

Les faisceaux forment, en général, une nervure médiane plus saillante qui se distingue très-bien quand les folioles se soudent et qui se ramifie ordinairement suivant le mode particulier aux Dicotylédones et aux Monocotylédones. C'est à la persistance de ces nervures que certains calices doivent leur forme anguleuse ou prismatique. Pour les sépales comme pour les feuilles, si le faisceau fibro-vasculaire médian

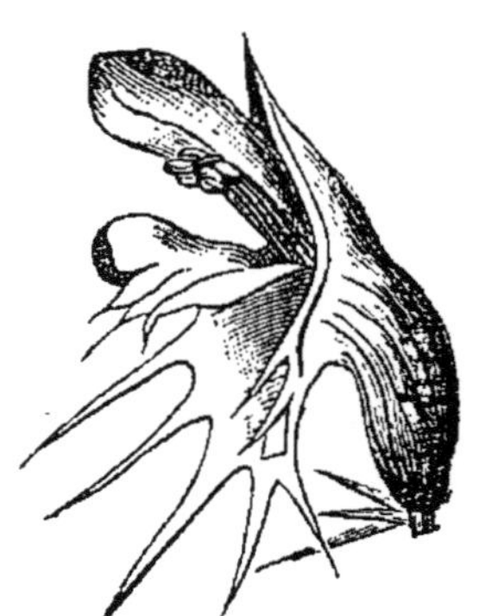

Fig. 38. — Calice épineux d'une Labiée.

se prolonge au delà du parenchyme, il se forme une pointe plus ou moins prolongée qui fait donner à la foliole calicinale le nom d'*épineuse* ou de *mucronée* (calice des *Labiées*, etc., fig. 38).

Dans les calices gamosépales, les sépales s'unissent par le parenchyme ou par les faisceaux libéroligneux. Ainsi, le calice de beaucoup de Labiées, qui est formé de cinq sépales soudés, présente dix nervures et plus, parce que, outre la nervure médiane des sépales, les nervures latérales se confondent d'un sépale à l'autre en une nervure unique. Chez le *Marrube*, les cinq longues dents du calice correspondent aux nervures médianes et les cinq petites dents aux nervures latérales géminées. Ainsi, chez les Caryophyllées, le calice peut offrir, avec cinq dents, dix (*Silene gallica*), vingt (*Silene inflata*), et jusqu'à trente nervures (*Silene conica*).

Anatomie de la corolle. — La corolle possède, entre l'épiderme supérieur et l'épiderme inférieur, un parenchyme uniforme, parcouru par des nervures déliées (1). Ces nervures se réduisent presque toujours à des trachées peu nombreuses qu'accompagnent seulement, pour les troncs principaux, des cellules allongées. Les deux épidermes portent des stomates, et les cellules épidermiques sont souvent remarquables par leurs saillies plus ou moins prononcées qui produisent l'effet du velouté ou du brillant métallique, si remarquable dans certaines fleurs. Ainsi, chez la *Pensée*, la *Primevère de Chine*, et autres plantes dont les fleurs sont parées de nuances éclatantes, le velouté des pétales est produit par des cellules relevées en papilles dont on peut étudier la structure avec le microscope. L'examen de ces épidermes est très-instructif; il suffit de laisser macérer, pendant quelques heures, les pétales dans l'eau pure ou additionnée de quelques gouttes de lessive alcaline. Bientôt l'épiderme se soulève et il devient facile d'en faire de bonnes préparations. L'épiderme des *Pensées* montre, à sa face externe, des cellules relevées en manière de papilles. Le jeu de la lumière, sur ces papilles et sur la couche d'air retenue entre elles, produit l'effet du velouté et souvent aussi celui du chatoiement. L'épiderme des pétales de la *Primevère de Chine* est curieux à examiner avec le microscope. Il présente des cellules coniques deux ou trois fois plus hautes que larges; leur ensemble rappelle l'aspect d'une chaîne de montagnes hérissée de pics ardus (fig. 39). L'épiderme des pétales des *Pélargoniums* est formé de cellules hexagonales dont chaque côté est frangé de replis perpendiculaires, du

(1) Dans la corolle gamopétale, les faisceaux libéroligneux latéraux se réunissent souvent en un seul (corolle des *Primevères*). Chez les Composées, les pétales manquent ordinairement de faisceaux médians et le tube ne possède que les cinq faisceaux géminés. Les pétales du *Dahlia*, de l'*Arnica* sont cependant pourvus de faisceaux médians.

plus charmant effet (fig. 40). En abaissant l'objectif, on voit que le fond de chacune de ces cellules est historié de stries en faisceau étoilé. L'accroissement des cellules épidermiques en dehors s'accentuant davantage, les formations

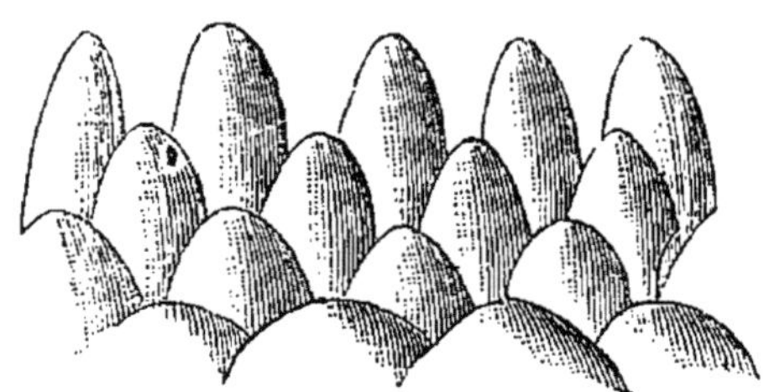

Fig. 39. — Épiderme de la corolle de la *Primevère de Chine.*

qui en résultent sont de véritables poils dont les formes sont très-variables.

Couleurs des fleurs. — C'est dans les fleurs que se montrent les couleurs les plus variées et les plus

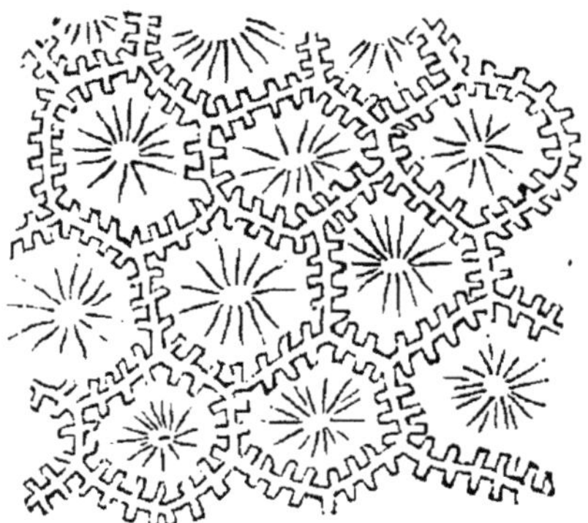

Fig. 40. — Épiderme d'un pétale de *Pélargonium.*

brillantes. Les couleurs, en effet, varient à l'infini, depuis le blanc le plus pur jusqu'au pourpre et au brun-noir ; la couleur noire et la combinaison de noir et de blanc ne se rencontrent pas. Après avoir étudié ces teintes si diverses, on remarque que les fleurs jaunes et les fleurs bleues peuvent passer au rouge et au blanc. En voyant aussi certaines familles adopter le *jaune* et les couleurs qui en dérivent, tandis que d'autres présentent le *bleu* et ses dérivés, on a été conduit à admettre deux séries opposées : l'une, ayant pour couleur radicale le jaune et nommée série *xanthique* (de ξανθός, jaune); l'autre, le bleu, et appelée série *cyanique* (de κυανός, bleu). Ces deux teintes mélangées forment le vert et, en se dégradant par tous les tons intermédiaires, elles se confondent dans la couleur rouge qui est le point où les deux séries se rencontrent. On peut représenter de la manière suivante les principaux termes de ces séries :

Vert

Jaune　　　　　　　　　　　　　**Bleu**

Orangé　　　　**Violet**

Rouge

Dans notre pays, on constate assez souvent que les fleurs bleues de l'*Ancolie*, de l'*Aconit* et de la *Nigelle* passent au blanc et au rouge; que les fleurs rouges du *Coquelicot* et des *Geraniums*, ainsi que les fleurs bleues des *Campanules*, des *Gentianes* et des *Borraginées* passent au blanc; que les fleurs rouges des *Composées* (Centaurées), des *Labiées* et des *Personnées* passent au blanc. Mais il est extrêmement rare de trouver, dans un même genre, des teintes appartenant à deux séries. Nous citerons comme exemples de cette remarquable exception les fleurs d'une Laitue (*Lactuca saligna*) que nous avons vues *jaunes* et *bleues* et les fleurs de la *Laitue vivace* qui peuvent passer du bleu au jaune.

Exemples remarquables de fleurs changeantes. — La teinte des pétales peut changer aux différentes époques de la vie de la fleur. Ainsi, les corolles du *Myosotis ver-*

sicolor, de la *Vipérine*, de la *Buglosse*, de la *Pulmonaire*
sont d'abord roses, puis d'un bleu d'azur. Celle d'une Malvacée, l'*Hibiscus mutabilis*, blanche le matin, devient rose
pâle vers le milieu du jour et rose vif le soir. Dans le
Cheiranthus mutabilis (Crucifères) la couleur change par
degrés du blanc au jaune, puis au pourpre, à mesure que
la corolle approche du terme de son existence. L'*Hortensia* a ses fleurs d'abord vertes, puis d'une belle couleur
rose et enfin d'un bleu plus ou moins foncé. Le fait le
plus curieux de cette variation de couleurs est celui qui
nous est offert par une Iridée, le *Gladiolus versicolor*.
Le matin, sa couleur est brune; mais elle s'altère pendant
la journée tellement que, vers le soir, la fleur est d'un bleu
clair. Elle reprend pendant la nuit la couleur qu'elle avait
la veille et pendant les huit à dix jours de son existence,
ce changement s'exécute régulièrement chaque jour, excepté vers la fin où la couleur brune l'emporte et reste
seule. Cet exemple est peut-être le seul que nous ayons
d'une fleur qui reprenne la couleur et l'éclat qu'elle a une
fois perdus. Les changements de couleur que subissent
ces fleurs, à différents moments de leur existence, tiennent
à l'apparition graduelle d'un principe colorant qui s'ajoute
en proportion de plus en plus forte à la couleur initiale.

Production des couleurs. — Pigments colorés. —
Les matières colorantes sont localisées dans les cellules
épidermiques de la corolle. Ainsi, l'examen microscopique démontre que les fleurs des *Campanules* doivent
leur belle couleur bleue à un liquide bleu violacé qui
existe dans les cellules des deux épidermes. Quelquefois
les teintes vives des fleurs résultent de mélanges; tel
est le cas du rouge feu, du ponceau jusqu'à l'orangé.
Ainsi, le rouge feu de plusieurs fleurs et particulièrement celui de la Petite Capucine (*Tropaeolum minus*)
est dû à la combinaison des effets produits par trois cou-

ches de cellules : une supérieure contenant un suc cellulaire rouge et des granulations jaunes, une moyenne à suc incolore et granulations jaunes, une inférieure à suc rouge et grains jaune clair. La couleur blanche des fleurs est produite de deux manières différentes. Le blanc, quand il est pur, est dû à la présence de l'air interposé en assez grande quantité au milieu du tissu de l'organe; dans ce cas, si l'on met cet organe sous le récipient d'une machine pneumatique, on voit sa blancheur disparaître lorsqu'on fait le vide. Telle est la cause de la blancheur du Lis. Mais le plus souvent nous appelons blanches des fleurs qui possèdent une teinte affaiblie, et cette teinte se révèle soit dans les reflets, soit par le contraste avec un corps réellement blanc, comme l'avait reconnu Redouté, qui, avant de peindre une fleur blanche, la plaçait devant une feuille de papier blanc pour en déterminer la nuance réelle. Une statistique curieuse dressée par Schubler indique que la couleur blanche devient plus commune chez les fleurs à mesure qu'on s'avance vers les pôles. On sait aussi que l'éclat des pigments colorés varie, pour certaines fleurs, avec la latitude, et les naturalistes voyageurs ont remarqué depuis longtemps les couleurs foncées de l'*Eritrichium villosum*, des *Dryas*, des *Polémoines* du Spitzberg et de la Nouvelle-Zemble et de la plupart des fleurs des latitudes élevées. On peut donc dire que l'éclat des pigments augmente avec la latitude (1). La coloration jaune est offerte par un grand nombre de corolles (*Renoncules, Lotus, Primevères*, etc.). Elle est due à une matière colorante qui a reçu le nom d'*anthoxanthine* et que l'on considère comme identique à celle qui est obtenue par le dédoublement du pigment chlorophyllien. Cette matière jaune se trouve soit à l'état de dissolution dans le suc cellulaire, soit plus fréquemment, comme le pigment chlorophyllien, dans des corpuscules protoplasmiques de formes et

(1) L'éclat des pigments augmente aussi avec l'altitude.

de dimensions très-diverses, colorés en vert dans l'organe jeune puis devenant graduellement jaunes. Les corolles qui doivent leur coloration jaune à ces corpuscules reprennent souvent, dans les herbiers, la coloration verte qu'elles avaient avant leur épanouissement; il en est ainsi pour les fleurs des *Primevères*, des *Lotus*, etc.

Odeurs. — Les odeurs, dont les huiles volatiles élaborées dans le tissu des corolles sont la source, ne sont pas moins variées que les nuances des fleurs. Les odeurs qui parviennent avec l'air inspiré sur la muqueuse olfactive agissent différemment sur les organes terminaux du nerf olfactif ou cellules olfactives. Ainsi, parmi ces odeurs qui s'exhalent de la plante, les unes nous impressionnent à la manière des odeurs des corps inorganiques; elles n'appartiennent au végétal que parce qu'elles ont été formées dans ses cellules; elles sont plutôt dans le végétal que du végétal et on pourrait les qualifier d'odeurs *physiques*. Telles sont celles du bois de *Rose*, du bois de *Sandal*, de l'écorce de *Cannelle*, du *Thym*, de la *Lavande*. Dans la seconde catégorie se placent les odeurs que nous pourrions appeler *physiologiques*, uniquement produites par les fleurs et qui s'exhalent à mesure qu'elles se forment sans s'amasser en dépôt. Il est des fleurs qui ne sont odorantes que pendant le jour (*Cestrum diurnum*) de la famille des Solanées; d'autres ne le sont que le soir ou la nuit (*Cestrum nocturnum*), *Belle-de-nuit*, *Geranium triste*, *Lychnis vespertina*, *Silene nutans*, *Spiranthes aestivalis*. Ces plantes et plusieurs autres semblent dégager leurs odeurs sous l'influence complexe de l'alternative du jour et de la nuit. Dans la partie physiologique de cet ouvrage nous verrons que si les radiations lumineuses empêchent le développement de certaines odeurs l'obscurité favorise puissamment leur production. Tandis que le parfum d'un grand nombre de fleurs charme le sens de l'odorat, d'autres, comme celles des *Arums*, des *Stapelia*, attirent par leur insupportable fétidité les insectes qui vivent de chair corrompue. Certaines odeurs, quand elles sont trop concentrées, exercent aussi un fâcheux effet sur le système nerveux; et, s'il n'est pas vrai que les feuilles et les fleurs du *Mancenillier* ou les fleurs du *Laurier-rose* aient causé la mort de ceux qui ont subi l'influence de leur odeur, il est certain que des maux de tête violents sont le résultat d'un séjour prolongé auprès des plantes à odeurs fortes et intenses, comme le *Sureau*, le *Noyer*, la *Violette*, le *Mélilot*, la *Reine-des-prés*, la *Flouve*, etc. L'odeur de la Violette, très-pénétrante surtout la nuit, est dangereuse dans les chambres à coucher. Triller cite une dame morte d'apoplexie pour.avoir conservé des violettes près de son lit. Nous apprendrons, lorsque nous étudierons les produits de sécrétion des végétaux, que les fleurs du Mélilot qui parfument les haies de nos prairies renferment de la *coumarine*, acide-phénol longtemps confondu avec l'acide benzoïque. La *coumarine* du Mélilot existe aussi dans la *Fève de Tonka*, autre Légumineuse des pays chauds, dans l'*Aspérule odorante* et dans la *Flouve*. Les fleurs de la *Reine-des-prés* ou *Ulmaire* doivent leur odeur à une essence formée d'hydrure de salicyle ou aldéhyde salicylique.

Rôle de la corolle. — D'après ce que nous savons de l'usage de la corolle, des bractées colorées, etc., et d'après ce que bon nombre de botanistes ont observé relativement à la fréquence des visites des insectes aux fleurs, fréquence déterminée par leur beauté et leurs parfums, il n'est pas permis de mettre en doute que la corolle ne serve, dans l'immense majorité des cas, à attirer les insectes. La fécondation croisée se trouve ainsi favorisée. Les corolles de beaucoup de plantes rendent encore à la fleur un service d'une nature toute différente, en se repliant pendant la nuit et durant le temps froid ou pluvieux afin de protéger les organes sexuels (étamines et pistils). Enfin, on ne saurait trop insister sur ce fait que les pétales du plus grand nombre des plantes contiennent une matière toxique pour les insectes (Pyrèthre, etc.), de façon qu'ils sont rarement rongés et qu'ainsi les organes de la reproduction se trouvent protégés contre la dent de ces bestioles. Les fleurs cleistogames étant complètement closes et dépourvues de corolle, n'émettent pas d'odeurs suaves et ne sécrètent pas de nectar; elles sont donc nécessairement autofécondées et privées de toute attraction pour les insectes.

L'ÉTAMINE

Filet. — Le filet est constitué par un faisceau libéro-ligneux enveloppé d'une couche de parenchyme que revêt un épiderme muni de stomates.

Anthère. — L'anthère est couverte d'un épiderme pourvu de stomates. Ses parois sont formées de trois couches distinctes, dans les jeunes individus, mais qui se réduisent généralement à deux chez les anthères plus âgées. M. Chatin a donné à ces trois couches les noms suivants qui sont généralement adoptés. L'épiderme de l'anthère est l'*exothèque* (exothecium de ἔξω, au dehors, et θήκη, boîte ou loge); sa couche interne et transitoire est l'*endothèque* (endothecium, de ἔνδον, dedans) ; la zone intermédiaire, finalement fibreuse, est le *mésothèque* (mesothecium de μέσος, qui est au milieu). La structure du mésothèque présente un intérêt particulier (fig. 42) (1). Les cellules, en effet, se font généralement remarquer par des épaississements en bandes spiralées ou réti-

(1) Les cellules du mésothèque forment une ou plusieurs assises (2 chez les Passiflores; 3 à 4 chez les Cucurbitacées; 5 à 10 chez les *Agave* et les *Iris*).

culées qui leur ont fait donner le nom de cellules *fibreuses* ou *cellules à filets*. Elles varient beaucoup quant à la disposition de leurs découpures en anneaux, en spirales, et parfois elles tendent à s'étaler de façon à se disposer comme les rayons d'une roue autour d'une partie centrale (*Violette, Polygala*), ou à s'allonger en rateau (*Ficaire*). M. Chatin a montré que les cellules fibreuses, dans un grand nombre d'anthères, se localisent d'une manière spéciale ordinairement en rapport avec le mode de déhiscence de ces anthères. Ainsi, dans les anthères à déhiscence

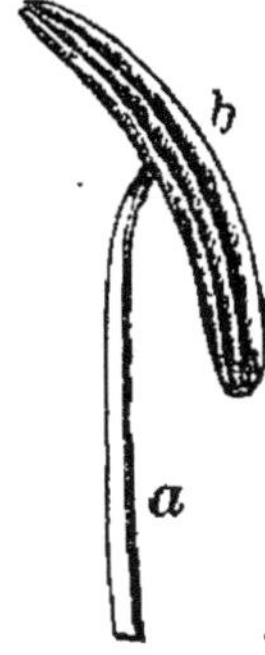

FIG. 41. —Étamine d'*Amaryllis*.
a, filet; b, anthère.

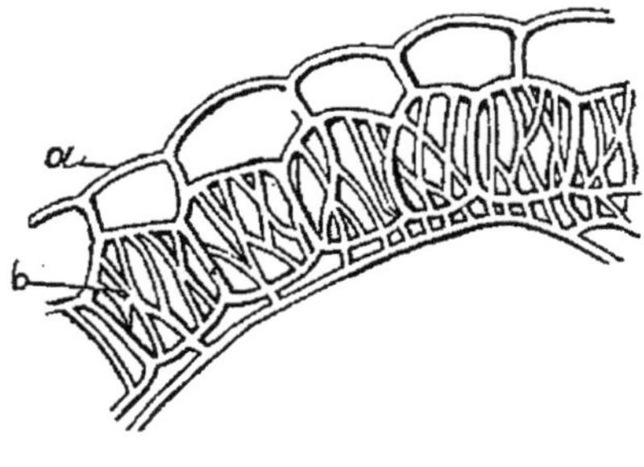

FIG. 42. — Coupe transversale de l'anthère du *Lis. a*, exothèque; *b*, mésothèque ou couche à cellules fibreuses.

longitudinale, ces cellules forment une bande de chaque côté de la ligne de déhiscence (*Orobanche, Mélampyre*), ou ne se montrent que le long de l'attache des parois du connectif (*Chlore, Gentiane*). Dans le genre *Solanum*, elles sont situées seulement au pourtour des points de déhiscence; mais elles font défaut dans les autres anthères à déhiscence poricide. Chez les Laurinées, les cellules fibreuses sont localisées sur les valvules.

Rôle des cellules fibreuses. — Ces cellules dont la membrane externe se détruit aux approches de la déhiscence sont constituées par des bandelettes qui doublaient cette membrane. Toutes ces petites fibres ou lamelles sont douées d'une grande élasticité que l'humidité ou la chaleur met plus ou moins en jeu, suivant la quantité de sucs que renferme l'anthère et suivant l'état atmosphérique. Or, les sucs de l'anthère d'abord fort abondants diminuent par la résorption et l'évaporation; il en résulte que la membrane épidermique, tiraillée par le tissu élastique des cellules fibreuses, finit par se fendre là où la couche de ces cellules est interrompue, puisque c'est là le point le moins résistant. Ainsi s'opère la déhiscence. Les contractions continues des cellules élastiques achèvent ensuite d'expulser le pollen. La membrane épidermique ou *exothèque* présente des cellules qui paraissent, au microscope, tantôt relevées en mamelons ou papilleuses, tantôt aplaties. La coloration de la membrane épidermique est aussi très-variable; ainsi, l'exothèque est jaune vert (*Cassia*), jaune (*Solanum*), brun (*Bruyère*), rouge (*Hippuris, Epilobium Spicatum*), rose (*Tecoma Capensis*).

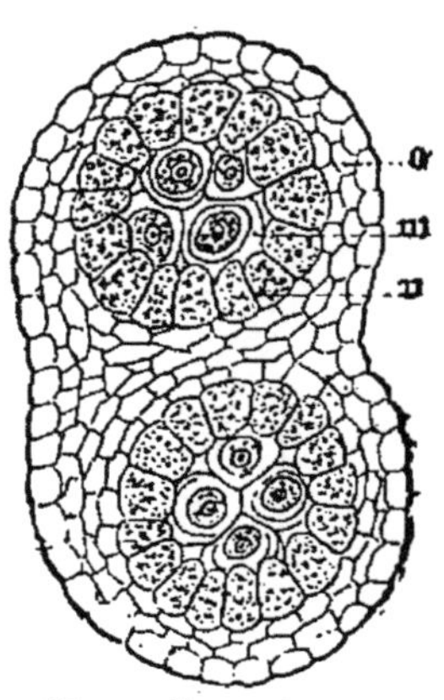

Fig. 43. — Coupe transversale de l'anthère à deux sacs polliniques de la *Guimauve*. o, paroi de l'anthère ; n, assise nourricière ; m, cellules mères du pollen.

Quelques mots sur le développement de l'anthère. — On voit se développer à l'intérieur de la jeune anthère : les *cellules mères du pollen,* les *grains de pollen,* les *cellules filles des grains de pollen.* Les cellules mères du pollen naissent en autant de groupes séparés qu'il y a de futurs sacs. Ces groupes sont enveloppés par une gaîne de grandes cellules qui forment l'assise nourricière des grains de pollen. Chaque cellule mère s'épaissit et bientôt se cloisonne en quatre, de façon à produire quatre cellules filles qui deviendront quatre grains de pollen. Chaque grain présente un noyau qui se divise en deux nouveaux noyaux entre lesquels apparaît une cloison qui partage le grain en deux cellules filles inégales. Ainsi, chaque grain de pollen offre finalement deux cellules filles inégales et c'est la plus grande qui doit se développer en un tube ou boyau pollinique.

LE PISTIL

Ovules. — Les petits corps ovoïdes qui sont attachés aux placentas à l'intérieur de l'ovaire (fig. 44) et qui deviendront plus tard les graines, constituent les *ovules*. L'ovule s'insère d'ordinaire au placenta par l'intermédiaire d'un cordon appelé *funicule*, et le point où le funicule s'attache à l'ovule se nomme le *hile* (*hilum*, petit point noir au bout des fèves). Le funicule peut être très-long (*Acacia, Statice, Opuntia*) ou très-court et presque nul (*Graminées, Ortie, Noyer, Bouleau*); alors l'ovule est dit *sessile*.

Structure de l'ovule. — L'ovule (fig. 45) se compose le plus souvent d'un mamelon central, le *nucelle* (de *nucella*, petite noix), enveloppé d'une ou de deux membranes nommées : l'extérieure, *primine*, l'intérieure, *secondine* (fig. 45). Ces deux membranes sont percées, au niveau du sommet du nucelle, d'un orifice qui a été appelé *exostome* (de ἔξω, au dehors et στόμα, bouche), pour la primine ; et *endostome* (de ἔνδον, en dedans, et στόμα, bouche) pour la secondine. Ces deux orifices superposés forment comme un canal qui conduit au nucelle et dont l'ouverture externe a reçu le nom de *micropyle* (de μικρός, petit, et πύλη, porte, ouverture) (fig. 46). Les enveloppes des ovules présentent des faisceaux qui émanent du funicule. Ces fais-

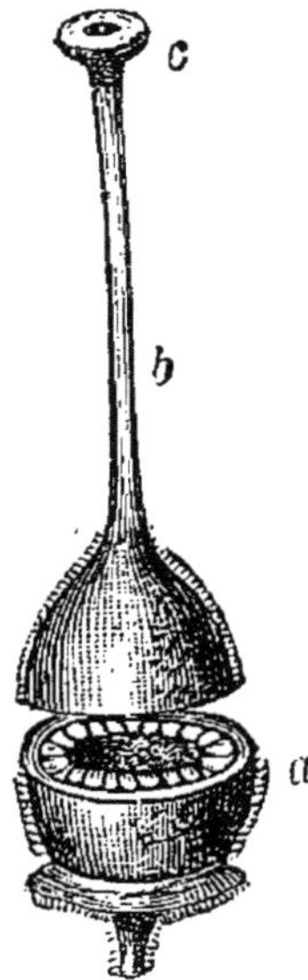

Fig. 44. — Pistil de *Primevère.*
a, ovaire coupé transversalement pour montrer les ovules
qui sont insérés sur un gros
placenta central ; *b,* style ; *c,*
stigmate.

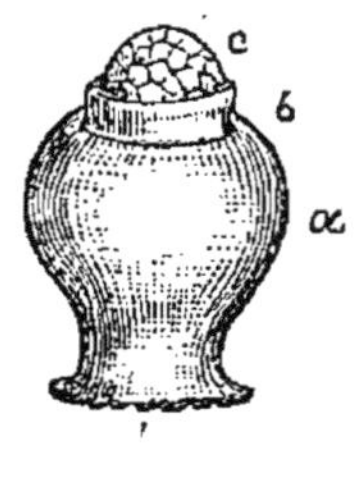

Fig. 45. — Ovule très-grossi du
Sarrasin. a, primine ; *b,* secondine ; *c,* nucelle.

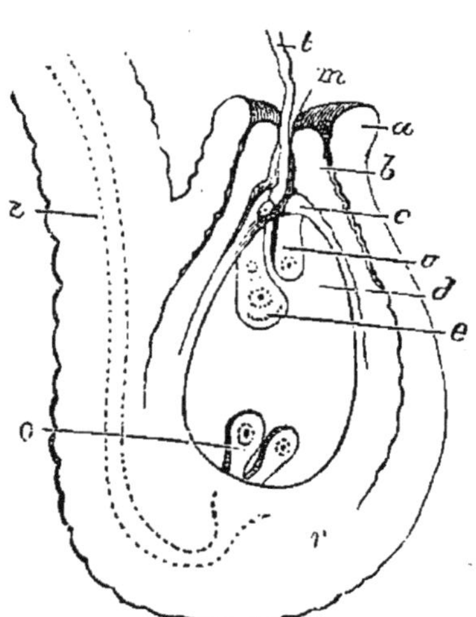

Fig. 46. — Schéma d'un ovule pour montrer ses diverses parties,

a, primine ; *b,* secondine ; *c,* nucelle ; *d,* sac embryonnaire ; *m,* micropyle ; *t,* tube
pollinique ; *i,* raphé ; *r,* chalaze ; *e,* oosphère qui devra produire l'œuf, lequel
se développera en embryon ; *u,* cellule synergide (il y en a deux) ; *o,* cellule
antipode (il y en a trois).

ceaux parvenus au niveau d'insertion des membranes, sur l'ovule, se répandent dans ces membranes. Ce point est la *chalaze* (de χάλαζα, grêle, ce point de l'ovule étant comparé à un grêlon). Dans un ovule, la chalaze répond toujours à sa base organique et le micropyle à son sommet. Dans l'intérieur du nucelle existe une cellule plus grande dans laquelle s'accomplira le développement de l'œuf en embryon. Cette partie importante de l'ovule est le *sac embryonnaire* (fig. 46) ou *sac amniotique* de Malpighi.

Au sommet et dans l'intérieur du sac embryonnaire, se montre un groupe de trois cellules, deux synergides et la vésicule embryonnaire ou oosphère qui produira l'œuf. La figure 46 laisse voir la disposition de ces diverses parties. Ainsi, la structure de l'ovule telle que nous venons de l'exposer est celle que l'on rencontre le plus souvent dans les végétaux : un funicule, un nucelle et deux membranes (*primine, secondine*) qui le recouvrent extérieurement; dans le nucelle, une cavité nommée sac embryonnaire où se développe la vésicule embryonnaire, c'est-à-dire l'oosphère qui produira l'œuf et l'embryon.

Simplification de structure de l'ovule. — Mais cette structure se simplifie quelquefois. Ainsi, le nucelle est couvert d'un seul tégument dans le *Noyer* (fig. 47), le *Bouleau*, les *Asclépiadées*, les *Rubiacées*, les *Labiées*, les *Borraginées*. Enfin, le nucelle est nu, c'est-à-dire dépourvu d'enveloppes (*primine* et *secondine*) dans le *Gui*, le *Thesium* (fig. 48), la *Pesse*, les *Balanophorées*, etc.

Différentes sortes d'ovules. — Sur l'ovule, la position du hile par rapport au micropyle est différente selon les plantes. De là, trois sortes d'ovules : les *ovules orthotropes*, les *ovules anatropes* et les *ovules campulitropes*, ainsi appelés par Mirbel.

1° *Ovule orthotrope*.— Dans l'ovule *orthotrope* (de ὀρθός, droit, et τρόπος, forme) le point d'attache ou hile est diamétralement opposé au micropyle; l'ovule a la forme d'un œuf aux deux extrémités duquel se trouvent d'une part le

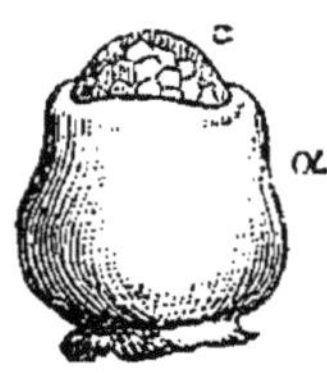

FIG. 47.— Ovule du *Noyer*.
a, primine; *c*, nucelle.

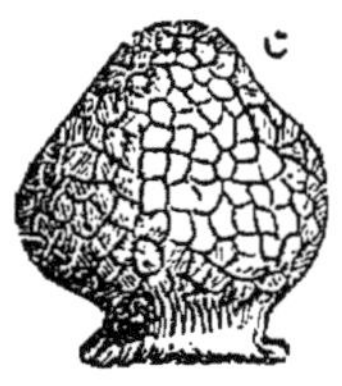

FIG. 48. — Ovule du *Thesium*.
Pas d'enveloppes; le nucelle
c, est nu.

micropyle, et de l'autre le *hile* et la chalaze (fig. 49). Ces ovules droits ou orthotropes sont assez rares; on les rencontre chez le *Noyer*, le *Sarrasin*, la *Rhubarbe*, l'*Oseille*, l'*Ortie*, le *Ciste*, les *arbres verts*, etc.

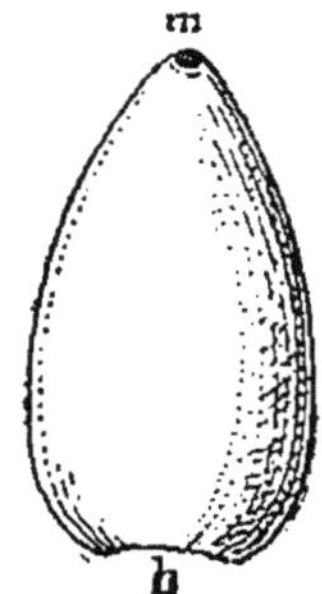

FIG. 49. — Ovule orthotrope.
m, micropyle; *h*, hile.

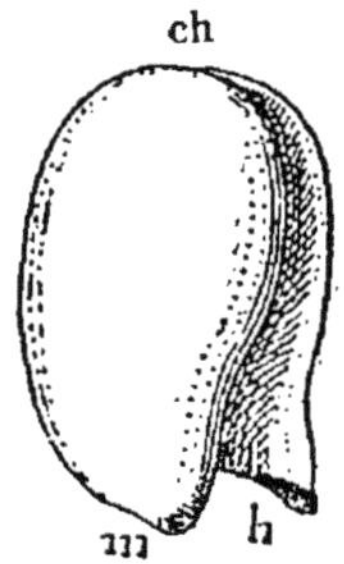

FIG. 50. — Ovule anatrope.
m, micropyle; *h*, hile; *ch*, chalaze.

2° *Ovule anatrope*. — Dans l'ovule *anatrope* (de ἀνά, au haut, et τρόπος, forme) le hile est placé près du micropyle; le hile et le micropyle se trouvent à une extrémité et la chalaze à l'autre. Seulement, on remarque sur un des côtés un renflement en forme de cordon qui s'étend d'une extrémité à l'autre; ce cordon, qui prend le nom de *raphé* (de ῥαφή, couture, suture), représente le prolongement du funicule (fig. 50). Ces ovules appartiennent à la grande majorité des Angiospermes (*Renonculacées, Cucurbitacées, Liliacées,* etc.), et sont les plus communs.

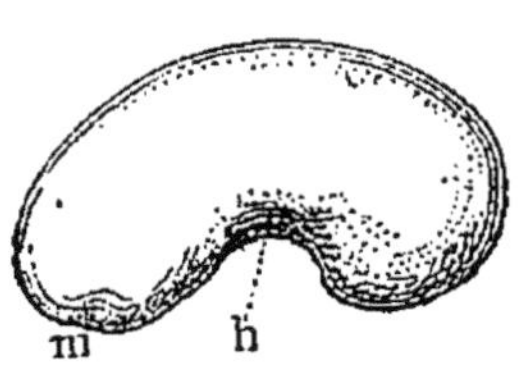

Fig. 51. — Ovule campuli-
trope.

m, micropyle; *h,* hile.

3° *Ovule campulitrope.* — Dans l'ovule *campulitrope* (de καμπύλος, courbé, et τρόπος, forme), le hile est placé près du micropyle. L'ovule a la forme d'un rein, comme le Haricot, et l'on ne remarque à sa surface aucune espèce de *raphé* (fig. 51). Les ovules courbés ou **campulitropes** se trouvent chez les Dicotylédones *(Crucifères, Solanées, Chénopodées),* les Monocotylédones *(Graminées, Alismacées, Cannées).* Au total, les ovules anatropes qui représentent la forme la plus perfectionnée, sont les plus communs. Mais il existe entre ces trois formes typiques quelques intermédiaires.

Traces du hile et du micropyle sur le tégument des graines. — A la surface du tégument des graines anatropes ou campulitropes, on y reconnaît souvent le micropyle et le hile. Ainsi, sur les graines de la Fève (graines demi-anatropes devenant plus ou moins campulitropes), le hile qui s'allonge en une bande noire présente tout à côté de lui une petite verrue creusée au centre qui est le micropyle.

MORPHOLOGIE GÉNÉRALE

Origine des parties de la fleur. — Métamorphose ascendante et descendante de la feuille.

Les organes de la fleur (calice, corolle, étamines et pistils) ne sont que des modifications successives de la feuille, et les divers états sous lesquels doit se montrer la feuille, selon qu'elle doit être affectée à la végétation ou à la reproduction de la plante, ont été nommés *métamorphoses*. Adanson émit pour la première fois cette proposition que les *sépales ne sont que des feuilles modifiées*. Plus tard, Gœthe (1798) publia ses idées sur la métamorphose. Ce grand poète naturaliste distinguait : 1° une métamorphose ascendante ou progressive, celle que montrent les feuilles passant successivement à l'état des différents organes floraux ; 2° une métamorphose descendante ou régressive, par laquelle un organe descend d'un ou de plusieurs degrés dans la série. Les exemples suivants étudiés sur le vif feront parfaitement comprendre ces métamorphoses.

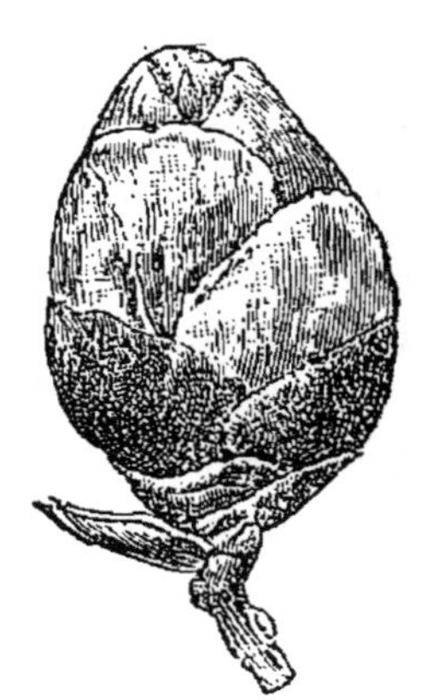

Fig. 52. — Bouton de *Camellia* montrant le passage insensible des bractées aux sépales.

1° *Métamorphose ascendante ou progressive.* — Les *Pivoines* de nos jardins montrent le passage des feuilles de la tige aux sépales et aux pétales. Dans le *Magnolia* à grandes fleurs, la distinction des sépales et des pétales devient parfois très-difficile. Si l'on étudie un bouton de *Camellia* (fig. 52), on remarque qu'il n'existe pas la moindre différence entre les cinq sépales et les bractées qui les entourent. On appelle bractées les petites feuilles modifiées qui accompagnent souvent le pédoncule floral. Ici encore, sepales et bractées ont la même origine, la même forme, la même nervation. La nature morphologique des bractées est des plus faciles à apprécier chez le *Groseillier* et chez l'*Hellébore fétide*. De même que l'on trouve dans le Groseillier tous les intermédiaires entre les écailles des bourgeons et les feuilles proprement dites, de même on observe, chez l'Hellébore fétide et beaucoup d'autres plantes, toutes les transitions entre les feuilles les plus

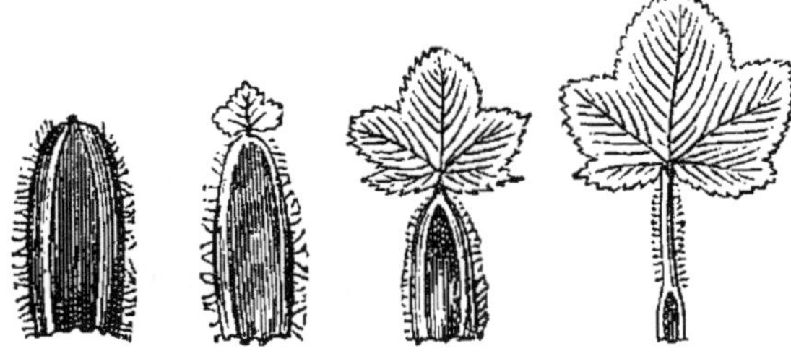

Fig. 53. — Écailles d'un même bourgeon de *Groseillier*. On passe graduellement de l'écaille simple, située à gauche, à la feuille pourvue d'un limbe et d'un pétiole.

complètes et les bractées les plus réduites. C'est une observation à la fois amusante et instructive que d'effeuiller un bourgeon de Groseillier (fig. 53). On remarque d'abord des écailles ovales dont le bord est continu dans toute son étendue; puis, au-dessous encore des écailles, qui deviennent d'autant plus étroites que le limbe qui les surmonte est plus développé; puis enfin, des feuilles proprement dites. L'exemple non moins remarquable d'un bouton de Rosier démontre, d'une façon qui ne laisse aucune place au doute, la nature foliaire des sépales (fig. 54, 55, 56, 57). Si l'on examine les cinq sépales d'une rose à cent feuilles, on constate facilement qu'il y en a d'abord deux extérieurs qui rappellent beaucoup par leur structure la feuille du

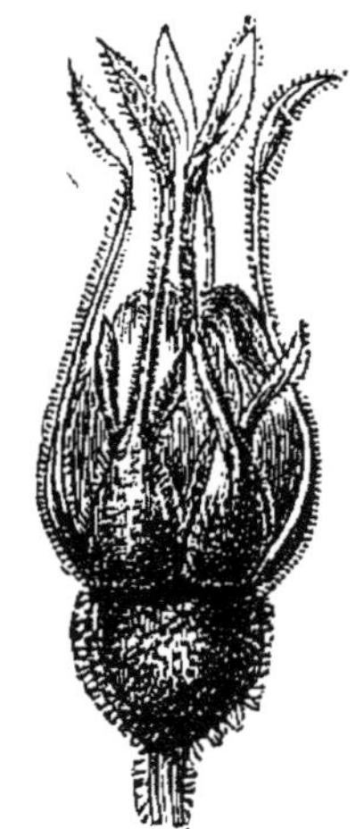

FIG. 54. — Bouton de *Rosier*.

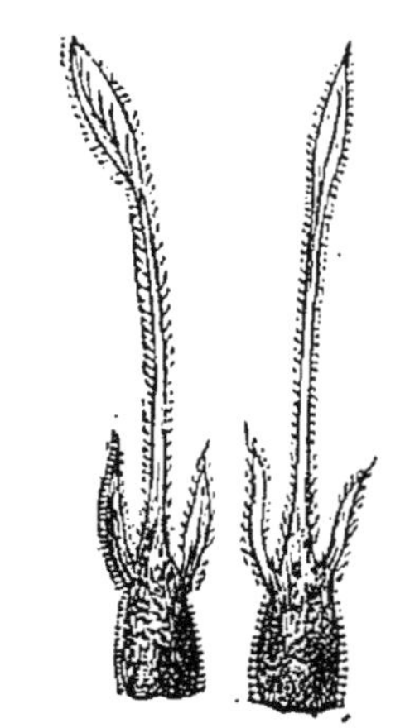

FIG. 55. — Sépales externes
de ce bouton.

Rosier. Ils ont un pétiole commun élargi qui porte sur

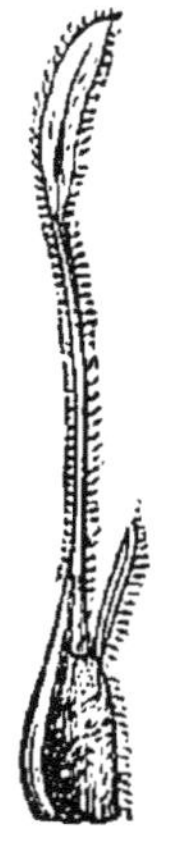

FIG. 56. — Sépale moitié interne
et moitié externe.

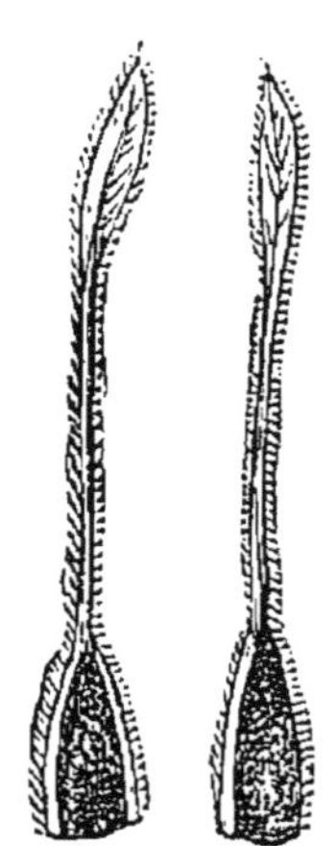

FIG. 57. — Sépales internes.

ses deux côtés de petites folioles. Dans un troisième sépale,
un seul des côtés du pétiole commun porte les folioles, et

l'autre en est complètement dépourvu. Enfin, les deux derniers sépales de droite n'ont pas de folioles sur leurs côtés. On peut voir encore assez fréquemment les sépales se transformer en pétales chez la *Ronce*, la *Renoncule*, la *Primevère* ; les pétales se métamorphoser en étamines, comme dans le *Nénuphar blanc* (fig. 58) qui fait toucher au doigt la nature morphologique des étamines. Dans cette fleur où les étamines et les pétales sont en grand nombre et disposés en spirale, on voit peu à peu, en avançant vers le centre de la fleur, les pétales ressembler de plus en plus aux étamines, et les transitions sont tellement ménagées qu'il

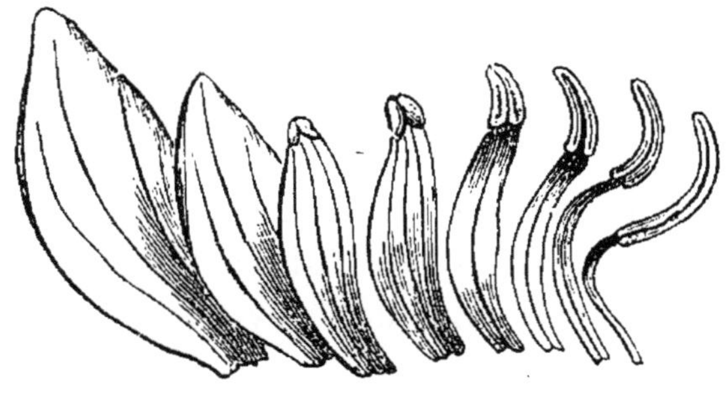

Fig. 58. — *Nénuphar blanc*. Passage insensible des sépales aux pétales et aux étamines.

est souvent très-difficile de déterminer où [finit la corolle et où commence l'androcée. Souvent aussi, on voit les étamines passer à l'état de carpelles (*Rosier, Joubarbe des toits, Pavot*). Dans ces divers cas, il s'agit de la métamorphose ascendante ou progressive.

2° *Métamorphose descendante ou régressive*. — Chez un grand nombre de plantes on voit souvent les sépales se transformer en feuilles vertes (*Crucifères, Renonculacées, Rosacées, Primulacées*). Dans ce cas, on observe un retour à l'état des feuilles végétatives. Chez les fleurs dites doubles les étamines sont changées en lames pétaloïdes. C'est ainsi que par la culture on arrive à faire doubler un grand nombre de fleurs en pétalisant leurs étamines. Le nombre de ces étamines transformées en pétales atteint son maximum chez le *Rosier*, la *Ronce*, les *Renoncules*, la *Pivoine*, l'*Ancolie*, le *Pavot*. Les carpelles des fleurs peuvent aussi se transformer en feuilles, et cette *virescence* du pistil est assez commune dans les *Renoncules*, les *Trèfles*, les *Molènes*, le *Cerisier*, plusieurs Ombellifères, etc. Enfin, chez les monstruosités appelées *Chloranthies*, la fleur est remplacée par un faisceau de feuilles vertes et le pistil est transformé comme tous les autres organes floraux. Des exemples de *Chlorantie* sont faciles à observer dans le *Colza*, les *Molènes*, etc. Cette manière philosophique d'envisager les organes floraux nous montre que les ovules, les pistils, les étamines, les pétales, les sépales et les bractées ne sont que des modifications d'un seul et même organe qui est la feuille.

Déviations remarquables des pièces du périanthe (calice et corolle). — Les feuilles du calice et de la corolle présentent quelquefois des déviations considérables par rapport à la structure habituelle des feuilles. Ainsi, on voit très-souvent se développer chez les Composées, à la place du calice, une couronne de poils qui entoure la corolle; dans l'*Hellébore* et l'*Aconit*, les pétales se transforment en nectaires d'une conformation toute particulière; chez les Graminées, le périanthe incomplet consiste en écailles membraneuses, très-petites et incolores; dans certaines Cypéracées, le périanthe est remplacé par des filaments semblables à des poils.

Symétrie florale. — Loi de symétrie florale. — Plan de symétrie. — La symétrie de la fleur est la disposition des verticilles dont elle est formée. La loi qui régit la symétrie de la fleur est que les pièces de deux verticilles consécutifs alternent entre elles.

On appelle organes symétriques ceux qui se laissent

partager en deux moitiés dont l'une est l'image exacte de l'autre dans un miroir. La symétrie parfaite est réalisée dans les fleurs des *Sedum* (*Sedum rubens*) de la famille des Crassulacées. On y voit, en effet, cinq pétales alternant avec les cinq sépales, cinq étamines alternes aux pétales, et enfin cinq carpelles alternes aux étamines. La symétrie consiste dans cette propriété qu'ont certains ensembles d'organes de pouvoir se partager par un plan vertical en deux moitiés symétriques. Elle diffère tellement de la régularité qu'il y a des calices réguliers, des corolles régulières et des androcées réguliers qui n'ont pas de *plan de symétrie*, c'est-à-dire qui ne peuvent jamais se partager en deux moitiés symétriques. Ainsi, la corolle du *Nénuphar blanc*, dont les pétales sont en spirale, est une corolle régulière et cependant elle n'a point de plan de symétrie. Au contraire, la corolle de la *Sauge*, celle du *Haricot* qui sont des corolles irrégulières, ont chacune un plan de symétrie ; elles peuvent se partager en deux moitiés symétriques.

Calice, corolle, androcée et gynécée qui ont ou qui n'ont pas de plan de symétrie. — On peut dire que les calices, les corolles, les androcées et les gynécées dont les diverses parties sont en spirale n'ont aucun plan de symétrie, alors que presque tous les calices, les corolles, et les androcées irréguliers (*Haricot, Sauge*, etc.) ont un plan de symétrie.

Exceptions à la loi de symétrie florale. — La loi qui régit la symétrie de la fleur, nous l'avons dit précédemment, est que les deux pièces de deux verticilles consécutifs alternent entre elles. Cependant, certaines fleurs présentent des verticilles superposés. Ainsi, dans la *Vigne*, les étamines sont superposées aux pétales, parce que chaque étamine s'insère exactement devant un pétale. De même aussi chez les *Malvacées*, plusieurs *Hypéricinées*, les *Pri-*

mulacées, etc., les étamines sont superposées aux pétales (fig. 61, 62). Dans la *Garidelle*, les pétales sont superposés aux sépales).

Nombre des verticilles. — Types floraux. — Certains types floraux sont caractérisés par le nombre des feuilles qui reste le même dans tous les verticilles. Ainsi, le nombre des feuilles est de 2 dans la *Circée* ou Herbe aux sorciers (fig. 59), et l'on dit que la Circée a une fleur dimère (de δίς, deux fois, et μερίς, partie), ou à symétrie binaire. Ce nombre est de 3 dans la *Ficaire*, la *Sylvie*, les *Liliacées*, les *Iridées*, beaucoup de Monocotylédones, et ces fleurs sont trimères ou à symétrie ternaire. Ce nombre est de 4 dans les *Bruyères*, le *Centunculus*, très-petite plante de la famille des Primulacées, et l'on dit

FIG. 59. — Fleur de *Circée* (Circea Lutetiana) à symétrie binaire : deuxsépales, deux pétales, deux étamines.

que ces fleurs sont tétramères ou à symétrie quaternaire. Ce nombre est de 5 dans les *Crassules*, les *Géraniums*, et ces fleurs sont pentamères ou à symétrie quinaire.

PLAN DE LA FLEUR. — DIAGRAMMES

Les plans ou diagrammes (de διάγραμμα, plan, dessin) permettent de représenter les rapports de disposition des

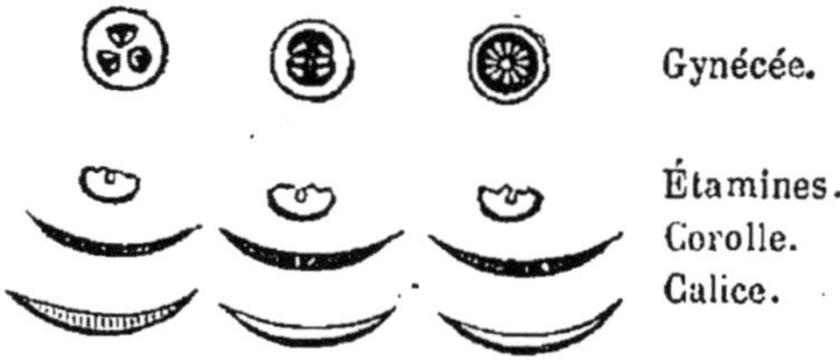

FIG. 60. — Légende d'un Diagramme.

verticilles floraux en même temps que les divers types de symétrie (fig. 60). Ainsi, les diagrammes (fig. 61, 62 et 63) nous montrent des fleurs avec leurs étamines superposées aux pétales ou *oppositipétales*. Ces exemples, et il en existe encore d'autres, sont autant d'exceptions à la loi de symétrie florale qui veut que les pièces de deux verticilles consécutifs alternent entre elles.

Les diagrammes 64 et 65 offrent des fleurs avec cinq étamines alternes avec les pétales ou avec les lobes de la corolle. C'est le cas le plus fréquent. La figure 65 indique nettement qu'il s'agit d'une fleur construite sur le type trois et à carpelles superposés aux étamines. Tels sont les *Iris* et beaucoup d'autres fleurs.

Les diagrammes 66, 67, 68, 69, 70, 71, font voir des fleurs dont l'androcée se compose de nombreuses étamines libres. On peut s'en assurer en examinant des fleurs de *Renoncules*, d'*Ancolies*, de *Roses*, de *Magnolias*, de *Pavots*, de *Thé*.

Dans la *Nigelle*, la disposition spiralée des étamines est bien marquée (fig. 72).

Le croquis 73 représente une fleur de *Fraisier* avec les cinq divisions du calicule, les cinq sépales, les cinq pétales, l'androcée composé d'une vingtaine d'étamines indépendantes, cinq alternes avec les pétales, cinq opposées aux pétales et les dix autres placées en dedans de ces dernières ; le gynécée, au centre, composé d'un nombre indéfini de carpelles indépendants.

Dans le *Tilleul* et les *Mauves*, les étamines se sont dédoublées et forment cinq faisceaux superposés aux pétales (fig. 74, 75).

Les fleurs irrégulières peuvent présenter un plan commun de symétrie, c'est le plan antéro-postérieur. Mais, dans l'*Aconit* et la *Capucine*, la fleur irrégulière n'a aucun plan de symétrie (fig. 76, 77).

La fleur du Berberis est un exemple du type ternaire répété (fig. 78).

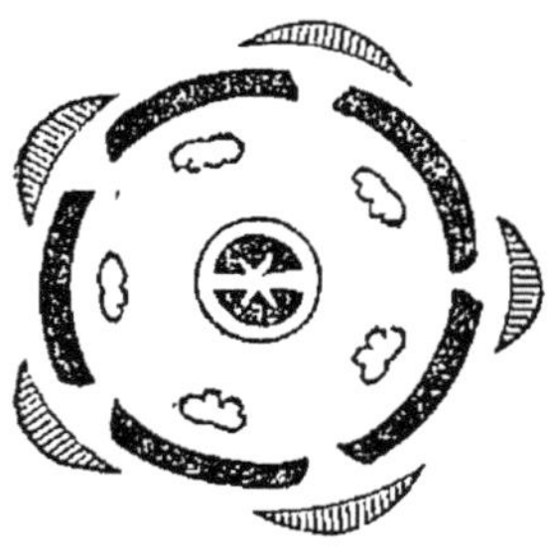

FIG. 61. — *Vigne* (Vitis vinifera).
Diagramme de la fleur.

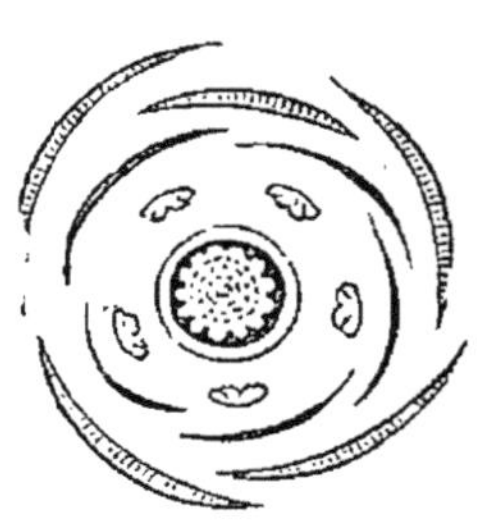

FIG. 62. — *Primevère* (Primula officinalis). Diagramme de la fleur.

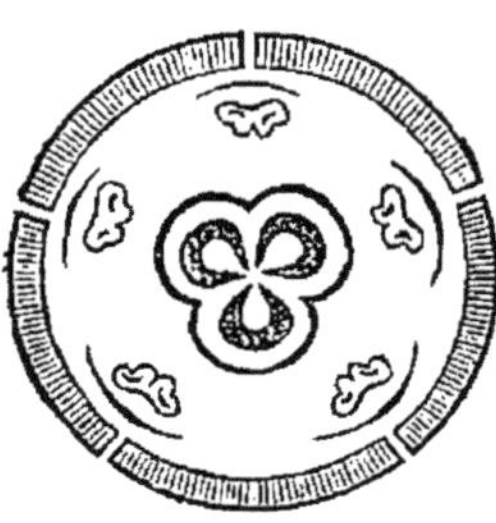

FIG. 63. — *Nerprun* (Rhamnus cathar-
ticus). Diagramme de la fleur.

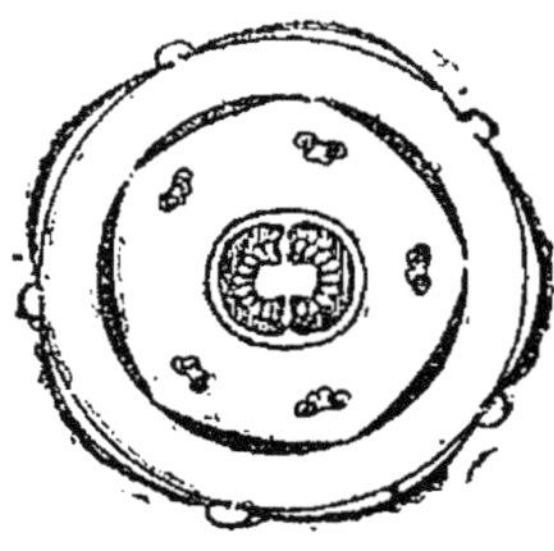

FIG. 64. — *Belladone* (Atropa Bella-
dona). Diagramme de la fleur.

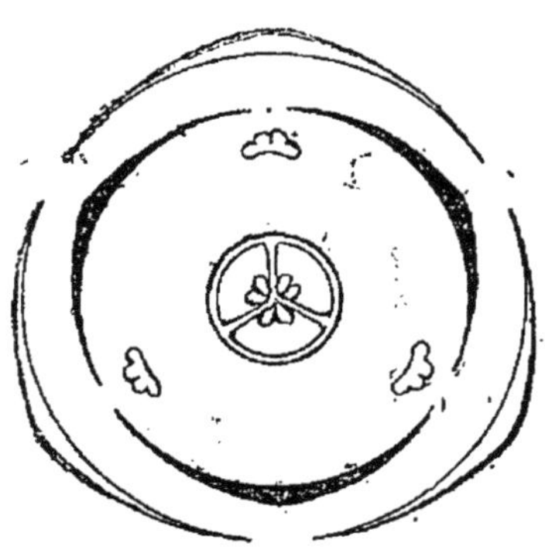

FIG. 65. — *Iris*. Diagramme de
la fleur.

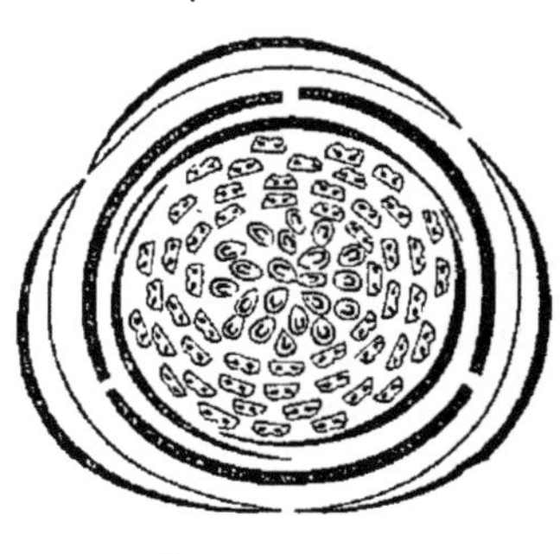

FIG. 66. — *Anona*. Diagramme de
la fleur.

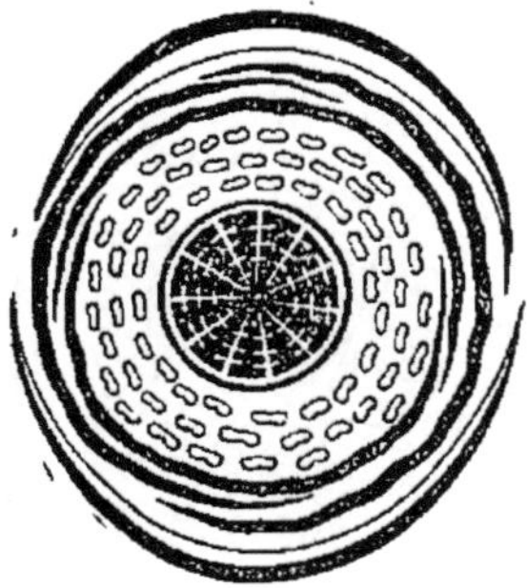

FIG. 67. — *Thé* (Thea Chinensis).
Diagramme de la fleur.

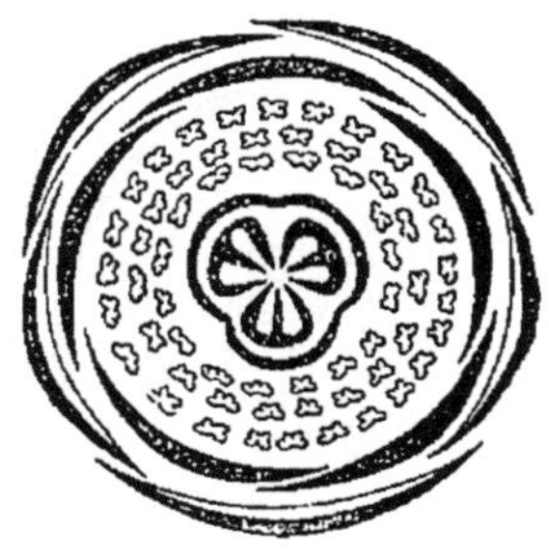

FIG. 68. — *Pavot*. Diagramme de
la fleur.

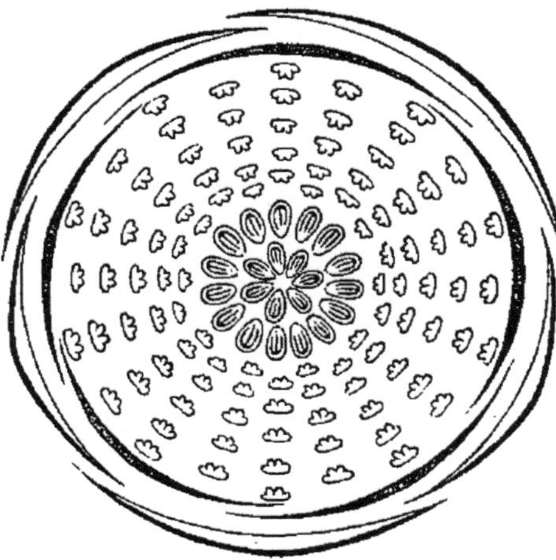

FIG. 69. — *Rose* (Rosa gallica).
Diagramme de la fleur.

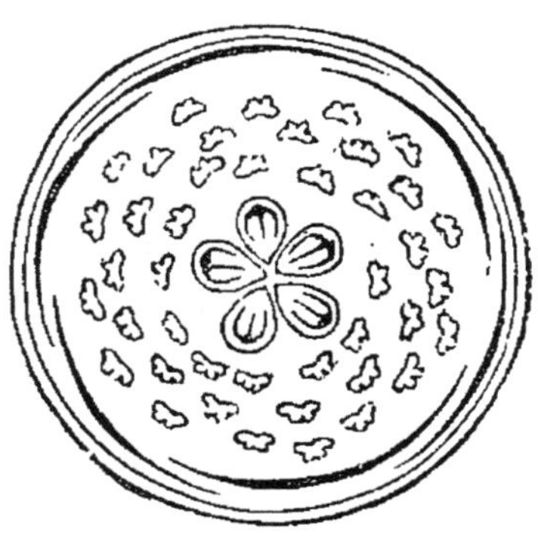

FIG. 70. — *Drimys* (Magnoliacées).
Diagramme de la fleur.

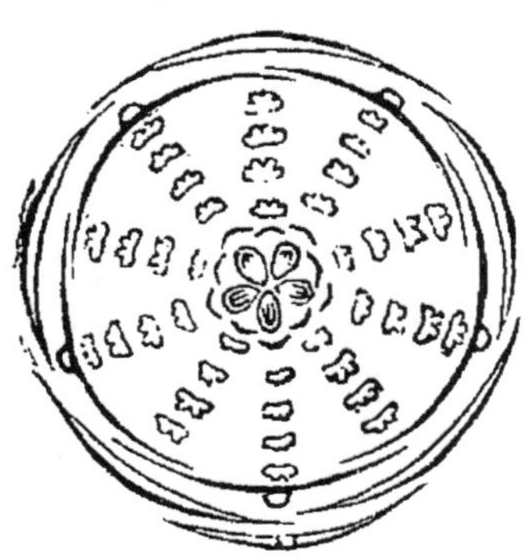

FIG. 71. — *Ancolie* (Aquilegiavulgaris).
Diagramme de la fleur.

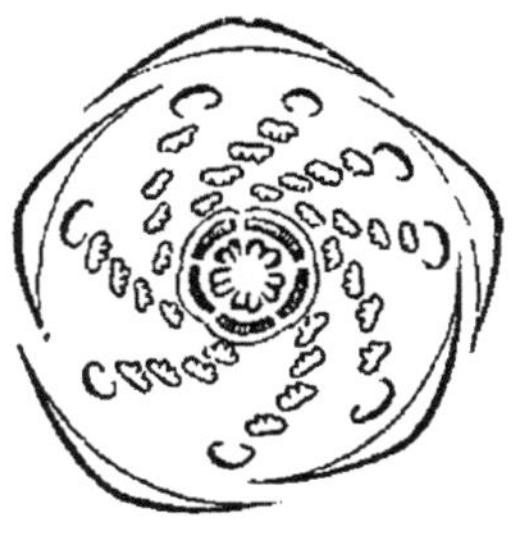

FIG. 72. — *Nigelle*. Diagramme
de la fleur.

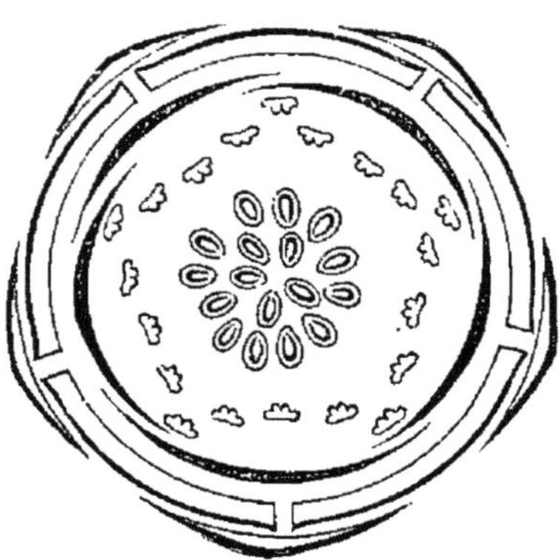

FIG. 73. — *Fraisier*. Diagramme
de la fleur.

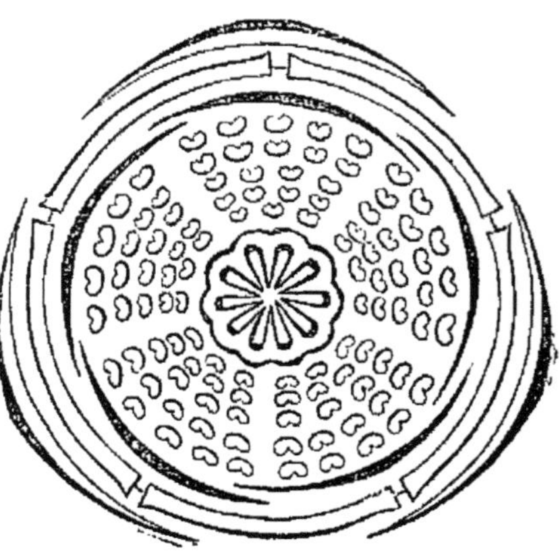

FIG. 74. — *Mauve* (Malva sylvestris).
Diagramme de la fleur.

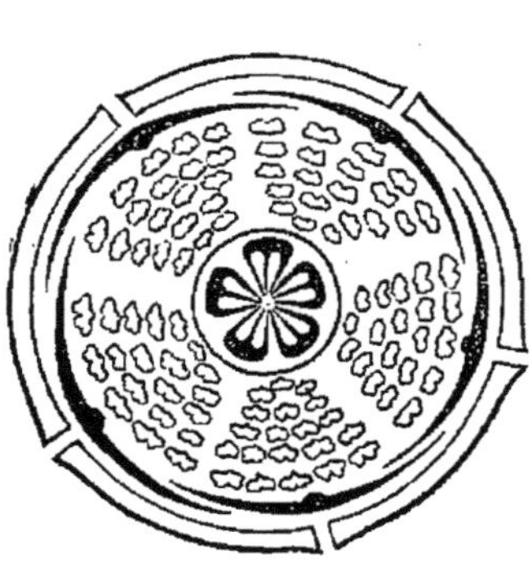

FIG. 75. — *Tilleul* (Tilia sylvestris).
Diagramme de la fleur.

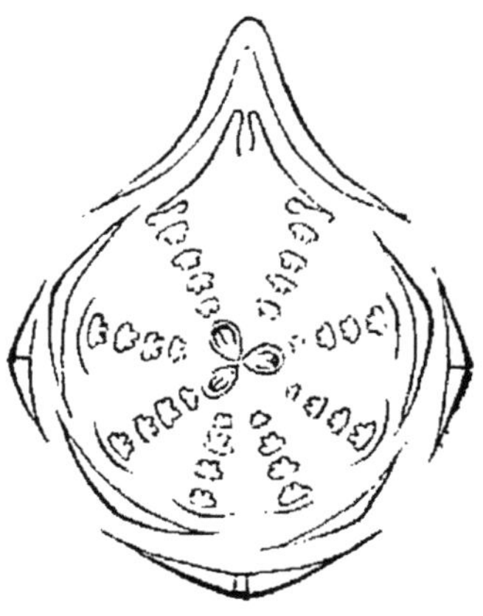

FIG. 76. — *Aconit* (Aconitum Napellus).
Diagramme de la fleur.

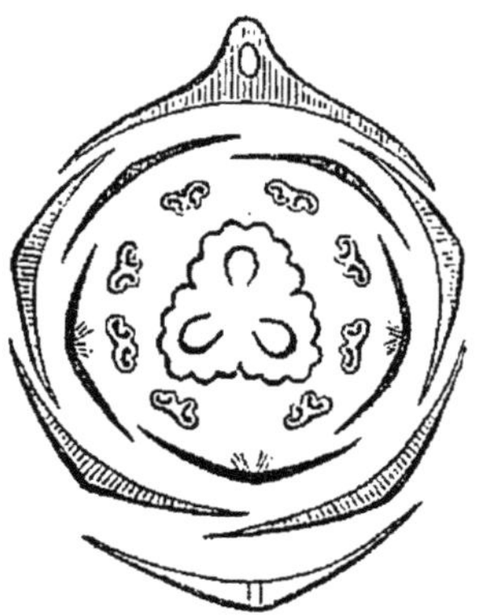

FIG. 77.— *Capucine*. Diagramme de
la fleur.

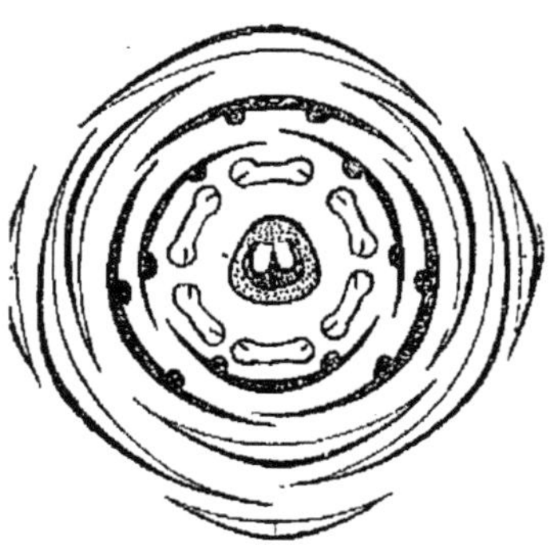

FIG. 78. — *Berberis vulgaris*.
Diagramme de la fleur.

On voit que les traits principaux de l'organisation de la fleur sont résumés de la manière la plus saisissante par les diagrammes que les botanistes de profession construisent tous les jours.

CONSIDÉRATIONS GÉNÉRALES SUR LES CAS LES PLUS REMARQUABLES DE MÉTAMORPHOSE, DE DÉDOUBLEMENT, D'ATROPHIE ET D'AVORTEMENT DES ÉTAMINES.

Métamorphose. — Il y a *métamorphose* toutes les fois qu'à la place d'un organe il s'en développe un autre. Ainsi, il y a *métamorphose* dans le *Marronnier d'Inde* où la corolle n'a que quatre pétales par suite de la transformation du cinquième pétale en étamine ; dans le *Tilleul* d'Amérique où cinq étamines se métamorphosent en pétales; dans le *Lopezia*, genre voisin des *Onagres* et des *Epilobes*, où l'une des deux étamines opposées avorte et est remplacée par une lame pétaloïde ; dans le *Gingembre* où, sur six étamines, une seule se développe alors que les cinq autres sont réduites à leurs filets élargis et colorés; dans le *Balisier* (Cannées) où toutes les étamines moins une sont métamorphosées en lames pétaloïdes; dans la *Ficoïde* où les étamines les plus extérieures se développent aussi en appendices pétaloïdes.

Dédoublement. — Il y a dédoublement lorsqu'à la place d'un organe il en naît plusieurs. Ainsi, dans les Crucifères (*Giroflée, Cresson,* etc.), les deux étamines antérieure et postérieure se dédoublent chacune en deux autres, tandis que les deux étamines superposées aux sépales latéraux restent simples. L'androcée des Crucifères, par suite de ce dédoublement, est donc constitué par six étamines au lieu de quatre. Linné a réuni les plantes chez lesquelles ce phénomène se produit dans sa classe de la *Tétradynamie*. Chez certaines

Primulacées (*Lysimaque, Samolus Valerandi*), les étamines se sont dédoublées et ont formé deux verticilles
de chacun cinq étamines. Seulement, par suite de l'avortement des cinq étamines supérieures, nous n'observons
plus que cinq appendices filiformes. La fleur de la *Ficaire*
(*Ranunculus Ficaria*) montre aussi un bel exemple de dédoublement de la corolle (fig. 79).

Atrophie et avortement. — Staminodes. — Lorsqu'une étamine ne se développe pas complètement et
reste toujours dans un état rudimentaire, il y a *atrophie*.

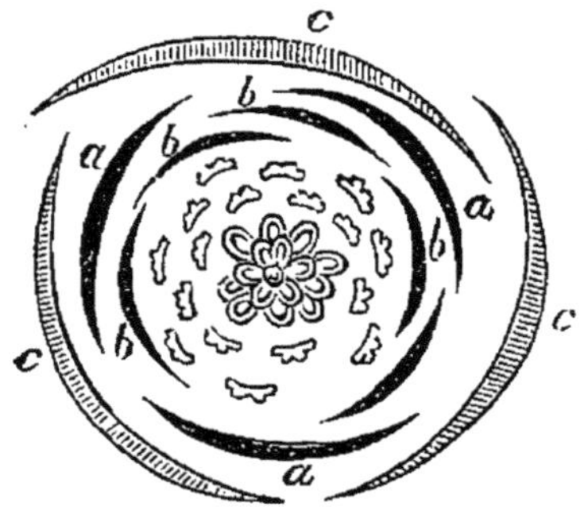

FIG. 79. — Diagramme d'une fleur de *Ficaire. ccc*, calice ; *aaa*, corolle externe ;
bbbbb, corolle interne dédoublée montrant
cinq pétales au lieu de trois.

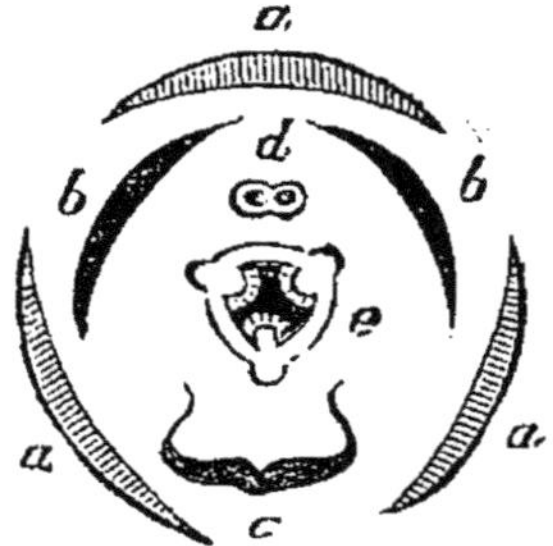

FIG 80 .— Diagramme d'une fleur
d'*Orchis. aaa*, périanthe externe ;
bb, périanthe interne ; *c*, le labelle ;
d, étamine unique ; *e*, ovaire.

On donne alors aux étamines avortées et stériles quant
à la production du pollen et réduites au filet, le nom de
staminodes. Dans les *Géraniums*, l'androcée est formé
de dix étamines ; mais, chez les *Erodiums*, genre voisin,
cinq de ces dix étamines se réduisent à des filaments stériles ;
ainsi, on peut dire que les *Erodiums* diffèrent des *Géraniums* par l'atrophie des étamines superposées aux pétales.
Chez les *Bananiers* (Musacées), l'étamine antérieure s'atrophie
et est réduite à une écaille. Dans quelques *Gesnériacées*, un
corps nectarifère remplace l'étamine postérieure atrophiée.
L'androcée des *Orchidées* est formé de six étamines dont

cinq avortent (fig. 80) le plus souvent. Les lames pétaloïdes du verticille extérieur de l'androcée de l'Ancolie
représentent des étamines atrophiées. Suivons maintenant
l'atrophie et l'avortement progressifs de la cinquième étamine dans l'androcée des *Personnées* et des *Labiées*.
L'examen d'une fleur de Molène ou Bouillon-blanc (*Ver-*

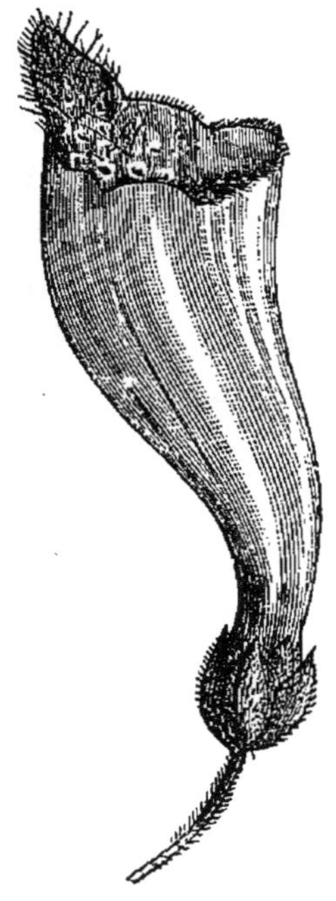

Fɪɢ. 80 *bis*. — Corolle de
Digitale.

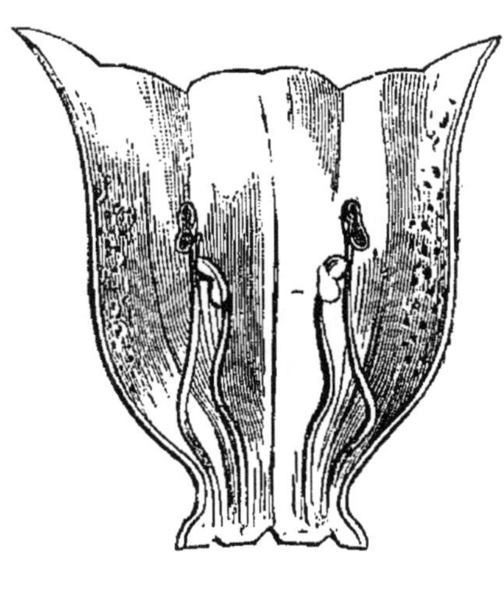

Fɪɢ. 80 *ter*. — Corolle de *Digitale* étalée
pour montrer les quatre étamines didynames.

bascum Thapsus) nous permet de rapprocher cette fleur
de celles de la *Vipérine* (*Borraginées*), du *Tabac* et de
la *Belladone* (Solanées). Chez ces plantes, l'organisation
florale paraît tout à fait semblable ; seulement, dans la
fleur de *Molène*, l'une des étamines, celle qui est placée
entre les deux lobes supérieurs de la corolle, est beaucoup
plus petite que les autres ; elle a éprouvé un certain arrêt
dans son développement. Cet arrêt est plus sensible encore

(1) Dans les Labiées (*Bystropogon spicatus*), les Personnées
(Bacopa), les Gesnériacées (Ramondia), l'androcée typique présente
cinq étamines égales et fertiles.

si l'on passe à la fleur des *Penstemon*, plantes de la famille des Personnées, communément cultivées. Ici, l'une des étamines, la supérieure, est réduite à un filet plus court que les quatre autres et complètement dépourvu d'anthère. Étudiant maintenant une fleur de *Scrophulaire*, on n'observe plus que quatre étamines. Cependant, entre les deux lobes supérieurs de la corolle, à sa face interne, il existe une petite écaille glanduleuse occupant précisément la place de la cinquième étamine et dont il est aisé de reconnaître la nature. Si on déchire une fleur de *Digitale* (*Digitalis purpurea*) ou de Grand Muflier (*Antirrhinum majus*)(*Personnées*),il ne reste aucune trace de la cinquième étamine qui a complètement disparu (fig. 80 *ter*). Enfin, l'avortement peut aller plus loin encore dans les *Véroniques* et les *Gratioles (Personnées)*, qui ne nous présentent plus que deux étamines fertiles; l'avortement porte sur trois étamines et n'en laisse subsister que deux. Nous pourrions choisir d'autres exemples dans la famille des *Labiées* et montrer que c'est cette inégalité de développement qui constitue les étamines didynames. Ce sont les deux étamines moyennes, déjà plus petites, qui finissent par disparaître complètement chez les *Personnées* (*Véronique, Gratiole*), les *Labiées* (*Romarin, Sauge*), les *Bignoniacées* (1), en un mot, dans toutes les familles à étamines didynames qui ne conservent que deux étamines.

Les observations précédentes ont pour but de montrer aux élèves que l'irrégularité que présente l'androcée ou, d'une façon générale, la fleur dans les parties qui la constituent, est ordinairement secondaire; très-souvent, en effet, lorsqu'on examine la fleur dès les premiers moments de son développement, on peut saisir une époque où elle est régulière et symétrique. C'est donc en suivant pas à pas les fleurs dans les diverses phases de leur développement, qu'on peut se former une idée exacte de leur véri-

(1) Dans les Bignoniacées, les Acanthacées, les Verbénacées, l'androcée typique offre cinq étamines égales et fertiles.

table structure et du type primitif et régulier auquel
on peut les rapporter. Ainsi, on constate que la corolle
des *Papilionacées* qui offre une irrégularité très-frap-
pante est primitivement un organe régulier. Ainsi, on
reconnaît que les fleurs irrégulières des *Labiées*, des
Personnées, des *Dipsacées*, des *Orchidées*, des *Violariées*,
de certaines *Renonculacées* offrent dans leur première
période, non seulement une régularité parfaite, mais présentent certains organes qui plus tard disparaissent dans
la fleur adulte. Or, suivre les organes dans leurs modifications successives, depuis leur apparition jusqu'à leur
entier développement ; décrire toutes les phases par lesquelles ils passent ; rechercher les lois en vertu desquelles ces changements s'accomplissent, c'est faire de
l'*organogénie végétale*. M. Mirbel est le premier qui en
France, au commencement de ce siècle, ait étudié les
organes sous ce point de vue, et il doit être regardé avec
Payer comme le fondateur de cette branche si philosophique
de la Botanique.

NATURE MORPHOLOGIQUE DU PISTIL

Les opinions les plus diverses ont été émises sur la nature
morphologique du pistil. Nous souscrivons à l'avis de
Payer, illustre botaniste français, qui, par ses belles et
philosophiques études d'organogénie végétale, nous paraî
avoir la plus grande autorité en cette matière. Tout pisti
se compose d'une *partie axile* qui est formée par l'extré
mité du réceptacle, et d'*un ou plusieurs organes appendi
culaires* analogues aux feuilles et qu'on nomme, pou
cette raison, *feuilles carpellaires*. Sa partie axile constitu
les placentas et porte les ovules ; les feuilles carpellaire
constituent les parois de l'ovaire (fig. 81, 82).

Quelques mots sur la fleur femelle des arbres verts (*Pins, Sapins, Mélèzes*, etc.). — Dans l'état actuel de la science, l'accord est loin d'être conclu au sujet de la signification morphologique de la fleur femelle des arbres verts ou *Conifères*, des *Cycadées* et des *Gnétacées*, petit groupe de plantes représenté en France par le *Raisin de mer* (*Ephedra distachya*) qui croît dans la région maritime.

École de R. Brown. — R. Brown, botaniste anglais, considère les fleurs femelles des Conifères comme

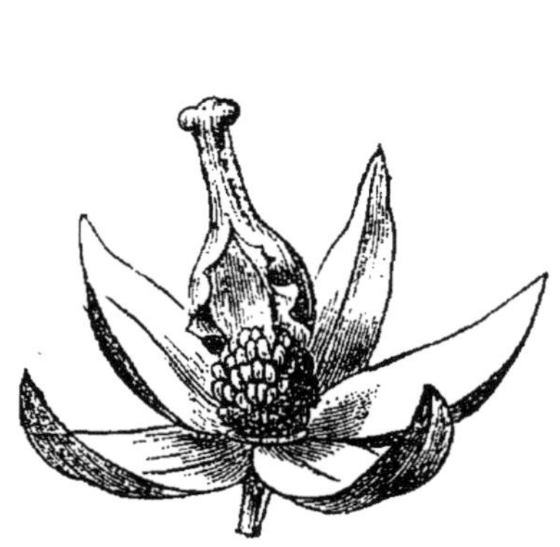

FIG. 81. — Pistil de *Mouron rouge*. La partie appendiculaire est séparée de la partie axile.

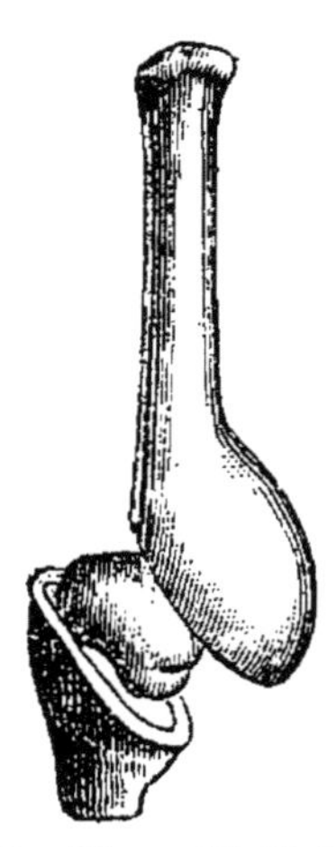

FIG. 82. — Pistil de *Laurier*. La partie appendiculaire est séparée de la partie axile.

autant d'*ovules nus* portés sur des écailles, et ces écailles représenteraient des feuilles diversement modifiées (fig. 83) Ces idées ont eu pour soutiens Lindley et Hooker, en Angleterre; Endicher et Braunn, en Allemagne; en France, M. Brongniart, à qui est dû l'établissement de la classe des *gymnospermes* (de γυμνός, nu, et σπέρμα, semence), puis MM. Chatin, Decaisne, Duchartre Van Tieghem de Saporta.

École de Mirbel. — L'école opposée à celle de R. Brown reconnaît chez les Conifères l'existence, au lieu

d'ovules nus, d'un ovaire uniovulé dont l'ovule axile réduit
au nucelle paraît plus ou moins soudé inférieurement avec
le pourtour intérieur de l'enveloppe ovarienne (fig. 84).
Cet ovaire serait formé de la réunion de deux feuilles carpellaires, et l'exostome des *gymnospermistes* repré-
senterait un stigmate rudimentaire demeuré béant. La
nature axile de cet ovule est facile à démontrer en
faisant ressortir son affinité incontestable avec l'ovaire

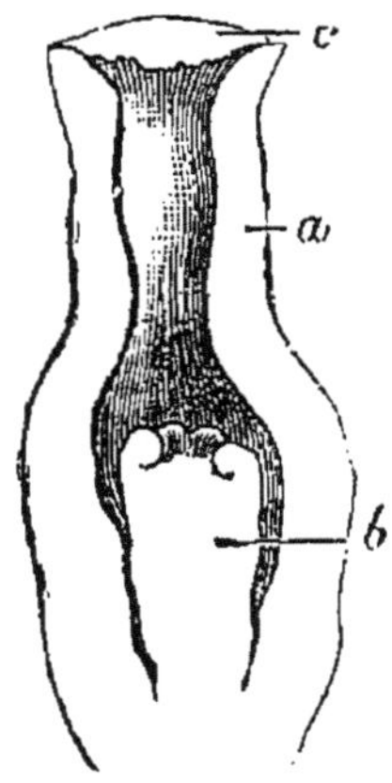

FIG. 83. — Fleur femelle d'une Conifère (*École de R. Brown*). *a*,
tégument de l'ovule ; *b*, nucelle;
c, micropyle.

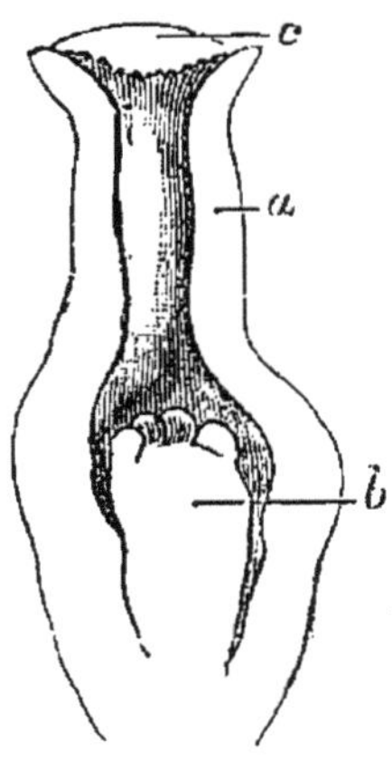

FIG. 84. — Fleur femelle d'une Conifère (*École de Mirbel*). *a*,
ovaire ; *b*, ovule réduit au nucelle ; *c*, stigmate.

du *Raisin de mer* (*Ephedra*) de la famille des *Gnétacées*, et, par l'intermédiaire de celui-ci, avec l'ovaire d'autres végétaux tels que les *Santalacées* et le *Gui*. Les
représentants de cette école qui, en France, a marqué avec
tant d'éclat dans l'enseignement scientifique, sont: Mirbel,
Spach, Richard, Payer et Baillon. Il s'est donc formé deux
écoles rivales qui, tout en interprétant les faits chacune
à son point de vue théorique spécial, ont contribué pour
une large part à la connaissance des organes reproducteurs des Conifères. Les *gymnospermistes* (École de

R. Brown) considèrent les fleurs femelles des Conifères comme des ovules nus, c'est-à-dire sans tégument
ovarien, avec des supports appendiculaires. Les *antigym-
nospermistes* (École de Mirbel) voient au contraire dans
les fleurs femelles des Conifères des ovaires très-simples
avec un seul nucelle dépourvu de toute enveloppe. Le
support de l'ovule serait axile. Nous le répétons, l'accord
est loin d'être établi.

Carpelle ovulifère. — Si on considère le carpelle ovulifère comme une feuille ramifiée, le funicule représente le
pétiole, et le tégument de l'ovule le limbe d'une foliole de la
feuille carpellaire. Le nucelle est une simple émergence du
limbe.

PHYSIOLOGIE VÉGÉTALE

FONCTIONS DE NUTRITION

Maintenant que nous connaissons la forme et la structure des organes fondamentaux, nous devons examiner les fonctions de ces organes dans l'entretien de la vie du végétal ou leur *Physiologie*. Par la nutrition, le végétal croît. Nous aurons à étudier dans ce phénomène complexe : 1° *l'absorption* des principes nutritifs ; 2° *le transport* de la sève et les mouvements des gaz dans la plante ; 3° *la respiration* des plantes, *la fonction chlorophyllienne, la chaleur végétale, la phosphorescence ;* 4° *la digestion végétale ;* 5° *les sécrétions* et *excrétions végétales.*

ABSORPTION

Quelques mots sur les principes nutritifs ou aliments des végétaux. — Pour vivre la plante doit trouver dans le milieu qui l'entoure plusieurs corps dont l'ensemble est désigné sous le nom général d'*aliment*. Outre le carbone, l'hydrogène, l'oxygène, l'azote et le soufre qui représentent une première classe de corps simples indispensables à la constitution du végétal, nous devons citer le potassium, le sodium, le calcium, le magnésium, le fer, le phosphore, le chlore qui sont nécessaires à une végétation florissante. D'autres éléments, tels que le manganèse, le silicium, le lithium, le brome, l'aluminium, le cuivre, le zinc, le cobalt, le nickel, le bore, le strontium, le baryum se rencontrent dans un grand nombre de plantes. Le potassium, le calcium et le magnésium sont absolument indispensables aux végétaux ; ces trois corps paraissent exister à l'état de carbonates dans la paroi des cellules. Le fer est jusqu'aujourd'hui le seul métal auquel on puisse attribuer avec certitude un rôle physiologique actif. Dès qu'on retranche les sels de fer, la plante cesse aussitôt de produire de la matière verte ou chlorophylle. La chlorose (coloration blanche des feuilles par manque de fer) est une maladie de la plante caractérisée par un arrêt de développement qui empêche l'évolution complète des grains de chlorophylle ; les sels de fer agissent en rendant à la chlorophylle la faculté de se développer. On démontre, par des expériences tout à fait concluantes, qu'on peut occasionner la chlorose en élevant les plantes dans des mélanges exempts de sels de fer et la faire cesser en ajoutant cet élément.

L'acide silicique (*silice*) existe à peu près chez tous les végétaux. Ce corps se rencontre dans les parois des cellules épidermiques d'un grand nombre de Phanérogames et de Cryptogames, et les fibres libériennes donnent souvent par la combustion un squelette siliceux. Les Prêles (*Equisetum*), certains Palmiers, la plupart des Graminées et les Algues siliceuses appelées *Diatomées* en possèdent une grande quantité. Chez certains *Bambous*, la silice est accumulée en masses plus ou moins volumineuses où elle forme les concrétions nommées *tabaschir*. Quelquefois l'acide silicique est abondant sans affecter de forme particulière (feuilles des Pins) ; quelquefois aussi, les feuilles dont l'épiderme est siliceux ont, lorsqu'elles sont sèches, un aspect métallique (plusieurs *Rosacées, Saxifrages*). Les poils des feuilles sont seuls silicifiés (*Vipérine, Grand-soleil*) ; ou bien, toute la feuille est silicifiée à l'exception des poils (*Orme, Houblon*). Enfin, lorsque l'épiderme est rempli de silice, il n'est point rare que les cellules du parenchyme contiennent quelques traces de la même substance. Les faisceaux fibro-vasculaires sont silicifiés chez le *Sycomore*, le *Hêtre*, le *Chêne-liège*, etc.

Les Algues marines peuvent contenir outre de l'iode et du brome, du cobalt, du nickel, du bore, du strontium et du baryum. Le manganèse paraît assez répandu ; il existe chez le *Nénuphar*, l'*Hydrocharis* ou *Morrène*, le *Victoria Regina*, etc.

Le cuivre a été constaté dans les cendres de l'*Oranger*, du *Hêtre* et du *Pin*. Les Lycopodiacées contiennent toujours dans leurs cendres de l'aluminium. Le zinc paraît agir d'une façon remarquable sur certaines plantes. Ainsi, les changements d'aspect que subissent le *Viola tricolor* et le *Thlaspi alpestre* lorsqu'ils croissent sur des terrains riches en zinc, sont si considérables et si constants qu'on a voulu en faire deux nouvelles espèces : *Viola calaminaria* et *Thlaspi calaminarium*. On peut dire que les principaux éléments de la nutrition de la plante sont les suivants :

Carbone.	Soufre.	Calcium.	Fer.
Oxygène.	Phosphore.	Sodium.	Zinc.
Hydrogène.	Chlore.	Magnésium.	Manganèse.
Azote.	Potassium.	Silicium.	

Absorption des principes nutritifs. — Pour qu'un organe puisse servir à l'absorption de l'eau et des matières dissoutes, il est nécessaire que sa surface soit en contact immédiat avec le liquide. Ainsi, les parties de la plante qui sont recouvertes d'une couche de cire ou de graisse sur laquelle l'eau se rassemble en gouttelettes et qui paraissent sèches lorqu'on les a mouillées, ne peuvent pas servir à l'absorption. Si l'on plonge une feuille de maïs fraîche dans l'eau pure, le limbe tout entier paraît recouvert d'une couche d'air argentée, à l'exception de la nervure médiane qui est mouillée. Au bout d'un certain temps, l'air disparaît et toute la surface offre une apparence uniforme. Ce sont surtout les surfaces riches en stomates qui paraissent protégées contre l'adhésion de l'eau ; les feuilles des plantes aquatiques, comme les *Nénuphars*, les *Hydrocharis*, les *Villarsia* sont mouillées à la surface inférieure qui n'a pas de stomates ; mais, de la face supérieure sur laquelle se rencontrent ces petites ouvertures, l'eau s'écoule en gouttelettes arrondies. La signification de ce phénomène pour l'économie des plantes est évidente : par un contact prolongé dans l'eau, les ouvertures des stomates se fermeraient et empêcheraient ainsi la sortie et l'entrée rapide des gaz.

Expériences de Hales. — Les expériences de *Hales* sur l'absorption des feuilles sont bien connues. La plus célèbre est celle dans laquelle l'une des divisions d'un rameau chargé de feuilles absorbe, par sa surface, assez d'eau pour empêcher le flétrissement des feuilles de l'autre division plongée dans l'air. Nous ne dirons rien autre chose de l'absorption de l'eau et de la rosée par les feuilles, cette question n'étant pas encore, dans l'état actuel de la science, résolue d'une façon absolue.

Absorption des gaz, des liquides et des solides par les racines. — La racine absorbe incessamment de l'oxygène dans le sol et dégage de l'acide carbonique. Cet acide reste à l'état gazeux ou se dissout dans l'eau du sol. Il peut encore se combiner avec les carbonates pour former des bicarbonates. Le dégagement de ce gaz joue un rôle remarquable dans la végétation ; il rend solubles certains sels (*carbonates, phosphates*) qui doivent nourrir la plante. L'absorption de l'eau par les racines est un fait bien connu : une plante flétrie reprend son aspect normal dès qu'on l'arrose. Nous savons que l'absorption a lieu tout entière sur la région des poils, et on peut dire que les poils radicaux sont les organes absorbants. La racine, grâce au liquide acide qui imbibe la membrane des poils radicaux, agit sur les particules solides du sol (carbonates, phosphates) qu'elle digère. Il s'agit, en effet, d'une véritable digestion qui s'exerce encore dans la région des poils et là seulement. La première condition que les poils radicaux doivent remplir à cet égard est d'être en contact avec les particules solides qui retiennent les principes nutritifs.

Pour s'en convaincre, il suffit d'arracher une jeune plante poussée dans un sol meuble ; on entraîne avec elle un nombre considérable de parcelles de terre dont l'adhérence avec les poils radicaux est telle qu'en les séparant on détermine la rupture des poils.

Corrosion des pierres par les racines. — La corrosion des pierres par les racines qui les touchent est un fait bien connu. Des racines placées sur des plaques de marbre, de dolomie, les rongent très-promptement en y laissant des traces de leur parcours.

Décomposition des roches calcaires, granitiques et autres roches éruptives par les Cryptogames (Algues et Lichens). — Dans plusieurs lacs de la Suisse, les galets calcaires sont percés de trous nombreux et profonds qui leur donnent l'aspect d'éponges grossières ; ces excavations sont dues à l'influence d'une Algue, l'*Euactis calcivora*, qui se fixe sur les pierres et les dissout en exhalant de l'acide carbonique. Nous savons aussi que les lichens, cryptogames si communes sur les rochers, décomposent les parties qu'ils touchent par des dégagements d'acide carbonique. Le granit, le micaschiste, le gneiss sont transformés en kaolin par décomposition d'une partie du feldspath. Sous les Lichens, entre les radicelles de ces Cryptogames, on retrouve seulement les fragments de mica et les grains de quartz. Le granit est une roche éruptive formée de quartz, de mica et de feldspath. Le feldspath est seulement altéré par les Lichens. Dans notre région de l'ouest de la France, de nombreux lichens, tels que les *Imbricaria, Parmelia, Biatora*, agissent de cette façon sur le granit et autres roches primitives.

Absorption des principes nutritifs par les racines adventives. — Il faut expliquer d'une manière particulière l'absorption des principes nutritifs par les racines adventives (racines aériennes des *Orchidées*, des *Aroïdées*) et aussi par certains Lichens (*Usnea, Ramalina*) qui croissent sur l'écorce desséchée des arbres. Chez les Lichens, la surface du thalle se recouvre, pendant les temps secs, de poussières atmosphériques. Lorsque la pluie arrive, ces Cryptogames s'imbibent d'eau et la sève arrive au contact des poussières ; tout ce qui est soluble dans l'eau et dans la sève se dissout et passe ainsi dans l'intérieur des tissus. La même chose arrive pour les racines aériennes des *Orchidées, Aroïdées*, munies d'un voile (*velamen*). Les couches de cette enveloppe d'un blanc éclatant renferment, au lieu de sève, de l'air riche en acide carbonique ; les parois des cellules se pénètrent d'eau dans laquelle arrive la sève acide de la racine. Les Orchidées et les Aroïdées des pays tropicaux qui croissent sur les arbres reçoivent les substances qu'ont dissoutes les gouttes de pluie et de rosée en lavant les feuilles. De même aussi certaines plantes parasites, comme le *Monotropa* ou Suce-pin, le *Neottia nidus-avis* (Orchidées), possèdent des racines qui vivent dans l'humus et les feuilles mortes ; ces racines rendent solubles et absorbent les substances ligneuses. Quant aux plantes véritablement parasites (*Cuscute, Gui*), leurs racines produisent des principes insolubles contenus dans les cellules, principes que des ferments particuliers transforment en matières solubles.

Absorption des principes nutritifs par les racines

5.

des plantes aquatiques. — Chez les plantes aquatiques l'absorption des principes nutritifs est beaucoup plus simple ; les racines ont, en effet, à leur disposition des produits divers et faciles à absorber.

EXEMPLES REMARQUABLES DE NUTRITION CHEZ LES VÉGÉTAUX IN-
FÉRIEURS. — RÔLE PARTICULIER DE L'AMMONIAQUE, DE L'HYDRO-
GÈNE SULFURÉ, ETC.

Les plantes les plus inférieures ou Champignons-ferments (*Bactéries, Vibrions, Bacillus, Micrococcus*, etc.), dégagent pendant leur développement une grande quantité d'ammoniaque. Ainsi, certaines *Bactéries* en décomposant les matières végétales émettent de l'ammoniaque. Un ferment particulier, le *Bacillus Ureæ*, décompose l'urée qui est pour lui un aliment azoté, en ammoniaque et en acide carbonique. Pareillement, dans la nutrition azotée des plantes supérieures, l'action d'un ferment spécial, le *Micrococcus nitrificans*, détermine la formation de l'acide azotique dans la terre arable.

Des Algues incolores voisines des *Oscillaires*, appelées *Sulfuraires* ou *Barégines*, pullulent dans les eaux sulfureuses de Barèges auxquelles elles communiquent leurs propriétés médicales. Ces Algues réduisent les sulfates et dégagent de l'hydrogène sulfuré.

TRANSPORT DES LIQUIDES DANS LA PLANTE

Sève brute ou ascendante. — Sève nourricière ou descendante.

L'eau absorbée par les racines après son entrée dans le végétal constitue la sève *brute* ou *ascendante*. Elle arrive dans le corps ligneux et y marche des racines vers

les branches, les feuilles et les fleurs. *Elle suit toujours
la voie des faisceaux ligneux.*

Preuves de ce fait. — 1° On plonge dans la fuchsine
la section inférieure d'une tige ou d'une racine fraîchement
coupée. Si, après un temps plus ou moins long, on pratique
des sections à diverses hauteurs, on constate, à la coloration
du bois, jusqu'à quelle hauteur le liquide coloré s'est
élevé et l'on voit en même temps que la coloration
est exclusivement localisée dans les faisceaux ligneux ;
*l'écorce, les rayons médullaires, la moelle et les faisceaux
libériens* restent tout à fait incolores.

2° Cette expérience devient charmante et saisissante au
plus haut point si l'on emploie des branches munies de
fleurs d'un blanc pur, comme un *Lis*, une *Jacinthe*, un
rameau d'*Aubépine*, de *Lilas*, de *Deutzia*, et si on les
plonge dans la fuchsine ou dans le violet de quinoléine. On
trouve, après douze à quinze heures, les corolles blanches
traversées par des veines rougeâtres ou d'un bleu sombre
qui correspondent aux faisceaux délicats des nervures.

TRANSPORT VERS LA TIGE ET LES FEUILLES DES LIQUIDES
ABSORBÉS PAR LA RACINE

Causes de l'ascension de la sève dans les vaisseaux.
Les liquides du sol que la racine absorbe par ses poils radicaux
traversent horizontalement, par osmose et diffusion, l'écorce
et l'assise périphérique du cylindre central avant d'arriver
aux faisceaux ligneux. Les liquides, une fois parvenus à la
limite de la racine et de la tige, suivent la voie des faisceaux
où ils se trouvent déjà engagés, et arrivent aux feuilles.
Quelles sont les causes qui font monter les liquides, c'est-à-
dire la sève ascendante dans les vaisseaux, depuis les
racines jusqu'aux feuilles les plus élevées ? Nous savons que
les phénomènes osmotiques dont les diverses assises de
l'écorce de la racine sont le siége pendant l'absorption,

joints à la turgescence qui en résulte, développent une pression qui foule la sève dans les vaisseaux. Si la transpiration des feuilles est nulle, la sève est pressée dans les vaisseaux de bas en haut. C'est cette force qui, au printemps, avant l'épanouissement des bourgeons, fait couler la sève goutte à goutte par les fissures accidentelles de la tige et provoque le phénomène des *pleurs* de la vigne et du *Cæsalpina pluviosa* (voir pag 90). C'est aussi cette force qui, après l'épanouissement des feuilles, détermine la nuit, sur les surfaces foliaires, l'expulsion des gouttelettes d'eau par les stomates aquifères. Si la transpiration est, au contraire, à son maximum d'intensité, le liquide est aspiré dans les vaisseaux, de haut en bas. A mesure qu'ils se vident par en haut dans les feuilles, les vaisseaux se remplissent par en bas. Chaque goutte d'eau vaporisée sur les feuilles est remplacée par une goutte d'eau absorbée par les poils radicaux (1).

Force d'ascension de la sève. — Par la combinaison de ces causes réunies, la sève peut monter jusqu'au sommet des végétaux les plus élevés (*Sequoia gigantea, Eucalyptus*). La mesure de la force d'ascension de la sève a été donnée par les expériences de Hales et de plusieurs physiologistes.

Expérience de Hales. — L'appareil du savant anglais était très-simple. Après avoir coupé transversalement un cep de vigne un peu au-dessus du sol, il ajustait, sur la section, un tube de verre recourbé en S, dont la branche ouverte et dressée était très-longue. Un collet de jonction obligeait la sève qui sortait par la tranche horizontale du cep à entrer dans ce tube manométrique. On avait versé dans celui-ci, par sa branche ouverte, du mercure pour remplir la courbure inférieure de l'S ; la sève, repoussant le mercure, l'obligeait à s'élever dans la branche verticale

______

(1) Quand il pleut, la transpiration à la surface des feuilles est nulle ou très faible et l'ascension de la sève dans la tige est très-lente ; au contraire, le soleil et le vent activent la transpiration et accélèrent le mouvement de la sève dans les vaisseaux.

de l'appareil, en proportion de la force avec laquelle elle sortait du végétal. La hauteur du mercure ainsi soutenu donnait la mesure de la force d'impulsion du liquide séveux. Dans une expérience, la colonne mercurielle fut égale à 32 pouces 1/4, ce qui équivalait à une hauteur de $11^m,650$ d'eau. Hales calcula que cette force d'impulsion était environ cinq fois plus grande que celle du sang dans l'artère crurale d'un cheval, Pour la Vigne, la force d'impulsion mesurée par Clarke aux États-Unis s'est montrée capable de soulever une colonne d'eau de $15^m,593$. Pour le *Betula lenta*, elle est arrivée jusqu'à $27^m,535$ dans une racine, et à $26^m,702$ pour un tronc.

Distinction de deux sortes de liquides séveux. —

1° *Sève brute ou ascendante* : *le transport s'effectue par les faisceaux ligneux.*

2° *Sève nourricière ou descendante* : *le transport s'effectue par les faisceaux libériens.*

1° *Sève brute ou ascendante.* — Le liquide aqueux qui se dirige des racines vers le haut de la tige est désigné sous le nom de *sève ascendante.* Il porte aussi le nom de *sève brute, sève non élaborée.* On l'appelle encore *sève du printemps,* parce que c'est au printemps qu'il est facile d'en constater l'existence. Le mouvement ascensionnel de la sève se manifeste à cette époque et se continue jusqu'au moment où les bourgeons se sont développés en feuilles. Mais, petit à petit, il s'arrête ou du moins se ralentit. On reconnaît cette cessation du mouvement ascensionnel du suc nourricier à la difficulté qu'on éprouve alors à séparer l'écorce du bois même sur les jeunes branches. Cette séparation se fait aisément au printemps quand la sève est dans sa force d'ascension. On sait qu'à cette époque les enfants de nos campagnes s'amusent à séparer l'écorce du

(1) On mesure la vitesse d'ascension de la sève en faisant absorber par une branche coupée, en voie de transpiration active, une dissolution de citrate de lithine dont on cherche ensuite la présence dans les entre-nœuds successifs à l'aide du spectroscope.

bois des. jeunes branches d'arbres pour en faire des
sifflets.

Sève d'août. — Cependant il existe un certain nombre
de végétaux chez lesquels, à ce mouvement printanier, en
succède un autre vers la fin de l'été et que l'on désigne
communément sous le nom de *sève d'août*. Quand la végétation du printemps a parcouru ses diverses phases et que
les feuilles commencent à prendre cette teinte jaune,
présage de leur chute prochaine, les bourgeons qui
occupent le sommet des rameaux déterminent un autre
mouvement de la sève, et, en se développant, forment une
nouvelle végétation qui vient en quelque sorte rajeunir
l'arbre prêt à se dépouiller. Ce phénomène est assez
fréquent chez les arbres dont la végétation commence de
bonne heure et dont les bourgeons peuvent acquérir le
plus grand développement avant la chute des feuilles;
tels sont surtout le *Peuplier d'Italie*, le *Tilleul*, le
Poirier, le *Marronnier d'Inde*. A Paris, les Marronniers
des boulevards développent assez fréquemment, pour la
seconde fois, en septembre, leurs belles inflorescences
blanches. Ce phénomène se manifeste quand, après un
été très-sec, qui a dépouillé de bonne heure les végétaux
de leurs feuilles, surviennent des pluies chaudes et abondantes.

2° *Sève nourricière ou descendante.* — Les liquides
du sol passant dans les feuilles y subissent, sous l'influence de la transpiration et de la fonction chlorophyllienne, une élaboration complète; puis ils redescendent à
travers les faisceaux libériens jusque dans les racines. On
a donné à ces liquides les noms de *sève élaborée, sève
nourricière*. Le nom de *sève descendante* qu'on employait
autrefois doit être abandonné, car ce liquide plastique
suit des directions essentiellement différentes suivant les
circonstances. La sève élaborée ne descend pas dans la

tige par le *Cambium* ou *zone génératrice*, comme on le croyait jadis.

On peut dire que le transport de la sève nourricière, qui est ramenée dans la tige par les feuilles, s'effectue par le liber des faisceaux libéroligneux et surtout par les *tubes criblés* (voir fig. 23). La sève qui a perdu beaucoup d'eau s'est enrichie des produits de l'assimilation. La force qui déplace cette sève dans les tubes criblés est la consommation au lieu d'emploi ou de mise en réserve.

Expérience. — Si, au printemps, on fait à la tige d'un jeune arbre, d'un Peuplier par exemple, une ligature circulaire très-serrée, on voit au bout d'un temps plus ou moins long un bourrelet circulaire se former au-dessus de la ligature. Ce bourrelet est évidemment produit par les sucs qui, descendant dans l'épaisseur de l'écorce du sommet de la tige et trouvant un obstacle qu'ils ne peuvent franchir, s'accumulent au-dessus de cet obstacle. Une expérience intéressante permet de reconnaître facilement l'alcalinité ou l'acidité de la sève à l'aide de la teinture de tournesol parfaitement neutre. On colore un morceau de papier à filtrer très-fin et, lorsqu'il est bien sec, on le polit soigneusement sur une face. On coupe ensuite des portions de la plante fraîche, puis on essaie sur du papier à filtrer la sève mixte qni s'échappe en abondance ; la surface de section étant sèche on l'applique quelques minutes sur le papier de tournesol. Ainsi est obtenue une image de la surface de section ; les parties qui correspondent au parenchyme sont rouges, celles qui correspondent au faisceau fibro-vasculaire sont bleues. En automne, le jeune bois et les feuilles se gorgent d'amidon et autres principes nutritifs, tandis que le cambium se remplit d'une substance granuleuse que l'iode colore en jaune. La végétation est suspendue jusqu'au printemps. Mais, dans cette saison, la sève apparaît. L'amidon se convertit en dextrine et en glucose. La substance protéique du cambium entre également en activité. La sève monte, comme nous l'avons vu par les expériences de Hales, dans des tubes fixés aux branches. Puis, dès que les feuilles ont paru, la Vigne et le Bouleau ne pleurent plus; la sève se distribue normalement dans les plantes.

Claude Bernard, insistant sur l'identité du phénomène de la circulation dans les deux règnes, s'exprime en ces termes : « On peut regarder le sang artériel comme destiné à la respiration des éléments et le sang veineux comme destiné à leur alimentation. Cette vue trouve encore un argument dans la physiologie végétale, car, dans les végétaux, c'est également la sève veineuse, c'est-à-dire celle qui a été élaborée par les feuilles, qui sert à la nutrition. »

TRANSPIRATION

La plante dégage incessamment par toutes ses parties non submergées de la vapeur d'eau dans le milieu extérieur. Ce phénomène est connu sous le nom de *transpiration*. Des méthodes classiques permettent de le démontrer. Les plus célèbres sont celles de *Musschenbrock*, de *Mariotte*, de *Guettard*, et de *Hales*.

1° *Méthode de Musschenbrock*. — Très-souvent, pendant la nuit, quand la température s'est rapidement abaissée, l'eau transpirée par les plantes se condense en gouttelettes liquides sur la surface des feuilles ou pendantes à leur extrémité. Musschenbrock a démontré, par une expérience fort simple et facile à répéter, que ces gouttelettes proviennent de la transpiration de la plante et non de la rosée. En recouvrant d'une cloche de verre un pied de pavot et en interceptant toute communication entre l'atmosphère et l'intérieur de la cloche, les feuilles se couvrent de gouttes d'eau à l'intérieur.

2° *Méthode de Mariotte* (1679). — Mariotte enfermait des branches feuillées dans un ballon de verre ; la vapeur émise se condensant sur les parois du ballon, il recueillait l'eau dégagée et la pesait directement. L'expérience de Guettard (1748) permet aussi de recueillir condensée la vapeur d'eau perdue par une branche d'arbre.

3° *Méthode de Hales.* — Le 5 juillet 1724, le physicien anglais constata qu'une plante, telle qu'un *Grand Soleil* (*Helianthus annuus*), haute d'un mètre environ, perdait jusqu'à près de 1 kilogramme d'eau par la transpiration en douze heures. Dans cette expérience facile à répéter, la plante enracinée dans un pot de terre vernissé et couvert, est abandonnée à l'air. Puis elle est pesée matin et soir avec son pot, et la perte éprouvée indique la quantité d'eau enlevée par la transpiration.

Une autre méthode indiquée pour la première fois par Hales permet à l'œil de suivre les progrès de la transpiration dans les divers organes de la plante (feuilles, tige, racine, etc.). Une feuille est introduite par son pétiole dans la branche d'un tube en U dont l'autre branche est plus longue. Le tube est rempli d'eau qui s'élève dans la branche étroite jusqu'au point A, et en B est marqué un autre niveau. L'eau transpirée par les feuilles est aussitôt remplacée par une même quantité d'eau puisée dans la grosse branche, et le liquide descend dans la branche longue. On observe le temps nécessaire pour que l'eau descende de A en B, et l'espace AB étant jaugé on connaît le volume de l'eau transpirée pendant le même temps.

Circonstances qui font varier la transpiration. —

Importance de ce phénomène. — La lumière active la transpiration, tandis que l'obscurité l'amoindrit fortement(1). L'humidité de l'air exerce aussi une puissante influence ; plus elle est considérable, moins la plante transpire. La chaleur rend la transpiration plus forte, et l'agitation de l'air favorise l'émission de vapeur d'eau. La quantité d'eau que déversent chaque jour dans l'atmosphère, par transpiration, les prairies et les forêts est considérable. Un Hélianthe ou Grand Soleil émet en moyenne pendant les douze heures du jour 0^{kg},625 d'eau. Hales a calculé qu'un Chêne isolé, offrant 70ʋ 000 feuilles environ, a transpiré de juin à octobre, en cinq mois, une quantité totale de 111 225 kil. d'eau.

Phénomène dit des Pleurs. — *L'Arbre qui pleure.* — Tout le monde sait qu'on taille la Vigne en mars et en avril, à une époque où les bourgeons sont encore à l'état de repos. Chacun a pu voir sortir des rameaux que l'on coupe un liquide aqueux et abondant constituant ce que l'on nomme vulgairement les *pleurs de la Vigne.* Ce liquide qui monte avec une force si grande, comme le montre l'expérience de Hales, n'est autre chose que la sève ascendante puisée par les racines dans le sein de la terre. Dans cette première période de la végétation, l'ascension de l'eau est uniquement occasionnée par la force de succion des racines, alors que le végétal, avant l'épanouissement des bourgeons, ne peut en transpirer que très-peu (2). Sous les tropiques, une plante curieuse de la famille des *Légumineuses,* le *Cæsalpinia pluviosa,* présente aussi le phénomène des pleurs. La sève s'écoule vers les bourgeons avec une énergie extrême, de telle sorte qu'on se trouve en présence d'une véritable pluie.

Émission de vapeur d'eau attribuée à tort à la

(1) Pendant la nuit les stomates aérifères se ferment et la transpiration cesse.

(2) Ici c'est encore la pression osmotique des poils radicaux qui provoque le phénomène des *pleurs.*

rosée. — Les gouttelettes d'eau que l'on observe le matin, dans nos prairies, à l'extrémité des feuilles des herbes, gouttelettes si limpides qui ont été chantées tant de fois par les poètes et que l'on attribue presque toujours à tort à la rosée, sont dues à une émission de vapeur d'eau. Ces gouttelettes peuvent encore s'échapper au sommet de la feuille (*Colocase*), sur ses bords (*Chou*), sur divers points de sa surface (*Pavot, Capucine, Belladone*). Le liquide connu sous le nom de *miellée*, qui exsude de la face supérieure des feuilles du *Frêne*, de l'*Érable*, du *Chêne*, a la même origine. Certains végétaux des tropiques (*Bananier, Galanga, Colocase*, etc.) transpirent également par leurs feuilles des quantités considérables de liquide. De même aussi, les *Ascidies* (fig. 37) ou feuilles transformées en cornet ou en urne, des *Nepenthes, Cephalotus, Sarracenia*, laissent échapper un liquide abondant contenant des acides citrique et malique. Ce phénomène est, en grand, le même que celui des gouttes d'eau qui paraissent presque chaque nuit à l'extrémité des feuilles des *Graminées*. Une expérience très-simple permet en tout temps de faire paraître des gouttes d'eau sur les feuilles du *Richardia Æthiopica* (Aroïdées). On recouvre la plante d'une cloche de verre; l'eau sort du milieu du sommet cylindrique de la feuille au point de réunion des nervures.

Transpiration des liquides sucrés. — La sève sécrétée dans les nectaires de certaines fleurs est souvent une solution de sucre très-concentrée. Ce phénomène est indépendant de la force des racines, tandis que le liquide qui pénètre dans les vaisseaux par l'influence des racines est de l'eau presque pure.

Liquide dû à l'eau de pluie ou de rosée. — Dans notre pays, la Cardère (*Dipsacus sylvestris*), plante à port de Chardon, que les anciens botanistes désignaient sous le nom de *Baignoire de Vénus*, présente à chaque nœud de la tige des sortes de godets formés par la base dilatée des feuilles opposées. C'est dans ces godets que s'accumule un liquide dû, non plus à de l'eau transpirée, mais à de l'eau de pluie ou de rosée tombée sur les feuilles. Les cultivateurs qui connaissent bien cette plante lui donnent le nom vulgaire de *Cabaret des oiseaux*. Un gros pied rameux de Cardère peut accumuler jusqu'à 400 grammes de liquide. C'est également l'eau de pluie ou de rosée qui remplit les godets formés par la base élargie des feuilles chez plusieurs *Broméliacées, Zingibéracées* et *Musacées*. L'*Arbre du voyageur* (*Ravenala Madagascariensis*) est bien connu. On peut citer encore quelques *Urania*, ou Palmiers de Madagascar, qui, croissant dans les régions arides, gardent au voyageur une eau limpide et rafraîchissante. Ses grandes et larges feuilles recourbées, et à base de pétiole très-dilatée, forment des réservoirs d'eau où les passants peuvent se désaltérer. C'est principalement dans les régions tropicales que la rosée exerce les effets les plus marqués et les plus favorables sur la végétation. Lorsque l'air, saturé de vapeur à la température de 30 degrés, contient plus de 30 grammes d'eau par mètre cube, elle se dépose abondamment pendant la nuit ; elle ruisselle des feuilles et, le matin, on voit parfois l'herbe aussi mouillée par la rosée qu'elle eût pu l'être par la pluie. Les terres labourées, les jachères, les cultures, les forêts manifesteront des quantités très-variables de rosée. Il y a plus : les feuilles n'ont pas dans toutes les plantes une égale faculté émissive ; la rapidité, l'intensité de leur refroidissement, le dépôt de rosée qui en est la conséquence, sont liés à la distance où elles se trouvent du sol, à la couleur plus ou moins foncée, au poli ou à la rugosité de leur épiderme. La rosée dégoutte des feuilles d'une plantation de Betteraves, lorsque dans un champ voisin les feuilles de la Pomme de terre sont à peine humides.

MOUVEMENTS DES GAZ DANS LA PLANTE

Les vaisseaux servent encore avec les méats intercellulaires et les lacunes au mouvement des gaz (oxygène, azote, acide carbonique et vapeur d'eau).

Mouvements des gaz dans les plantes submergées (*Potamogeton, Elodea, Vallisneria*, etc.). Dans les feuilles des plantes submergées, qui sont dépourvues de stomates, l'oxygène formé se rend d'abord dans les canaux internes ou méats d'où il se dégage, sous forme de courants de bulles, par des ouvertures accidentelles. L'oxygène y est toujours mêlé d'azote entraîné de l'eau dans la plante, conformément aux lois de l'osmose des gaz. Chez ces plantes, l'acide carbonique peut être enlevé par les feuilles aux bicarbonates dissous dans l'eau. Si l'eau renferme du bicarbonate de chaux, le carbonate se précipite à la surface de la feuille où a lieu sa décomposition.

Expérience. — Si l'on pique une partie quelconque de *Potamogeton*, de *Cornifle*, ou de *Vallisnerie* exposée au soleil, il s'échappe immédiatement par la blessure un courant rapide de bulles, ce qui indique une pression intérieure considérable; la plante étant mise dans l'obcurité, la pression est presque nulle et il ne s'échappe que fort peu de bulles.

Mouvements des gaz dans les plantes à feuilles flottantes et les plantes terrestres. — Chez ces plantes les cavités internes communiquent directement avec l'atmosphère par les orifices des stomates. Ces stomates ne sont pas autre chose que les orifices de sortie des espaces intercellulaires.

Expérience d'Unger. — Les tiges des Prêles sont merveilleusement propres à démontrer la perméabilité des canaux aérifères et leur connexion immédiate avec les sto-

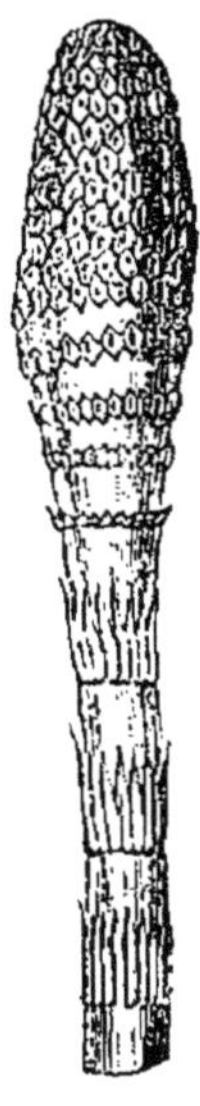

FIG. 85. — Sommet de la tige d'une *Prêle* (Equisetum) avec son épi fructifère et ses gaines.

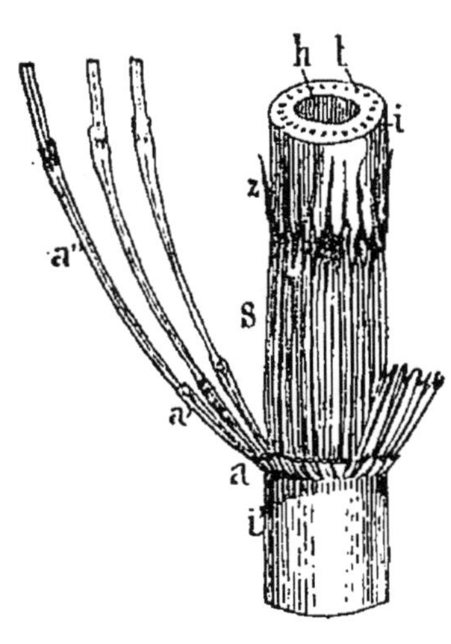

FIG. 86. — *Equisetum maximum.* Fragment de tige avec sa gaine S, et ses rameaux *a, a'', a'''*.

mates. Si l'on prend une tige fraîche bien intacte et mouillée de l'*Equisetum limosum* ou d'une autre espèce (fig. 85) et si, après avoir plongé la partie supérieure sous l'eau, on souffle fortement par l'autre extrémité, on verra des bulles d'air sortir des parties de la surface munie de stomates. L'expérience est un peu plus pénible, mais plus belle, avec les tiges stériles de l'*Equisetum maximum* (fig. 86), parce qu'on ne voit sortir des bulles d'air que de la surface des gaînes où il existe des stomates. Les deux expériences suivantes jettent encore une certaine lumière sur la constitution des stomates :

1° Si l'on tient solidement entre les lèvres le pétiole de certaines feuilles, tout en plongeant le limbe dans l'eau (*Arum, Primevère, Rumex*), on pourra souffler énergiquement, il ne passera pas d'air par les stomates. Les stomates ne sont cependant pas fermés ; si au lieu de souffler on aspire fortement, le limbe s'injecte rapidement ;

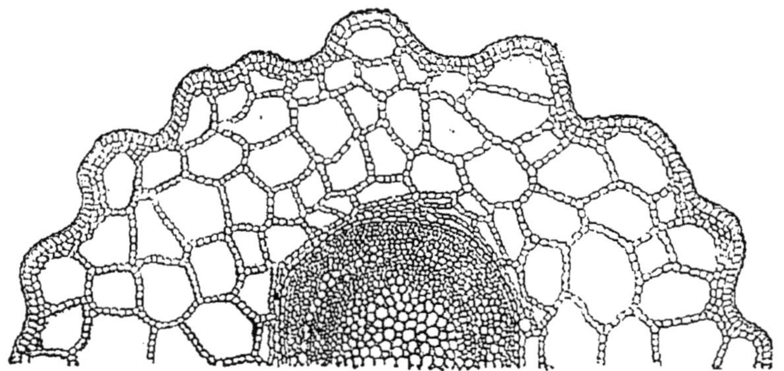

FIG. 87. — Coupe transversale de la tige d'*Hippuris vulgaris* montrant de vastes lacunes dans lesquelles circulent les gaz.

l'eau pénètre (ainsi que le montre la couleur de la feuille) dans les espaces intercellulaires par les stomates. Ceux-ci ne sont donc pas fermés et, s'ils ne laissent pas sortir d'air, c'est uniquement à cause de l'eau qui y pénètre et qui y est maintenue par capillarité.

2° Dutrochet plongea le limbe d'une feuille de *Nénuphar* dans l'eau, au-dessus du niveau de laquelle s'élevait le pétiole ; il plaça le vase dans le récipient d'une pompe pneumatique. A mesure qu'il fit le vide, l'air s'échappa par les vaisseaux du pétiole ; il ne vit sortir aucune bulle par les stomates. De même en rentrant, l'air pénétra par le pétiole et se répandit de là dans toute la feuille, dont aucune partie ne fut injectée d'eau.

Dans les plantes aquatiques, la circulation des gaz est facilitée par la présence de vastes lacunes qui existent dans la tige et les feuilles (fig. 87). Les organes dont la surface est en contact continuel avec l'eau ne peuvent pas émettre de vapeur d'eau par des ouvertures aussi fines que celles des stomates. Aussi les stomates font-ils défaut aux plantes submergées ou ne s'y développent-ils qu'accidentellement. Les feuilles des plantes flottantes (*Nénuphar, Hydrocharis, Stratiotes, Pistia*), celles qui nagent sur l'eau, sont très-instructives à ce point de vue. En effet, sur la face inférieure mouillée, les stomates manquent parfois complètement tandis qu'ils existent plus ou moins nombreux à la face supérieure aérienne.

RESPIRATION ET FONCTION CHLOROPHYLLIENNE

DISTINCTION DE LA RESPIRATION PROPREMENT DITE ET DE LA FONCTION CHLOROPHYLLIENNE

Chez les végétaux, il convient de distinguer la respiration proprement dite de la fonction chlorophyllienne. La respiration proprement dite est commune a tous les éléments anatomiques végétaux ou animaux : elle consiste en une absorption d'oxygène et un dégagement d'acide carbonique. Chez les végétaux, on l'observe dans les racines, les tiges, les fleurs, les bourgeons, les graines, dans les plantes parasites sans chlorophylle (*Orobanches, Clandestine* (fig. 88), *Rafflesia* (fig. 89), plusieurs *Orchidées*) et dans les Champignons. Elle existe enfin dans les organes verts où elle constitue ce qu'on a appelé la *respiration nocturne* ou la *respiration à l'ombre*, autrefois opposée par les botanistes à la *fonction diurne chlorophyllienne* qui a besoin des rayons solaires pour s'exercer. Au total, la propriété respiratoire proprement dite est commune au végétal et à l'animal; l'oxygène leur est nécessaire pour accomplir les combustions organiques qui se passent en eux. Tout être vivant a absolument besoin de cet air vital, l'oxygène. Il le prend dans l'atmosphère, ou dans les eaux, ou dans un milieu quelconque. S'il ne le trouve pas libre, il peut même défaire certaines combinaisons pour se procurer le gaz comburant

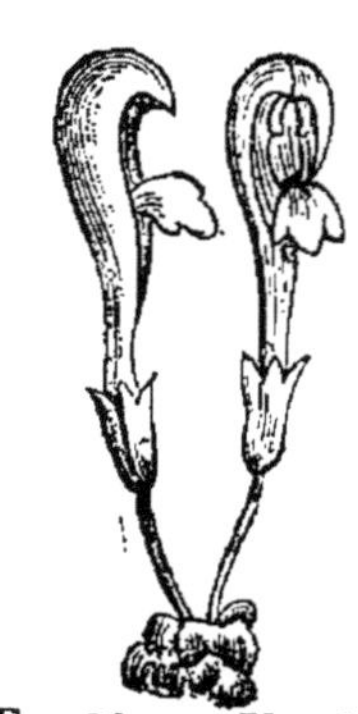

Fig. 88. — *Clandestine* (Lathræa Clandestina.) Plante dépourvue de tige et de feuilles.

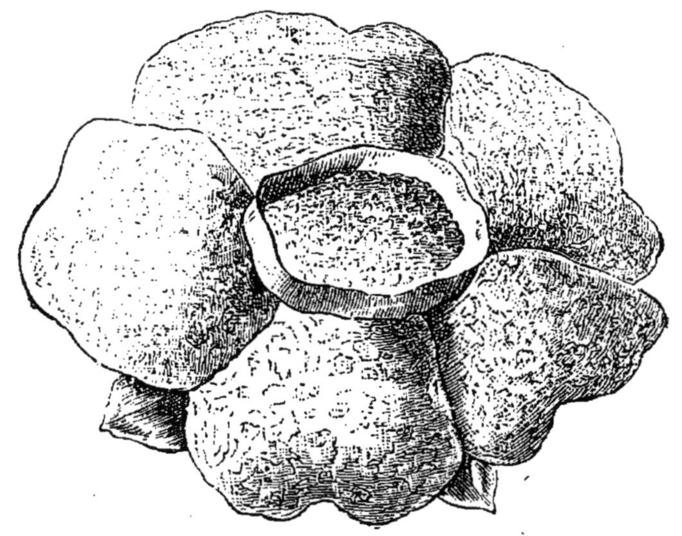

Fig. 89. — *Rafflesia Arnoldi* de Sumatra. Fleur de 1 mètre de diamètre pesant 7 à 8 kilogrammes et constituant presque toute la plante.

nécessaire à sa conservation. Tel est le cas des *Vibrioniens*.

Fonction chlorophyllienne. — Décomposition de l'a-

cide carbonique par les parties vertes. — Assimilation du carbone. — La fonction chlorophyllienne est une propriété spéciale, un véritable phénomène de nutrition. Le rôle physiologique de la matière verte ou chlorophylle est immense. Sous l'influence de la lumière, les parties vertes décomposent l'acide carbonique qu'elles renferment. Elles absorbent cet acide contenu dans l'air ou dans l'eau et à mesure qu'elles le décomposent, tandis que le carbone est retenu, de l'oxygène se dégage dans le milieu extérieur (1).

Les animaux ne peuvent se suffire et ont besoin des végétaux. — C'est la chlorophylle qui assure l'harmonie et maintient la pureté de l'amosphère, et cette matière est répartie de telle sorte, dans les deux règnes, que les animaux ne peuvent se suffire et ont besoin des végétaux. Ceux-ci ont moins besoin des animaux puisque les feuilles défont à la clarté du soleil ce qu'elles ont fait à l'obscurité de la nuit.

Observations vulgaires. — Des observations vulgaires mettent en évidence l'action purifiante du végétal sur le milieu. On sait que certains milieux confinés, tels que les bassins, les aquariums, etc., ne restent propres à entretenir la vie des animaux qu'autant qu'ils contiennent en même temps des végétaux. Ainsi on voit tous les jours des abreuvoirs alimentés par la même cause se comporter différemment lorsque les parois sont recouvertes d'un revêtement végétal verdâtre, ou qu'au contraire, ce revêtement fait défaut. L'eau se corrompt dans ceux qui ne présentent point de revêtement végétal et est refusée par les animaux que l'on mène y boire; elle se conserve en bon état dans les autres. Au total, la fonction chlorophyllienne est une fonction de *nutrition ou d'organisation* qui concourt à l'accroissement de la plante. La respiration, au contraire, est une fonction de *désorganisation, de destruction*. .

(1) Il y a constamment égalité de volume à peu près complète entre l'acide carbonique absorbé et l'oxygène dégagé par le parties vert·s.

Asphyxie des végétaux à l'ombre. -- Les plantes respirant comme les animaux à l'ombre, à l'abri des rayons directs du soleil, s'asphyxient de la même manière. Toutefois, chez les végétaux cette asphyxie est très-lente. Le végétal exposé alternativement au soleil et à l'ombre s'asphyxie et se rétablit tour à tour d'une façon pour ainsi dire indéfinie. Dans une atmosphère privée d'oxygène, la plante s'asphyxie et meurt parce que la cellule chlorophyllienne devient impuissante à fixer le carbone et à refaire la provision d'oxygène.

Asphyxie des graines. — Chez les végétaux la graine respire, et l'expérience nous apprend que cet organe soustrait à l'air ou enfoncé à de grandes profondeurs, reste inerte.

Appareil pour observer l'exhalation d'acide carbonique pendant la respiration des graines et des fleurs. — Pour observer le dégagement d'acide carbonique des graines et des fleurs, je fais usage de l'appareil suivant très-simple et qui se prête fort bien à la démonstration de ce fait devant un auditoire (fig. 90). Je remplis toute la partie supérieure a de l'éprouvette, de pétales de roses ou d'une autre plante, jusqu'en r où se trouve un diaphragme léger d qui retient les pétales. La partie inférieure b offre une tubulure c, fermée à l'aide d'un bouchon en caoutchouc e. Après quelques heures, j'enlève avec précaution le bouchon en caoutchouc et j'introduis dans la partie inférieure de l'appareil une très-petite bougie allumée ; la bougie s'éteint aussitôt, comme si le vase avait été rempli d'acide carbonique. Il est nécessaire de montrer, après que les fleurs ont été mises dans l'appareil, qu'une bougie introduite de la même façon dans la partie b ne s'éteint pas.

Production de chaleur. — Les fleurs et en particulier les organes de reproduction se distinguent par une absorption d'oxygène et une production d'acide carbonique abondantes. La chaleur produite par cette combustion est souvent assez considérable pour élever de plusieurs de-

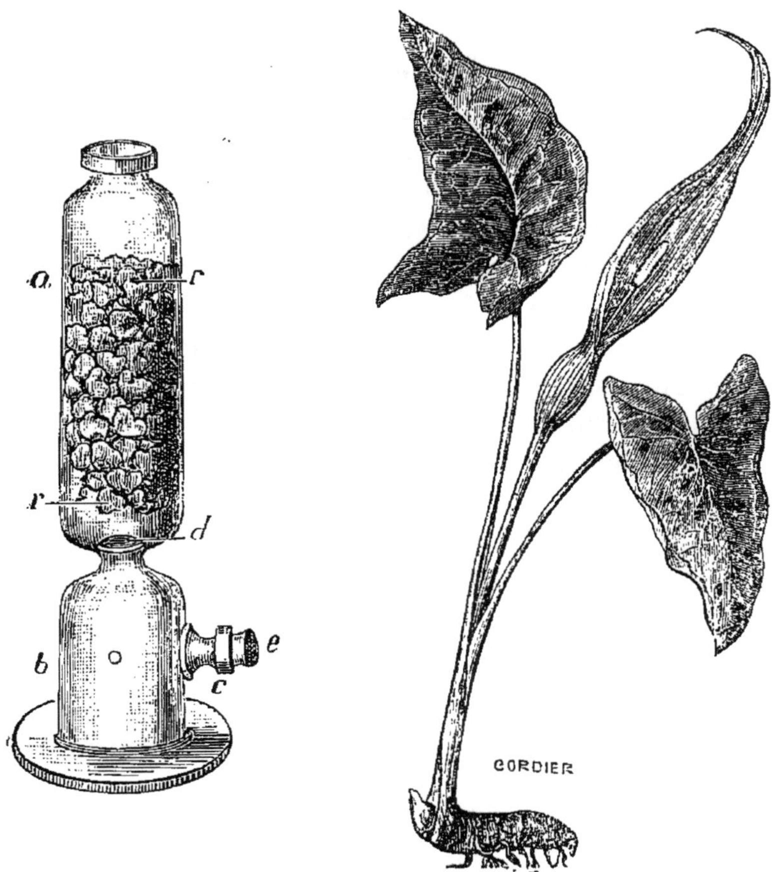

(Fig. 90. — Appareil pour observer le dégagement d'acide carbonique des graines et des fleurs.

Fig. 91. — *Arum maculatum*, plante très-commune dans notre pays. On voit la bractée ouverte ou spathe qui entoure le spadice.

grés la température des tissus. On évalue la quantité de chaleur émise par le thermomètre et par le calorimètre. Lamarck remarqua le premier, en 1777, une production de chaleur dans le spadice des Aroïdées et, depuis soixante ans, un grand nombre de botanistes ont étudié ce remarquable phénomène.

Production de chaleur dans les spadices des Aroïdées. — L'échauffement du spadice commence au moment de l'épanouissement de la spathe et se prolonge pendant le temps de la fécondation. La température s'élève jusqu'à une certaine heure pour s'abaisser ensuite et remonter le lendemain. Le moment du maximum varie d'une espèce à l'autre, et parfois dans la même espèce, suivant certaines circonstances extérieures. Aux Antilles, le maximum de température de l'*Arum cordifolium* a été observé avant le lever du soleil. Chez l'*Arum maculatum* (fig. 91) le maximum se rencontre à toute heure du jour. L'échauffement du spadice est dû à un phénomène de combustion qui se manifeste par l'absorption d'oxygène et le dégagement d'acide carbonique. Senebier a le premier noté les oscillations de température chez l'*Arum maculatum* (plante commune dans nos haies et désignée sous le nom de *Gouët* ou de *Pied de Veau*), en appliquant un petit thermomètre contre le spadice d'une plante enracinée. Voici une de ses tables :

HEURES	TEMPÉRATURE DE L'AIR	TEMPÉRATURE DU SPADICE
3	15°,6	16°1
5	14,7	17,9
5 3/4	15	19,5
6 1/4	15	21,0
6 3/4	14,9	21,8
7	14,3	21,2
9 1/4	15	18,5
10 1/2	14	15,7

Senebier ajoute avoir constamment trouvé le maximum entre 6 et 8 heures du soir. On peut dire que l'*Arum maculatum* dégage une chaleur propre de 7 degrés. Aux Antilles, Hubert observa en groupant cinq spadices d'*Arum cordifolium* autour de la boule du thermomètre une température de 44 degrés, celle de l'air étant de 19 degrés. Göppert trouva dans un spadice détaché d'*Arum Dracunculus* une température de 27 degrés, l'air étant à 13 degrés. Les inflorescences mâles de plusieurs Cycadées accusent aussi un dégagement de chaleur considérable. Au moment de leur épanouissement, certaines fleurs dégagent beaucoup de chaleur. Ainsi pour le *Nénuphar* on a obtenu 0°,6; pour la Courge 0°,8. La production de chaleur pendant la germination est connue depuis longtemps. Plus la germination est rapide, plus il y a de chaleur produite(1).

Phosphorescence. — Émission de lumière. — Les végétaux, comme les animaux, peuvent quelquefois dégager de la lumière dans l'obscurité. Ce phénomène est désigné sous le nom de *phosphorescence*. La faculté de produire de la lumière est assez répandue dans le règne animal. Tout le monde connaît les *lampyres* ou *vers luisants*, ainsi nommés parce que la phosphorescence est beaucoup plus intense chez la femelle que chez le mâle. La femelle reste toujours privée d'ailes et ressemble à une larve vermiforme. Le *Lampyris noctiluca*, que l'on rencontre dans nos campagnes, est aussi phosphorescent. Mais ces insectes sont bien moins brillants que les *Elatères* qui habitent les parties tropicales de l'Amérique. La lumière qu'ils émettent est tellement vive que non seulement elle a été souvent utilisée par les voyageurs pour s'éclairer pendant la nuit, mais qu'elle peut suffire pour la lecture des plus petits caractères. La faculté d'émettre de la lumière se fait encore remarquer chez d'autres insectes, tels que les myriapodes et divers crus-

(1) Toute graine en germant dégage de la chaleur et, en même temps que perte de matière, il y a perte de radiations. Pour mesurer en calories la chaleur dégagée, on peut se servir du calorimètre de M. Berthelot.

tacés inférieurs, chez certains mollusques et plusieurs zoophytes et infusoires. La phosphorescence de la mer, fréquente pendant les nuits obscures sur les côtes méridionales de la France et sur les côtes de la Manche, est due surtout aux *Noctiluques*, animalcules gélatineux et réniformes. M. Milne-Edwards incline à penser que la phosphorescence doit dépendre de l'oxydation de quelques substances combustibles. MM. de Quatrefages et Ehrenberg sont disposés à croire que, chez les animaux, ce phénomène résulte d'un développement d'électricité, opinion partagée par quelques physiciens. On sait depuis Linné que certaines fleurs, surtout les fleurs jaunes (*Capucine, Grand Soleil, Souci*) produisent à l'époque de la floraison des lueurs phosphorescentes. Mais, c'est particulièrement chez les Champignons que ce phénomène offre le plus d'intérêt. Le fait que les Champignons sont lumineux dans certaines conditions est connu depuis longtemps. Au temps de notre enfance, des écoliers avaient l'habitude de recueillir des fragments de bois pourri pénétré des filaments d'un Champignon, et d'étonner ainsi leurs camarades plus ignorants ou plus crédules. La production de lumière dans les Champignons a été souvent remarquée et, quand l'espèce s'est trouvée tout à fait développée, ç'a été généralement un agaric qui a présenté le phénomène. Une de ces espèces les plus connues est l'*Agaricus olearius* du midi de l'Europe. Outre cet Agaric, on connaît encore d'autres espèces d'Agarics lumineux: l'*Agaricus igneus* d'Amboine, l'*Agaricus noctilucens* qui a été rencontré à Manille par Gaudichaud, en 1836, l'*Agaricus Gardneri* du Brésil, l'*Agaricus lampas* et plusieurs formes australiennes. L'*Agaric de l'olivier* (*Agaricus olcarius*) d'un jaune doré, croît dans la Provence, vers le mois d'octobre, au pied des Oliviers. Tout le Champignon est lumineux, mais il ne luit que pendant la vie.

Avec la mort le phénomène cesse immédiatement. Cette phosphorescence est comme une lumière blanche, tranquille, uniforme, semblable à celle du phosphore dissous dans l'huile. L'*Agaric de l'Olivier* brille le jour comme la nuit ; un Agaric phosphorescent s'éteint dans l'hydrogène et dans l'acide carbonique, et le même Champignon produit beaucoup plus d'acide carbonique lorsqu'il est phosphorescent que lorsqu'il ne l'est pas. Mais cette phosphorescence n'est nullement limitée au genre *Agaricus*. Récemment, en effet, j'ai vu l'*Auricularia phosphorea* et le *Polyporus citrinus* produire des radiations lumineuses. Les *Rhizomorpha*, c'est-à-dire l'appareil végétatif d'un grand nombre de Champignons, sont aussi phosphorescents. Ces Cryptogames communes dans les mines donnent une lumière bien connue des mineurs qui peuvent voir leurs mains à cette clarté. Les cordons lumineux du *Rhizomorpha subterranea* Pers, sont faciles à observer dans la mine de Pontpéan, près Rennes. Je citerai encore le *Rhizomorpha setiformis* Roth, et une forme particulière de Rhizomorphe que j'ai observée dans l'intérieur des branches de Sureau. Ayant divisé une certaine quantité de ces branches, dans l'intérieur desquelles s'étaient développés les filaments d'un Rhizomorphe dont je recherchais l'appareil conidiophore, je vis avec surprise, sur une table couverte de tiges de Sureau brisées, de très-légères lueurs produites par le Rhizomorphe. Ce Champignon, ainsi que j'ai pu m'en assurer, possède un un appareil reproducteur qui paraît identique par son organisation avec la clavule conidiophore des Stilbum. Or, j'ai constaté que les filaments chargés d'abondantes conidies produisaient des lueurs phosphorescentes.

L'*Agaricus Gardneri* est fort curieux. M. Gardner, célèbre botaniste anglais, le rencontra par une nuit sombre de décembre en suivant les rues de la ville de la Nativité.

Quelques enfants s'amusaient avec un objet lumineux
qu'il supposa d'abord être une grande luciole ; mais, en
l'examinant, il reconnut que c'était un bel Agaric phosphorescent qui croissait abondamment dans le voisinage, sur
les feuilles mortes d'un Palmier nain. La plante entière
répand la nuit une brillante lumière assez semblable à
celle des lucioles et teintée de vert pâle. Cette circonstance
et sa croissance sur un Palmier l'avaient fait appeler par
les habitants « *Flor de Coco* ». Le docteur Cuthbert a fait
des observations très-curieuses relatives à la phosphorescence du même *Agaricus Gardneri*, à Bornéo. « Par une
nuit sombre, dit-il, les Champignons se voyaient distinc-
tement, offrant une lueur douce d'un vert pâle. Çà et là
apparaissaient des taches d'un éclat beaucoup plus intense ;
c'étaient des échantillons très-jeunes et très-petits. Les
échantillons plus âgés possédaient une lueur verdâtre.
La phosphorescence ne se communiquait pas à la main
et ne semblait pas diminuée, du moins pendant quelques heures, par la séparation du Champignon et de la
racine sur laquelle il croissait. Deux autres espèces d'A-
garics phosphorescents ont été signalées en Australie
par M. James Drummond. Ils croissent sur des souches
d'arbres et leur apparence n'a rien de remarquable le
jour ; mais la nuit ils répandent une lumière curieuse.
Une espèce fut trouvée sur le tronc d'un *Banksia* dans
l'Australie occidentale. La nuit était noire quand l'observateur vit pour la première fois cette curieuse lumière.
Le champignon mis sur un journal émettait la nuit une
lumière phosphorescente suffisante pour en permettre la
lecture ; le phénomène dura plusieurs nuits consécutives
en diminuant d'intensité à mesure que la plante séchait.
L'autre exemple se présenta plusieurs années après.
L'auteur, pendant une de ses excursions botaniques, fut
frappé de l'apparence d'un grand Agaric pesant environ

cinq livres. Ce spécimen était suspendu dans une salle pour sécher, et l'observateur, en traversant l'appartement, s'aperçut qu'il répandait une lumière remarquable. **La** propriété lumineuse continua quoique diminuant peu à peu pendant quatre ou cinq nuits, et alors elle cessa, la plante étant devenue sèche. Nous appelâmes quelques naturels pour leur montrer le Champignon lumineux, les jeunes gens crièrent *Chinga*, ce qui dans leur langue signifie esprit, et semblèrent fort effrayés. » On a signalé aussi dans divers pays plusieurs exemples de bois lumineux qui devaient cette singulière propriété à des *mycéliums* de Champignons. Au total, la phosphorescence, chez les végétaux, est un phénomène qui consiste en une émission de lumière analogue à celle que le phosphore répand dans l'air en s'oxydant. Cette lumière est blanche et contient des radiations appartenant aux diverses régions du spectre. **La** phosphorescence qui se manifeste toujours, là où l'on constate une vive absorption d'oxygène, paraît être un effet de la respiration des Champignons et des fleurs, et elle doit être rapportée à la même cause que la production de chaleur chez les Aroïdées.

Fluorescence. — On nomme fluorescence une sorte de phosphorescence instantanée mais s'épuisant très vite. Elle s'observe avec les solutions de sulfate de *quinine*, d'*esculine* (principe du *Marronnier d'Inde* et des *Pavia*), de chlorophylle et avec certains échantillons de spath fluor. Lorsque ces substances sont exposées dans les rayons extrêmes du violet du spectre, même dans les rayons invisibles, elles prennent instantanément une teinte violacée assez vive ; ce qui indique que les rayons invisibles, au-delà du spectre, sont transformés en rayons moins réfrangibles.

DIGESTION VÉGÉTALE

Il existe chez les végétaux, comme chez les animaux, des matières amylacées ou sucrées, des matières grasses et des matières protéiques azotées. A ces quatre espèces d'aliments correspondent quatre espèces de digestions :

1° *Une digestion d'aliments féculents ;*

2° *Une digestion d'aliments sucrés ;*

3° *Une digestion d'aliments gras ;*

4° *Une digestion d'aliments albuminoïdes.*

1° *Digestion des aliments féculents. — Le ferment digestif* est la *diastase* ou *ferment glycosique.*

Les végétaux et les animaux emploient les féculents pour leur entretien, et c'est un ferment particulier qui doit transformer ces substances amylacées en matières solubles et assimilables. C'est grâce à ce ferment que la pomme de terre digère sa fécule, que la graine digère son amidon quand elle va germer. La plante, en effet, a des réserves d'amidon qu'elle digère lorsque les bourgeons se développent, lorsque la tige s'accroît, lorsque la graine germe. Un ferment particulier, la *Diastase* (1), transforme la fécule ou amidon en sucre (glucose) par un procédé d'hydratation que représente la formule suivante :

$$C^{12}H^{10}O^{10} \quad + \quad 2HO \quad = \quad C^{12}H^{12}O^{12}$$
$$\text{Amidon} \qquad\qquad \text{Eau} \qquad \text{Glucose}$$

La digestion des matières féculentes est commune aux deux règnes et chez les animaux comme chez les végétaux elle se réalise par le même ferment.

(1) La diastase proprement dite dissout et dédouble l'amidon en *dextrine* et *maltose* qui sont à leur tour dédoublés en glucose

2° *Digestion des aliments sucrés. — Le ferment diges-tif* est le *ferment inversif.*

Le sucre ordinaire ou saccharose ($C^{12}H^{11}O^{11}$) qui s'amasse et s'accumule dans les racines des Betteraves, dans l'Érable à sucre, dans le chaume de la Canne à sucre, etc., ne peut pas, comme la fécule qui existe également à l'état de réserve, participer au mouvement nutritif de la plante. Ces réserves sucrées attendent le moment d'entrer en action. Lorsque la Betterave bourgeonne, fleurit et fructifie, le sucre diminue progressivement du tissu de la tige en se changeant en glucose. Il s'agit encore ici d'une véritable digestion et pour se développer la Betterave doit digérer son sucre. Le ferment qui doit faire de la saccharose un glucose est le *ferment inversif* (1) (Berthelot) ; ce glucose est un mélange en proportions égales des deux glucoses, le glucose proprement dit, qui dévie à droite la lumière polarisée, et la *lévulose,* qui dévie à gauche cette lumière. Le ferment inversif opère cette transformation par un procédé d'hydratation que représente la formule suivante :

$$C^{24}H^{22}O^{22} \; + \; 2HO \; = \; C^{12}H^{12}O^{12} \; + \; C^{12}H^{12}O^{12}$$

$$\text{Saccharose} \qquad \text{Eau} \qquad \text{Lévulose} \qquad \text{Glucose}$$

3° *Digestion des matières grasses. — Le ferment digestif* est le *ferment émulsif ou saponase.*

Aussi bien chez les plantes que chez les animaux la digestion des matières grasses a pour premier acte l'*émulsion.* On appelle émulsion la division mécanique du liquide gras qui se trouve séparé en un nombre infini de petits globules. Le ferment qui émulsionne les matières grasses est le *ferment émulsif.* Voici plusieurs exemples d'émulsions végétales. Si vous broyez avec de l'eau des graines oléagineuses riches en huile (*œillette, ricin, noix*), vous obtiendrez une émulsion, et, au bout de quelque temps, vous constaterez dans le liquide les produits de dé-

(1) Ou *invertine.*

doublement des corps gras, c'est-à-dire la *glycérine* et les
acides gras. Lors de la germination, l'huile fermentescible
et le ferment sont en présence ; il s'agit d'une véritable digestion. Dans les amandes et les noix, le ferment émulsif
existe d'une manière bien nette ; son action s'exerce au moment où la germination s'accomplit, mais on peut la déterminer artificiellement en écrasant des graines. On obtient
alors une émulsion blanche comme du lait et on sait qu'en
médecine les loochs se préparent par ce procédé. C'est en
effet le contact d'un agent particulier avec l'huile grasse
de l'amande qui a produit cette émulsion qu'on appelle
lait d'amande. On trouve dans l'amande douce trois
substances principales : de la saccharose qui se transforme
en glucose par un ferment inversif, une huile et un agent
spécial d'émulsion. L'*émulsine*, qui est le ferment de l'a-
mande, opère l'émulsion de l'huile dans l'amande à la
manière du ferment pancréatique.

4° *Digestion des matières albuminoïdes* (1). — *Le ferment
digestif* est la *pepsine végétale*.

Dans le règne végétal il y a des matières albuminoïdes
qui se dissolvent ; cela arrive, par exemple, pendant la
germination des graines. Le phénomène se produit sous
l'influence d'un ferment analogue à la pepsine animale. Les
végétaux avec l'azote des azotates et des sels ammonia-
caux font des aliments albuminoïdes et ils les digèrent.
On connaît aujourd'hui l'action digestive du latex de
certaines plantes, particulièrement de celui du Papayer
(*Carica Papaya*), où M. Wurtz a découvert une sorte de
pepsine qui s'emploie aujourd'hui en médecine aux mêmes
usages que la pepsine animale. D'ailleurs, M. Trécul a
démontré que dans un grand nombre de cas le latex n'est
pas un liquide purement excrémentiel, puisqu'il accomplit

(1) Les matières albuminoïdes mises en réserve sont hydratées
et dissoutes par des pepsines qui les transforment en peptones
correspondantes. (Voir p. 114).

à un moment donné dans les vaisseaux le phénomène de la digestion des matières albuminoïdes.

Quelques mots sur les plantes carnivores ou insectivores. — Certaines plantes telles que la *Dionée attrape-mouche*, le *Nepenthes* (fig. 93), et, dans notre pays, les *Drosera*, les *Grassettes* et les *Utriculaires*, émettent un liquide qui est capable comme le suc gastrique des animaux de dissoudre la viande. Ce liquide doit cette pro-

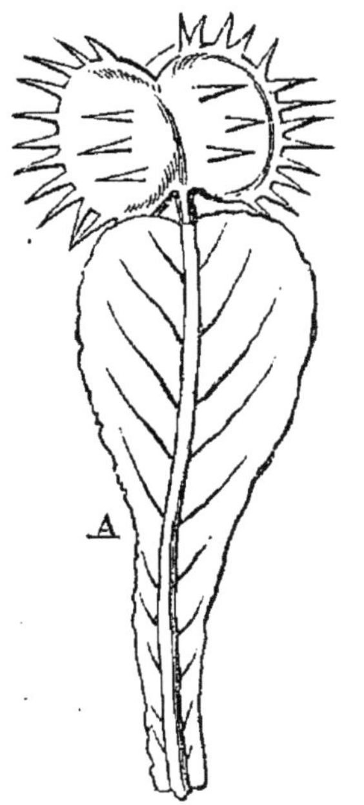
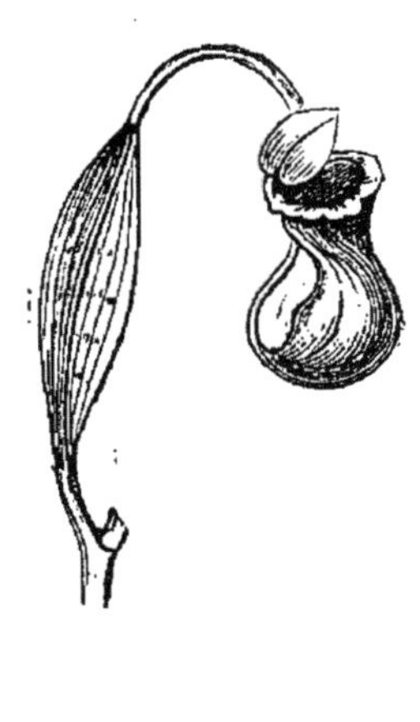

FIG. 92. — Feuille de *Dionée*. A, pétiole dilaté terminé par un limbe arrondi échancré et garni de longues dents étroites.

FIG. 93 — Feuille de Nepenthes terminée par une ascidie.

priété à un principe azoté analogue à la pepsine; c'est pour cette raison que dans ces dernières années on a préconisé les Drosera dans les maladies de l'estomac. Lorsqu'on recueille des *Drosera* (Rossolis ou Rosée-du-soleil), petites plantes qui croissent çà et là dans les landes marécageuses au milieu des Sphagnum, on remarque sur les feuilles des débris d'insectes qui ont été pris par un

liquide gélatineux que sécrètent les poils. Noyés dans ce
liquide, les insectes ne tardent pas à disparaître et ce résultat est dû à son activité. Un morceau de viande im-
bibé de ce suc est bientôt attaqué et dissous; il est facile
de démontrer la réalité de cette absorption. Darwin et

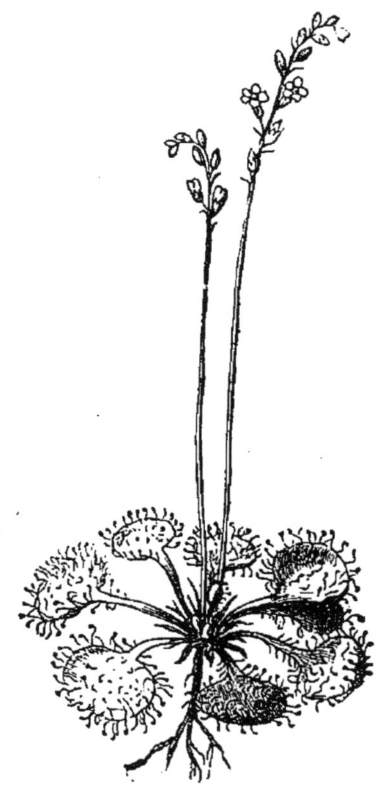

Fig. 94. — *Drosera rotundifolia.*
Grandeur naturelle.

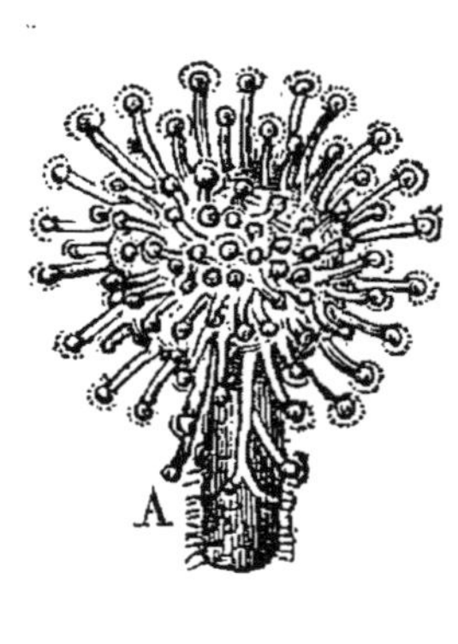

Fig. 95. — Une feuille très-grossie
de *Drosera* montrant ses poils
capités glanduleux.

plusieurs observateurs ont constaté que des *Drosera* sou-
mis au régime de la viande deviennent au bout d'un certain
temps plus vigoureux que les autres. Enfin les Myxomy-
cètes, Cryptogames qui se comportent comme des animaux,
renferment de la pepsine à l'aide de laquelle ils digèrent
les aliments albuminoïdes. Nous croyons utile de figurer

les trois plantes carnivores de notre pays : les *Drosera*, la *Grassette* ou *Pinguicula* et l'*Utriculaire*.

Les Drosera. — Les pièges dans lesquels ces plantes retiennent les insectes sont les feuilles garnies à leur face supérieure de gros poils capités, glanduleux (fig. 95) renfermant des trachées (fig. 96). Les insectes qui viennent sur ces feuilles sont enfermés dans les poils recourbés et retenus par le liquide visqueux et acide. Les feuilles des

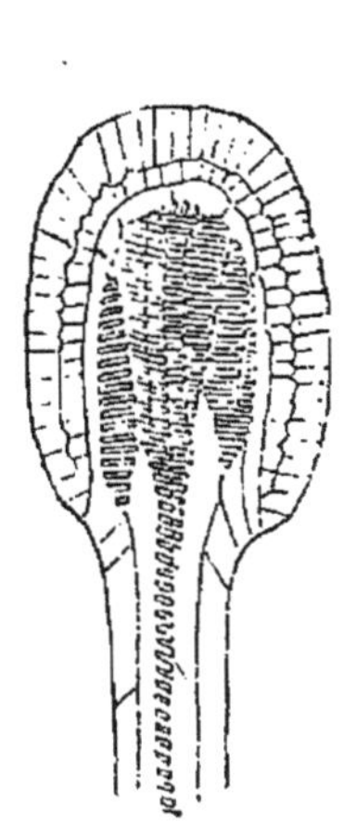

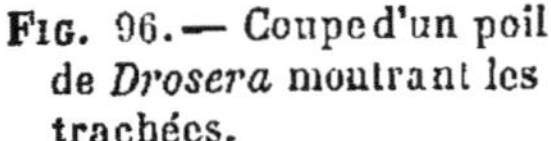

Fig. 96.— Coupe d'un poil de *Drosera* montrant les trachées.

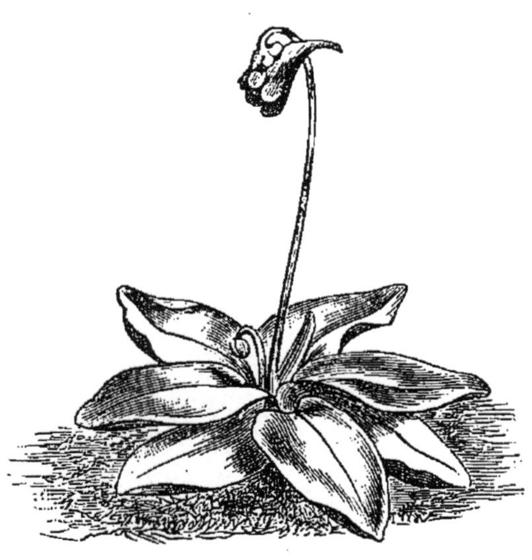

Fig. 97.— Pinguicula vulgaris ou *Grassette*. Grandeur naturelle.

Grassettes (*Pinguicula vulgaris* et *Lusitanica*) sécrètent également un liquide jouissant des mêmes propriétés (fig. 97, 99).

Les Utriculaires. — Les Utriculaires, plantes submergées de nos étangs représentées surtout par deux espèces, l'*Utricularia vulgaris* et l'*Utricularia minor* possèdent de singulières *ascidies* (fig. 100). Celles-ci, en forme d'outres, sont pleines d'un liquide gélatineux et retiennent la plante au fond de l'eau. Avant la floraison il arrive, des canaux aériens de la plante, de l'air qui s'accumule à mesure que le liquide diminue ; par là, la plante devient plus légère. N'étant point retenue par une racine elle se dégage de la

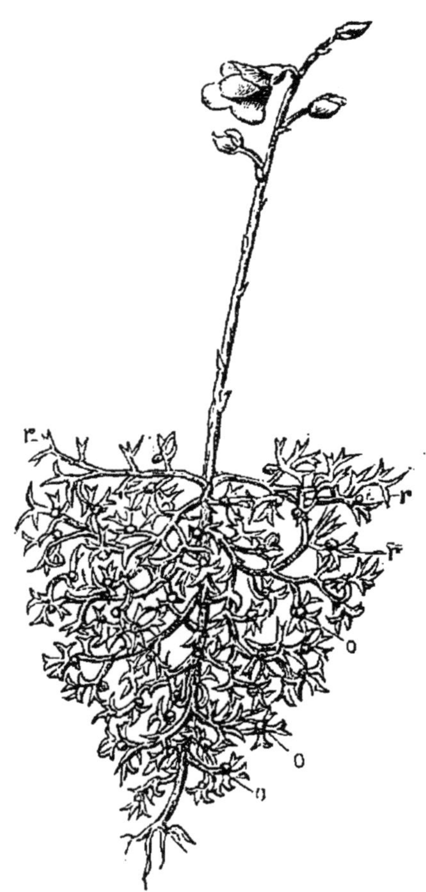

Fig. 98. — *Utriculaire.* Plante aquatique dépourvue de racines. *rrr,* rameaux ; *ooo,* petites outres ou ascidies.

vase et monte lentement vers la surface de l'eau au-dessus de laquelle elle élève ses fleurs. La floraison terminée, l'air disparaît de l'intérieur des ascidies ; la soupape y laisse entrer l'eau ambiante et elles obligent ainsi la plante alourdie à redescendre au fond du liquide. (fig. 98).

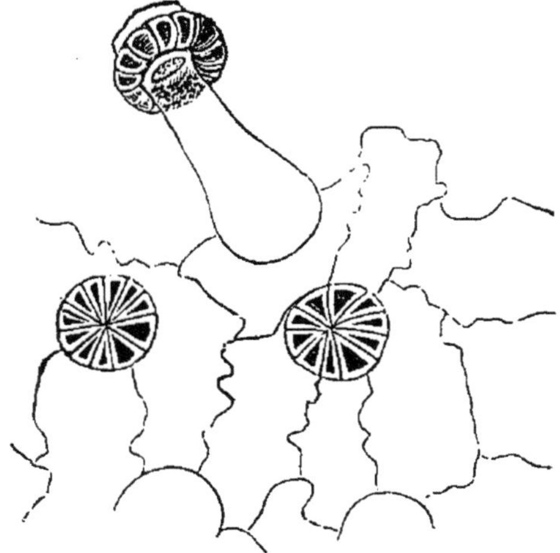

Fig. 99. — Fragment de feuille de *Grassette* vu au microscope, et montrant enchâssés dans l'assise cellulaire les poils, les uns sessiles, les autres pédicellés qui émettent un suc digestif.

Pepsines et peptones. — Les corps albuminoïdes sont hydratés et dissous par des pepsines qui les dédoublent en

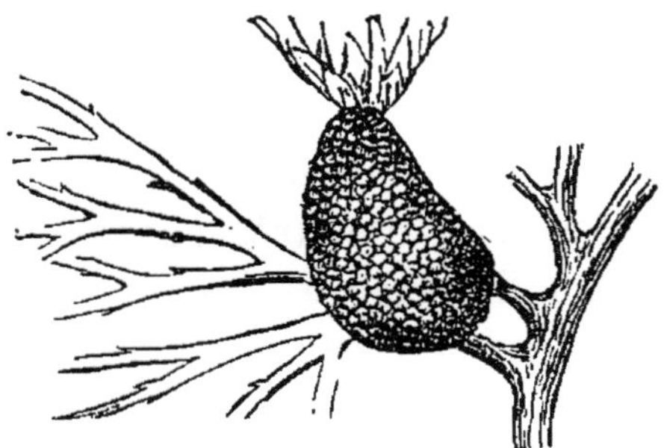

Fig. 100. — *Utriculaire.* Ascidie très-grossie dans l'aisselle d'un rameau, constituant un piège pour les petits animaux aquatiques.

peptones correspondantes. Ces peptones s'hydratent et se dédoublent de nouveau sous l'influence de diastases encore inconnues, pour former l'asparagine et plusieurs autres amides (voir p. 134). On peut comparer la formation de l'asparagine, dans ces conditions, à la production de l'urée chez les animaux.

SÉCRÉTIONS ET EXCRÉTIONS VÉGÉTALES

L'instrument actif des plantes est la matière azotée que nous avons appelée *protoplasma*. C'est le protoplasma et le suc cellulaire qui forment les principes médicamenteux ou alcaloïdes de l'opium, du quinquina, des strychnées, des solanées ; le principe amylacé du blé, du haricot ; les prin-cipes aromatiques du café, du thé ; les essences de citron, de térébenthine et autres carbures d'hydrogène ; les matières grasses, les huiles, les alcools, les éthers, les acides natu-rels et les principes neutres des végétaux. Nous étudierons successivement : *les glandes, les poils glanduleux, les canaux sécréteurs*, les *laticifères* et *les divers produits cellulaires*.

Glandes et poils glanduleux. — Les glandes sont des cellules isolées ou des amas de cellules faciles à distinguer des autres cellules par leur contenu qui est généralement une matière résineuse, huileuse, odorante, jouissant par-fois de propriétés excitantes très-prononcées. Ces glandes sont extérieures ou intérieures. Parmi les premières nous citerons celles des *Labiées*, des *Solanées*, des *Urticées* (*Houblon*). Un grand nombre de Labiées sont aromati-ques par l'huile essentielle que contiennent les glandes (la *Menthe*, le *Romarin*, la *Lavande*, la *Mélisse*, la *Sauge*, le *Thym*, le *Patchouly*). Ainsi, dans le Patchouly, la glande qui sécrète le liquide aromatique est renflée en tête (fig. 101, 102). La figure 103 représente très-grossies les glandes de la Lavande qui renferment une essence possé-dant une odeur agréable et jouissant de propriétés stimu-

lantes énergiques. Des glandes externes existent aussi
bien caractérisées dans la *Fraxinelle* (fig. 104). Les poils
urticants de l'*Ortie* sont constitués par des cellules de

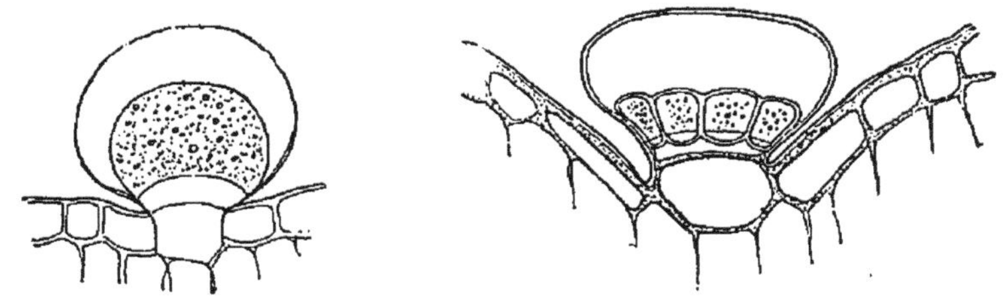

Fɪɢ. 101. — Glande du *Patchouly*.   Fɪɢ. 102. — Poil glanduleux du *Houblon*.

l'épiderme qui s'allongent en poils coniques terminés
chacun par une pointe aiguë. Le protoplasma sécrète un
liquide très-irritant qui remplit la cellule ; lorsque la
pointe de cette dernière a pénétré dans la peau, elle s'y
brise et le liquide se répand dans la plaie (fig. 105). Cette

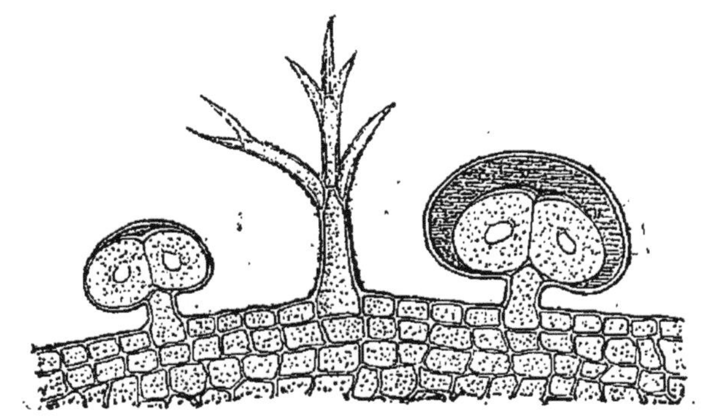

Fɪɢ. 103. — Glandes à essence et poil ramifié de la *Lavande*.

acidité du liquide des orties indigènes est bien faible si
on la compare à la causticité du suc de diverses espèces
exotiques (*Urtica urentissima*) qui détermine des acci-
dents mortels. Dans le *Houblon*, les glandes qui se déta-

chent des cônes femelles forment une poussière jaune qui constitue le *lupulin*, substance amère et tonique employée en médecine (fig. 106).

Les glandes intérieures se rencontrent chez un grand nombre de végétaux (*Laurinée°, Valérianées, Rutacées,*

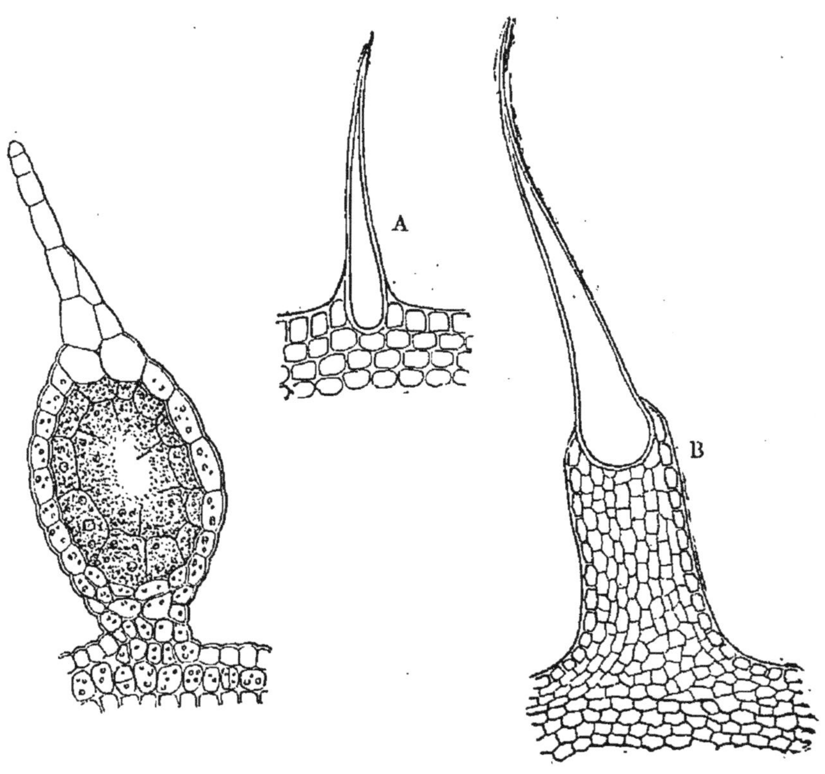

FIG. 104. — Glande externe de la *Fraxinelle*.

FIG. 105. — Poils urticants de l'*Ortie. a, b.*

Myrtacées, Hypéricinées, Géraniacées, etc.). La figure 107 montre une feuille de *Fraxinelle* (Rutacées) avec une glande renfermant une gouttelette d'huile essentielle. Dans le péricarpe du fruit des *Citrons*, les glandes à essence sont formées par une large cavité glandulaire due à la destruction des cellules de la glande (fig. 108). Enfin

7.

nous citerons les glandes digestives des Drosera qui sécrètent un liquide acide agissant sur les matières albuminoïdes

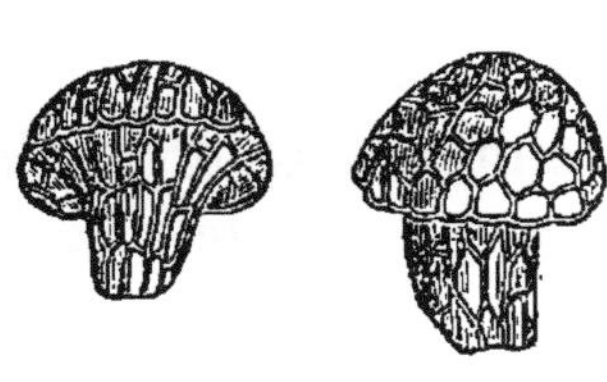

FIG. 106. — Glandes du *Houblon* constituant la poussière jaune appelé lupulin.

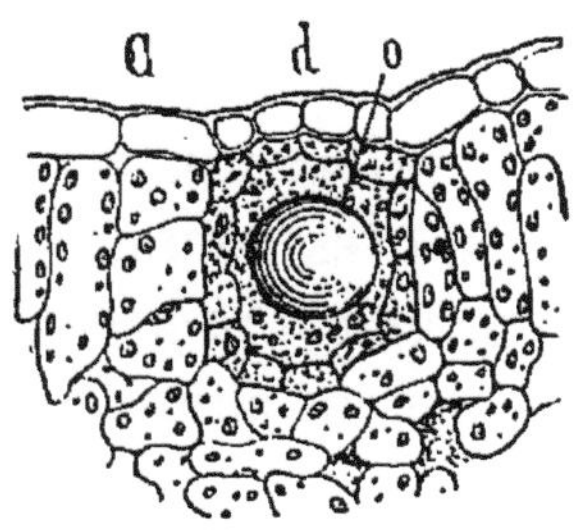

FIG. 107. — Glande interne de *Fraxinelle*.

à la manière de la pepsine. Ce liquide digère les petits insectes. La figure 96 représente un poil de Drosera.

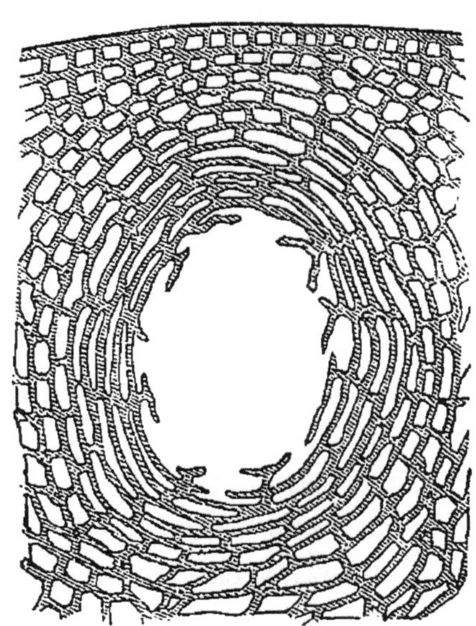

FIG. 108. — *Citron*. Coupe transversale de la partie externe du péricarpe au niveau d'une glande.

Canaux sécréteurs. — Ces canaux produits par l'écartement des cellules, sécrètent des sucs très-variés qui

fournissent à la médecine et aux arts des produits importants. Ce sont des cavités intercellulaires bordées, dans
toute leur étendue, de cellules distinctes des cellules
voisines tant par leur bord que par leur contour. Ces
cellules de bordure sont les parties actives de l'organe.
Nous citerons :

1° *Les canaux sécréteurs des Ombellifères* qui fournissent les gommes-résines bien connues (*Assa fœtida, Opo-
panax, Sagapenum, Gomme-ammoniaque*). Ces canaux
forment chez les Ombellifères un système continu s'éten-

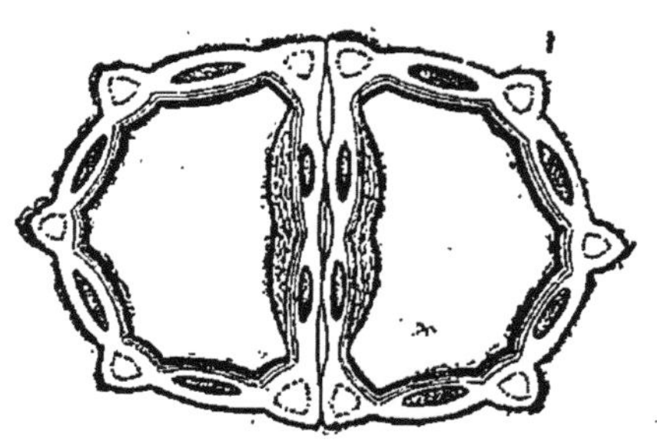

FIG. 109. — *Carum Carvi.*
Coupe transversale du fruit.

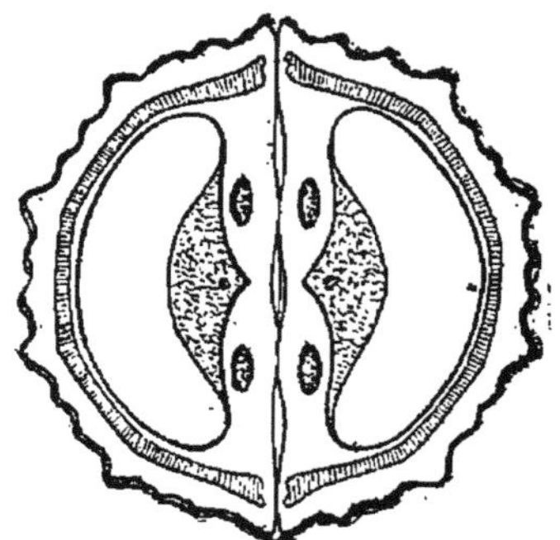

FIG. 110. — *Corianare.*
Coupe transversale du fruit.

dant depuis la racine jusqu'aux fleurs; tous les organes
de la plante en sont abondamment pourvus. Les canaux
sécréteurs sont caractérisés par le grand développement
qu'ils acquièrent et par leur existence constante dans tous
les fruits des Ombellifères. Ainsi, les fruits du *Cumin*, de
l'*Aneth*, des *Coriandres*, de l'*Anis*, renferment dans des
réservoirs appelés bandelettes des huiles essentielles, des
oléo-résines, auxquelles ces plantes aromatiqnes doivent
leurs propriétés excitantes, digestives, qui les font employer
en médecine. Dans les figures 109, 110, 111, qui représentent trois fruits d'Ombellifères coupés en travers,
les réservoirs à huile essentielle sont indiqués par les

parties noires isolées et disposées autour du fruit. Le *Lierre* offre aussi dans ses tiges des canaux sécréteurs qui produisent une résine aromatique stimulante et amère.

2° *Les canaux sécréteurs des Composées.* Ces organes, qui ont été spécialement étudiés par M. Trécul, existent dans les divers organes des plantes de cette famille à l'exception de la plupart des Chicoracées où ils semblent remplacés par des laticifères. Parmi les produits les plus importants de ces réservoirs des Composées nous citerons

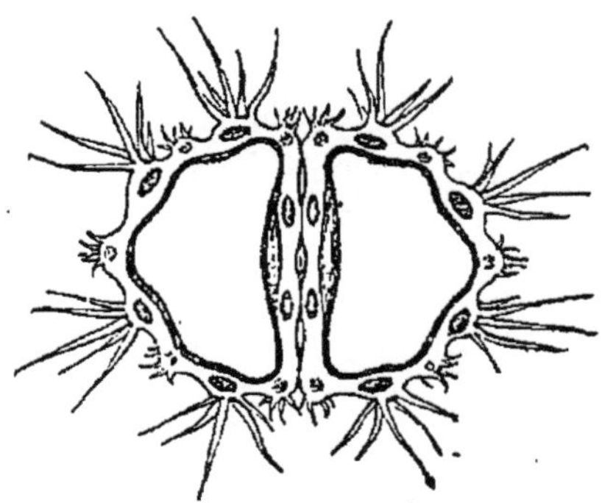

Fig. 111. — *Cumin.* Coupe transversale du fruit.

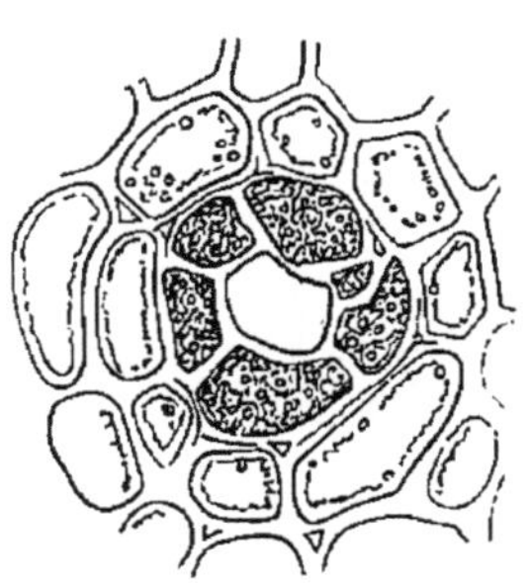

Fig. 112. — Canal sécréteur du *Pin sylvestre.*

les huiles essentielles de *Camomille,* de *Millefeuille,* d'*Absinthe* et d'*Armoise.*

3° *Les canaux sécréteurs des Conifères.* Dans le vaste groupe des Conifères, les canaux sécréteurs bordés de cellules sont autant de poches closes dans lesquelles s'accumulent la térébenthine et la résine. Les autres substances formées par ces canaux sont la sandaraque, la colophane, les essences de genièvre et de sabine (fig. 112).

4° *Les canaux sécréteurs des Térébinthacées.* Ces canaux sécrètent les gommes-résines connues dès la plus haute antiquité : l'*encens* ou *oliban,* le *mastic,* le *bdellium* et la *myrrhe.*

Laticifères ou vaisseaux propres. — Ces vais-

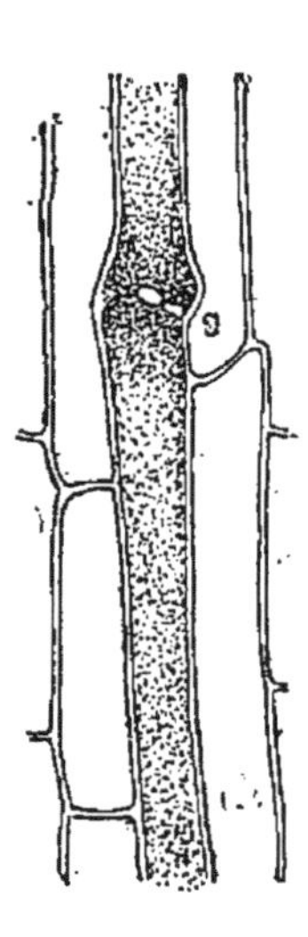

FIG. 113. — Laticifère de la
Grande Chélidoine.

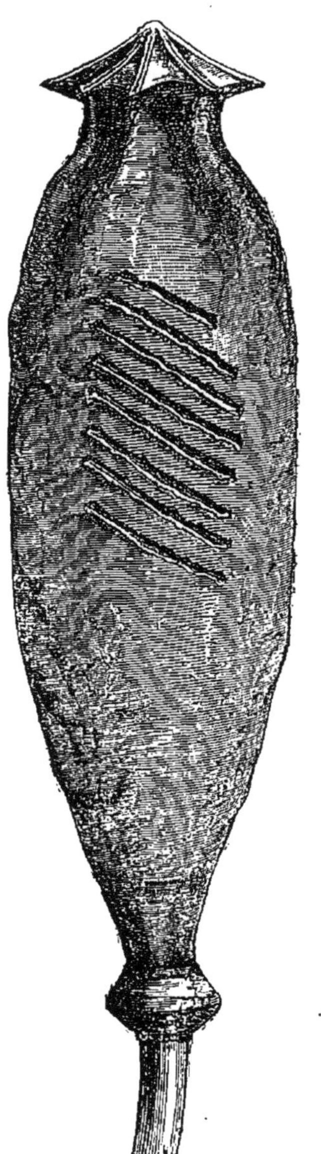

FIG. 114. — Capsule de *Pavot.*

seaux qui ne présentent ordinairement ni stries, ni

11.

ponctuations, proviennent de la fusion des cellules souvent anastomosées entre elles. Les tubes ainsi produits contiennent des substances dissoutes ou divisées en fines granulations, sous forme d'émulsion. Tel est le *latex*, qui renferme de la fécule, des substances solubles, des alcaloïdes, des matières colorantes, etc. Ainsi en brisant des tiges ou des feuilles de diverses plantes, on trouve ce latex blanchâtre et lactescent dans le *Pavot*, l'*Euphorbe*, la *Lobélie*, la *Laitue*; jaune dans la *Grande Chélidoine* (fig. 113); d'un rouge vif dans la *Sanguinaire*; verdâtre dans la *Pervenche*. Certains de nos médicaments les plus actifs sont empruntés au latex de diverses familles et ces sucs méritent de compter au premier rang des substances actives. Parmi les plus importants, nous citerons :

Les laticifères des Pavots, qui fournissent l'*opium*. La figure 114 montre une capsule de pavot blanc avec huit incisions. Avant la maturité du fruit, on pratique sur l'ovaire des incisions par lesquelles sortent des gouttes d'un latex blanc, qui, convenablement épaissi, constitue l'*opium*.

Les laticifères des Euphorbiacées dont le principe âcre et toxique est surtout développé chez certaines *Euphorbes*, le *Mancenillier*, l'*Arbre aveuglant*, etc.

Les laticifères des Figuiers à caoutchouc dont le suc épaissi n'est autre que le caoutchouc.

Les laticifères des Sapotées (*Isonandra Gutta*) qui fournissent la *gutta-percha*.

Les laticifères des Clusiacées qui donnent la *gomme-gutte*.

Les laticifères des Composées-Chicoracées (Laitue, Scorzonère, Scolymus, fig. 116, 117).

Les laticifères des Aroïdées, etc.

Produits cellulaires. — Nous dirons maintenant quelques mots des principaux produits qui se forment dans les cellules végétales. Laissant de côté la chlorophylle et les matières colorantes dont nous avons parlé, nous citerons les *cristalloïdes*, l'*aleurone*, l'*amidon*, les *cristaux*, le *tannin*, les *sucres*, les *matières grasses*, les *matières cireuses*, etc.

Cristalloïdes. — Certains organes renferment au milieu de leur protoplasma des corps d'apparence cristalline et de nature albuminoïde nommés *cristalloïdes*. On les ren-

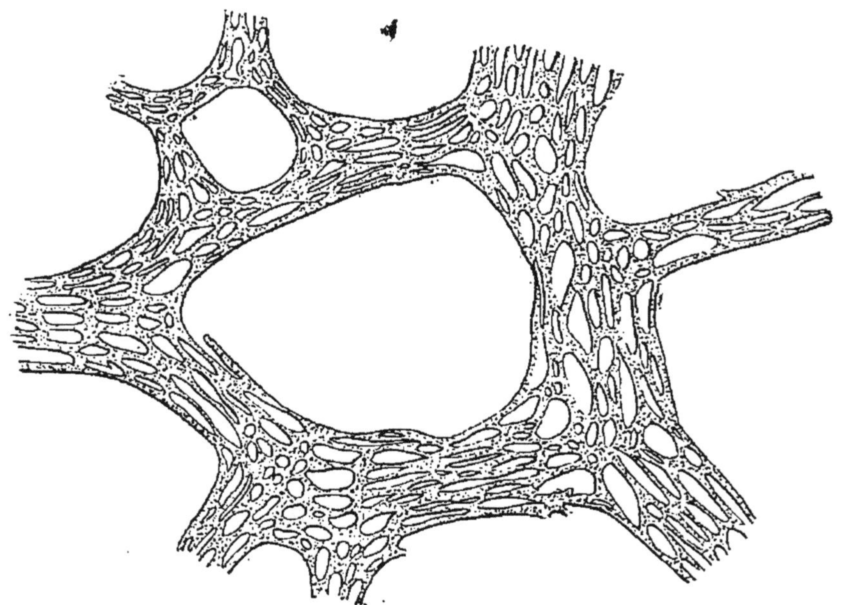

Fig. 115. — Laticifère de la capsule du *Pavot blanc*.

contre dans la Pomme de terre, beaucoup de graines oléagineuses, l'albumen du Ricin, la *Clandestine*, plusieurs espèces marines de la famille des Floridées, les pétales de la *Pensée*, des *Orchis*, les fruits de plusieurs Solanées, etc. (fig. 118).

Aleurone. — L'aleurone (de ἄλευρον, farine) est une des matières les plus importantes qui existent dans les tissus des plantes. On la trouve chez beaucoup de graines (*Noix,*

Noisette, Noix du Brésil, Légumineuses, Ricin, etc.).
Elle accompagne presque toujours l'amidon et comme lui
elle constitue une nourriture mise en réserve par la nature
pour servir à la germination des graines et au développement des nouvelles pousses. Les grains sont plus gros que
ceux de l'amidon. L'aleurone est une substance de nature

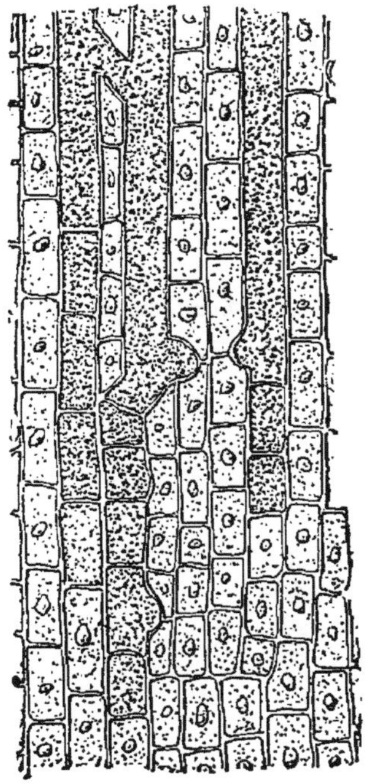

FIG. 116. — Laticifères de la feuille
du *Scolymus*.

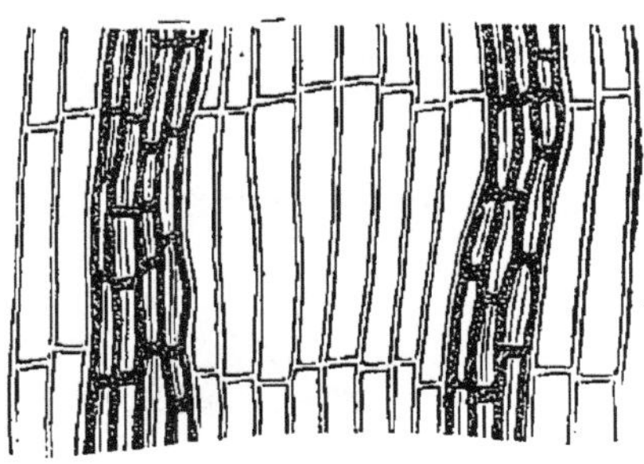

FIG. 117. — Laticifères articulés
de la racine de *Pissenlit*.

albuminoïde; une solution d'iode la colore en jaune brun
(fig. 119).

Amidon ou fécule amylacée. — L'amidon est un des
corps les plus répandus dans le règne végétal ; il s'accumule dans certains organes qui deviennent de véritables
réserves de matières nutritives. Il se présente sous la forme de corps solides marqués de lignes concentriques dis-

posées autour d'un point appelé *hile* (fig. 120). L'amidon

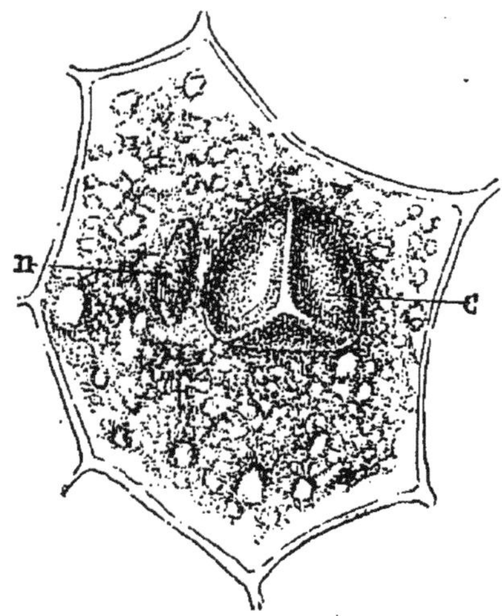

FIG. 118. — Cellule de la graine de la *Noix du Brésil* (Bertholletia).
n, noyau de la cellule; *c*, cristalloïde.

est un corps ternaire dont la formule $C^{12}H^{10}O^{10}$ est la même

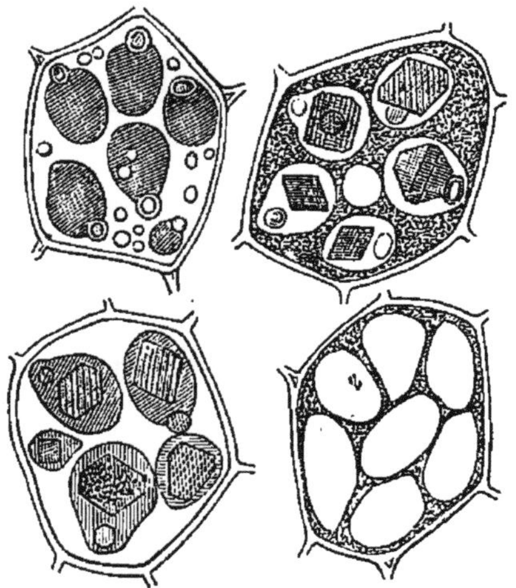

FIG 119. — Cellules de l'albumen de la graine du *Ricin*
contenant des grains d'aleurone.

que celle de la cellulose. Le réactif le plus employé est

l'iode qui le colore en bleu violet. Vus dans la lumière po-

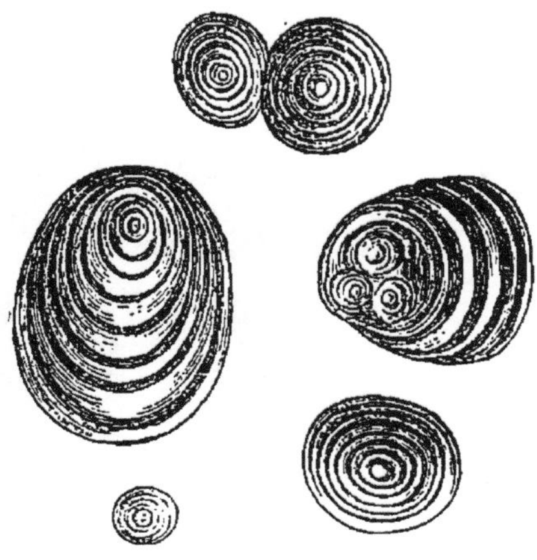

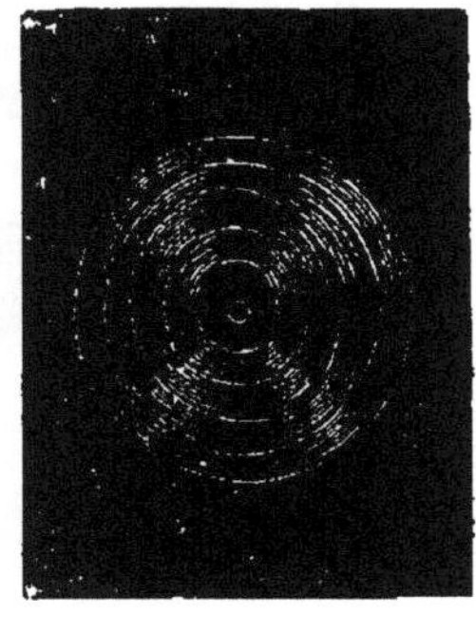

Fig. 120. — Grains d'amidon de la *Pomme de terre*.

Fig. 121. — Grain d'amidon de *Froment* vu dans la lumière polarisée.

larisée, les grains offrent une croix caractéristique formée

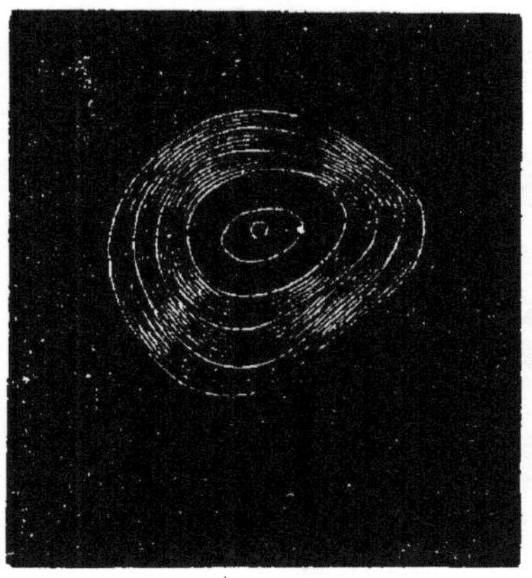

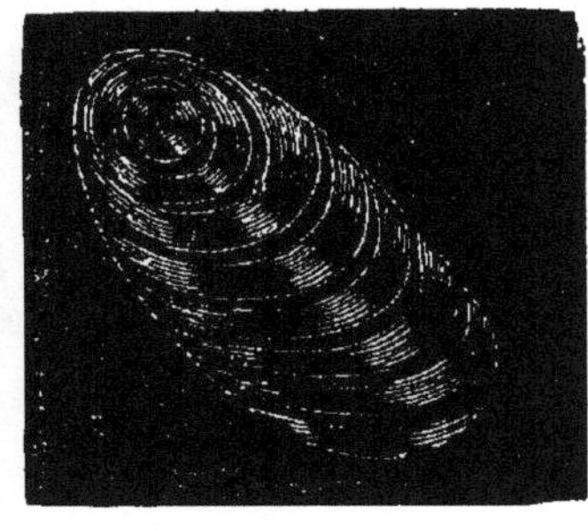

Fig. 122. — Grain d'amidon de *Pois*, vu dans la lumière polarisée.

Fig 123. — Grain d'amidon de *Pomme de terre*, vu dans la lumière polarisée.

de quatres bandes noires qui partent du hile et traversent le grain dans le sens du rayon (fig. 121, 122, 123). Au moyen de la configuration générale des grains d'amidon, on peut établir deux grandes divisions :

1º *Les grains présentent des stries ou zones d'hydrata-*

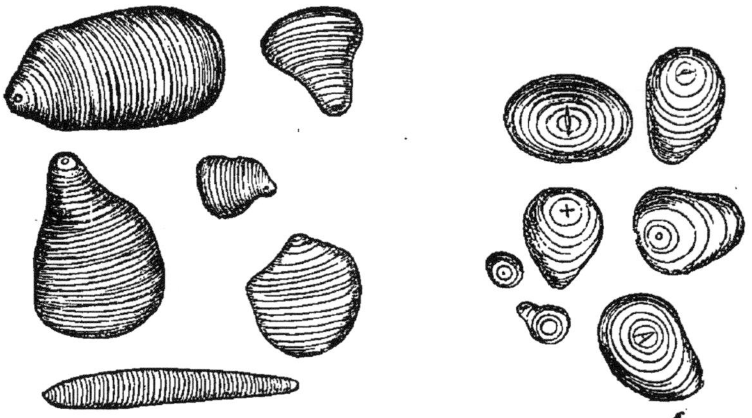

Fig. 124. — Grains d'amidon du *Curcuma*.   Fig. 125. — Grains d'amidon du *Maranta*.

tion bien visibles, grains d'amidon du *Blé,* du *Cur-*

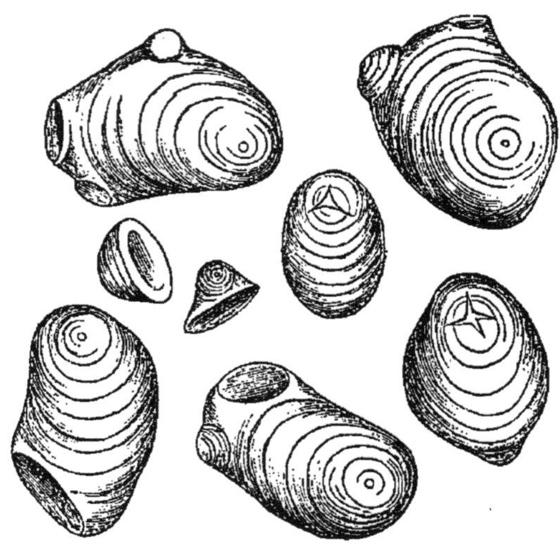

Fig. 128. — Grains d'amidon du *Sagoutier*.

cuma, du *Maranta arundinacea,* du *Sagoutier,* du *Haricot* (fig. 124, 125, 126, 127, 128).

2° Les grains ne présentent pas de stries ou zones

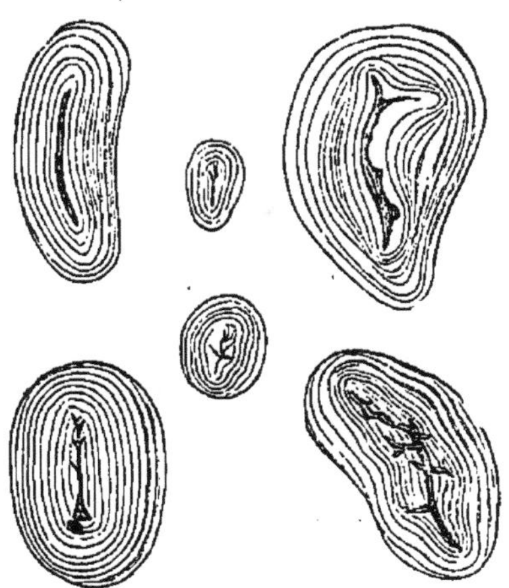

Fig. 127. — Grains d'amidon du *Haricot.*

d'hydratation visibles, grains d'amidon du *Maïs*, de l'*Avoine*, etc. (fig. 129).

Inuline. — C'est un corps voisin de l'amidon par sa

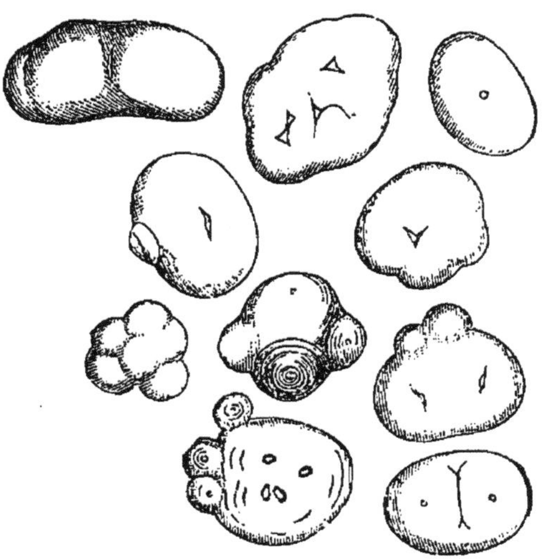

Fig. 128. — Grains d'amidon de l'*Arrow-root.*

composition chimique ($C^{12}H^{10}O^{10}$) mais dont il se distingue par certains caractères importants. On démontre la présence de *l'inuline* dans les végétaux par la formation de *sphéro-cristaux* d'un aspect particulier. L'iode la colore généralement en jaune. L'inuline existe dans les parties souterraines de l'*Aunée*, grande et belle plante de la famille des Composées employée en médecine; du Topinambour, du *Dahlia* et du *Grand Soleil* (fig. 130).

Cristaux. — L'oxalate et le carbonate de chaux existent assez souvent dans la cavité des cellules ou dans l'épaisseur des membranes cellulosiques.

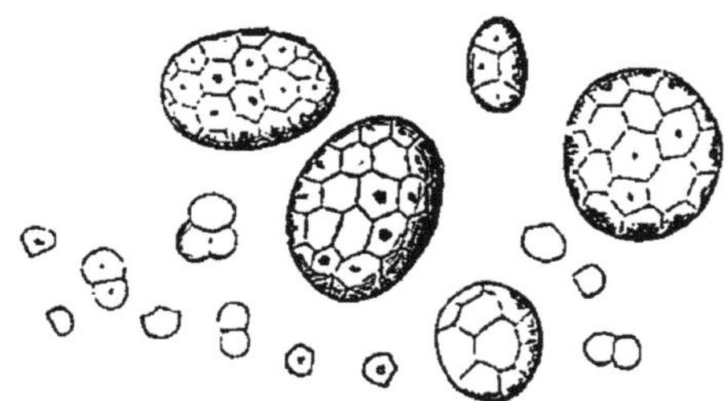

FIG. 129. — Grains a amidon de l'*Avoine.*

Oxalate de chaux. — Dans les parois des cellules, l'oxalate de chaux revêt des formes cristallines très-variées (fig. 131). Ces cristaux sont isolés ou en groupes cohérents dans les cellules, mais ceux qui ont la forme d'aiguilles très-fines sont les plus répandus; on leur a donné le nom de *raphides*. Les raphides sont donc des cristaux d'oxalate de chaux qui se présentent souvent en aiguilles étroites et allongées, terminées en pointes aux deux extrémités et réunies en faisceaux (fig. 132). On les rencontre dans les Monocotylédones, notamment chez les *Aroïdées*, les *Liliacées*, etc. Des cristaux d'oxalate de chaux existent aussi chez les *Ficoïdes*, les *Joubarbes*, beaucoup de *Gymnospermes*, les *Lichens* et les *Champignons*. Les formes cristallines que présente ce sel dans les cellules végétales

sont extrêmement variées ; la principale cause de cette variété, c'est que le sel cristallise dans deux systèmes diffé-

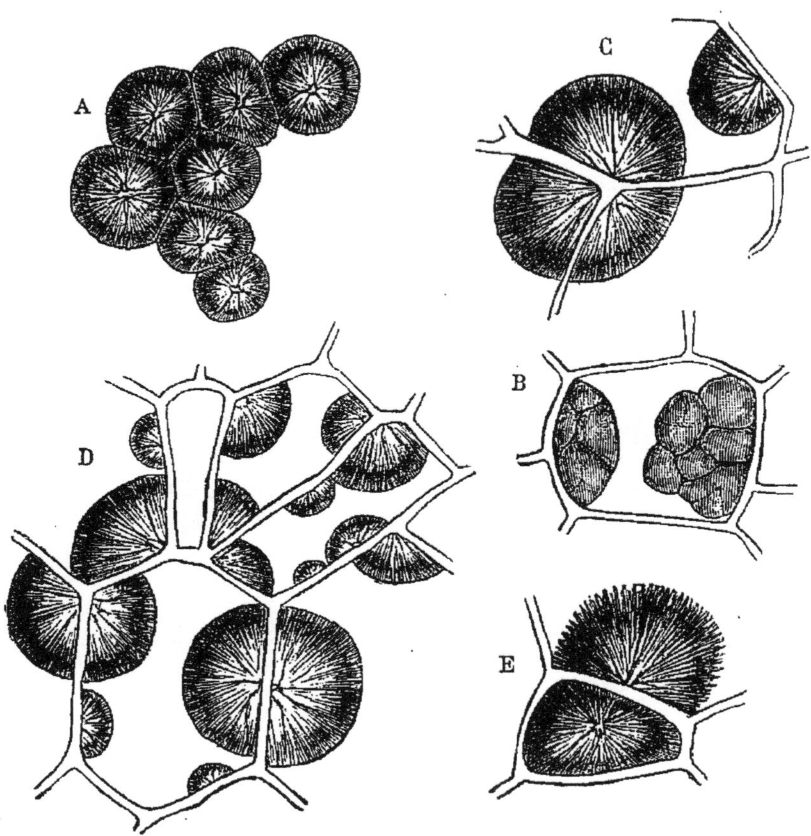

FIG. 130. — Inuline du rhizome de l'*Aunée.*

A, cristaux déposés en dehors des cellules d'une préparation provenant d'un
fragment de rhizome qui avait séjourné pendant plusieurs jours dans l'alcool
concentré ; B, masse d'inuline à aspect amorphe, après séjour dans l'alcool ;
C, sphéro-cristal d'inuline volumineux, formé de trois portions séparées par les
parois cellulaires, préparation dans la glycérine après séjour dans l'alcool ;
D, sphéro-cristaux de formes diverses ; E, sphéro-cristal de la même préparation, déchiqueté sur le bord, après séjour dans l'alcool, et traité ensuite par
l'acide acétique. (D'après de Lanessan.)

rents suivant qu'il est combiné à deux ou à six équivalents
d'eau.

Carbonate de chaux. — Le carbonate de chaux ne
se présente pas dans les plantes sous forme de cristaux
munis de faces bien développées, mais à l'état d'incrusta-
tions finement granuleuses. Ainsi, le carbonate de chaux se
dépose dans les membranes cellulaires d'un grand nombre

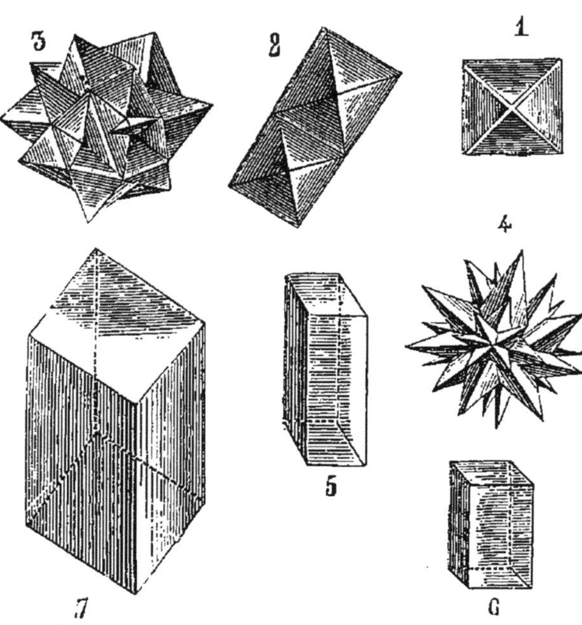

Fig. 131. — Formes principales de cristaux, d'oxalate de chaux. 1, quadratoc-
taèdre de la feuille du *Begonia heracleifolia*; 2, deux quadratoctaèdres associés;
3, mâcle de quadratoctaèdres ; 4, mâcle de l'*Urostigma elasticum ;* 5, hendyoèdre
de l'*Æsculus hippocastanum ;* 6, cristal quadratique de l'*Allium cepa ;* 7, hen-
dhyoèdre du *Cycas revoluta* (d'après Dippel).

d'Algues marines (*Coralline, Acetabularia, Lithotham-
nion*) en leur donnant une consistance pierreuse. Des concrétions de carbonate de chaux pédicellées et en forme de
massue se trouvent dans les cellules épidermiques des *Acanthacées*, des *Urticées* (fig. 133). Ces formations sont connues
sous le nom de *Cystolithes* (de κύστις, vessie, et λίθος, pierre)

qui sont tantôt ovoïdes (*Figuier*), tantôt globuleuses (*Pariétaire*).

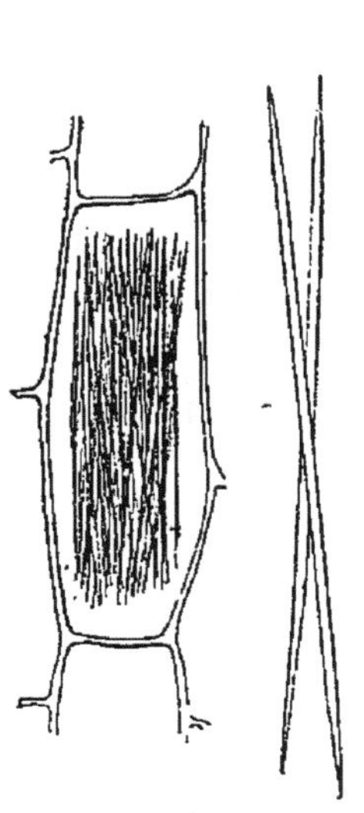

FIG. 132. — Cellule à raphides de l'*Aloès* et raphides isolés.

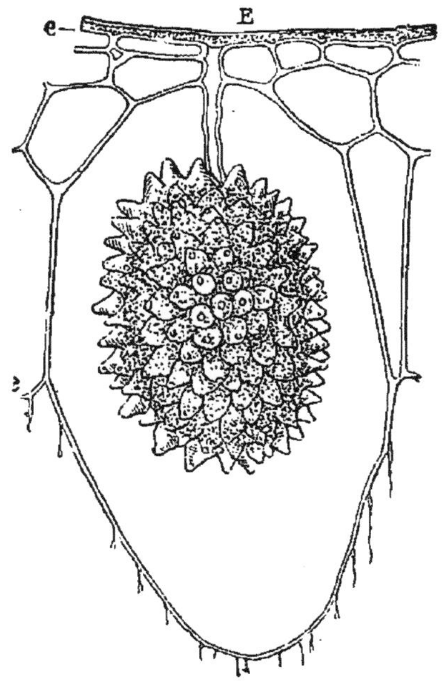

FIG. 133. — Cellule épidermique de la feuille du *Ficus elastica* contenant un cystolithe suspendu à la paroi externe par un pédicelle cellulosique.

Le tableau suivant comprend les principaux composés organiques d'origine végétale :

TABLEAU DES COMPOSÉS ORGANIQUES D'ORIGINE VÉGÉTALE.

1° Carbures d'hydrogène formés par la végétation..........	Essence des *Conifères* (Pin, Sapin, Mélèze, Genièvre) ; des *Hespéridées* (Citron, Cédrat, Bergamotte, Orange) ; des *Labiées* (Lavande, Thym, Basilic) ; des *Poivriers* ; des *Ombellifères* (Coriandre, Persil) ; des *Composées* (Camomille) ; des *Valérianées* (Valériane), etc...
2° Corps gras.....	Huiles, graisses et suifs d'origine végétale.
3° Alcools hexatomiques.....	*Mannite* (dans la manne des Frênes). *Dulcite* (dans le Fusain et plusieurs Mélampyres. *Sorbite* (dans le fruit du Sorbier des oiseleurs), etc...

4° Glucoses. .... {
Glucose ordinaire ou *sucre de raisin.*
Salicine ou *glucoside saligénique* (dans diverses espèces de Saules, de Trembles, de Peupliers et dans les bourgeons floraux de l'Ulmaire ou Reine-des-prés).
Esculine ou *glucoside esculétique* (dans l'écorce du Marronnier d'Inde).
Conifèrine ou *Abiétine* (dans le cambium du Mélèze et de plusieurs Conifères).
Digitaline (dans la Digitale pourprée).
Solanine (dans le fruit des Morelles, de la Douce-Amère, de la Pomme de terre).
Lévulose (dans le fruit du raisin, des cerises, des groseilles, des fraises, et dans la plupart des fruits sucrés et acides.

5° Saccharoses .... {
Saccharose ou *sucre de canne.*
Mélitose (principe sucré de la manne des Eucalyptus).
Mélézitose (dans la manne de Briançon produite par le Mélèze).

6° Polysaccharides .... {
Dextrine (dans la manne du Frêne).
Arabine (dans les Acacias).
Amidon (dans un grand nombre d'organes).
Inuline (dans les racines des Synanthérées (Bardane, Dahlia, Topinambour, etc.).
Lichénine (dans les Lichens).
Celluloses.
Principes ligneux et *principes ulmiques* (Tourbe, Lignite, Houille, Anthracite).

7° Phénols.... .... {
Thymol (dans l'essence de Thym).
Orcine (dans les Lichens tinctoriaux.

8° Carbonyles................ | *Camphre* (produit du *Laurus Camphora*).

9° Aldéhydes........... ..... {
Aldéhyde benzylique (dans l'essence d'amandes amères, dans les feuilles du *Prunus Padus* et de l'*Amygdalus Persica*).
Aldéhyde cuminique (dans l'essence de la graine de Cumin).
Aldéhyde cinnamique (dans l'essence de Cannelle et de *Cassia*).
Aldéhyde salicylique (dans l'essence de Reine-des-Prés dont il constitue la plus grande partie).
Aldéhyde vanillique (dans les fruits desséchés de la Vanille et dans les feuilles de plusieurs Orchidées).

10° Quinons................. | *Alizarine* (principe colorant de la Garance).

CRIÉ. — Cl. philosophie.   8

11° Acides gras.............
Acide caproïque (dans les fleurs de l'Orcnis bouc et les fruits du *Gingko biloba* (Conifères).
Acide valérianique (dans la racine d'Angélique et dans le *Viburnum Tinus*).
Acide acétique (existe en petite quantité dans beaucoup de végétaux soit à l'état de liberté, soit à l'état de sels).
Acide formique (dans les fruits des Sapins et dans la sève de la Joubarbe).

12° Acides monobasiques.....
Acide benzoïque (fleurs de Benjoin) existe tout formé dans le Benjoin, le Baume de Tolu et du Pérou.
Acide angélique dans les racines d'Angélique, etc.

13° Acides polybasiques......
Acide fumarique (dans la Fumeterre, le Lichen d'Islande, les Champignons).
Acide oxalique (dans la racine de Rhubarbe, dans l'écorce de Frêne et de Chêne).

14° Acides-alcools...........
Acide malique, acides tartriques.
Acide citrique (dans les fruits acides, oranges, citrons, groseilles, airelles, tamarin).

15° Acides-phénols..........
Acide quinique (dans l'écorce de Quinquina, le Café, la Myrtille).
Tannin (acide gallo-tannique) dans l'écorce du Chêne, du Sumac.
Acide gallique (dans les Légumineuses, les Composées, les Ericinées).
Coumarine (dans la Fève de Tonka, l'Aspérule odorante, la Flouve, le Mélilot, l'*Angraecum fragrans*).
Acide salicylique ou *saligénine* (dans les fleurs de la Reine-des-prés).

16° Alcalis naturels.........
Alcalis de l'Opium (Morphine, Codéine, Narcotine, etc.).
Alcalis des Quinquinas (Quinine, Cinchonine, etc.).
Alcalis des Strychnées (Strychnine, Brucine).
Alcalis des Solanées (Nicotine, Atropine, etc.).
Alcalis de la Ciguë (Conine).
Alcalis de l'Aconit, des Colchiques, etc., etc.

17° Amides................
Asparagine (existe chez toutes les plantes, dans tous leurs organes, et aux diverses époques de leur développement).
Leucine (dans les embryons et les jeunes plantes de diverses Légumineuses).
Glutamine (dans la plantule de la Courge et dans les racines de Betterave.
Indigo, etc.

18° Principes albuminoïdes..
{
Albumine végétale.
Fibrine végétale ou *Gluten-caséine*
Légumine (dans les semences des Légumineuses).
Gluten.
Peptones ou *Albuminoses* (dans les poils glanduleux des Drosera, des Pinguicula, dans le latex du Figuier et du Papayer).
Caséine, dans la Noix du Brésil (Bertholletia).
}

MODES D'ACCROISSEMENT DES RACINES, DES TIGES ET DES FEUILLES

Accroissement des racines. — Chez les Monocotylédones et les Dicotylédones, la racine diffère par son mode d'accroissement. Dans les Dicotylédones elle produit des formations secondaires représentées par de nouveau bois et de nouveau liber; dans les Monocotylédones, au contraire, où la zone d'accroissement est fermée, le cylindre central possédant toujours sa structure primaire ne produit pas de formations secondaires; c'est pourquoi la racine des Monocotylédones ne s'épaissit jamais.

Accroissement des tiges. — *Monocotylédones.* — Chez ces plantes qui se distinguent des Dicotylédones par l'absence d'une vraie couche génératrice ou *cambium*, la course des faisceaux fibro-vasculaires dans la tige est aussi caractéristique. Les faisceaux partant de la base des feuilles pénètrent en grand nombre dans la tige; ils s'y enfoncent obliquement et profondément pour s'incurver de nouveau en dehors, à mesure qu'ils descendent, et se rapprocher de plus en plus de la surface. De la marche de ces faisceaux il résulte que le tissu fondamental ne se partage pas en moelle et en écorce. Les faisceaux fibro-vasculaires sont épars dans le parenchyme fondamental.

Dicotylédones. — Les faisceaux sont communs à la tige et aux feuilles. Les portions supérieures de ces faisceaux pénètrent dans les feuilles, tandis que leurs portions infé-rieures descendent dans la tige et parcourent plusieurs entre-nœuds avant de venir se réunir aux parties supérieures des faisceaux qui descendent des feuilles plus âgées. Dans chaque faisceau il se forme entre le liber et le bois une bande génératrice ou *cambium*. Cette bande définitivement constituée produit extérieurement des couches de liber, intérieurement des couches de bois.

Feuilles. — M. Trécul qui s'est beaucoup occupé du dé-veloppement des feuilles a démontré que les feuilles s'ac-croissent tantôt de bas en haut, tantôt de haut en bas. La formation du pétiole est postérieure à la première appari-tion du limbe; en d'autres termes, le limbe se développe d'abord et plus tard le pétiole.

Développement des fleurs. — Tantôt la plante fleurit dès la première année, quelques semaines ou quelques mois après sa germination (Pavot, etc.). Tantôt la plante ne fleurit que la seconde année (*Carotte, Betterave*). Ailleurs, elle croît pendant plusieurs années avant de fleurir. Le Pin et le Mélèze mettent quinze ans au moins à fleurir, l'Epicea quarante ans, le Sapin et le Hêtre cinquante ans.

MOUVEMENT ET SENSIBILITÉ DANS LES VÉGÉTAUX

MOUVEMENTS DES FEUILLES, DES FLEURS, DES ÉTAMINES ET DES PISTILS. — SOMMEIL DES FEUILLES ET DES FLEURS. — LA FACULTÉ DU MOUVEMENT CHEZ LES VÉGÉTAUX INFÉRIEURS. — INFLUENCE DE L'ÉLECTRICITÉ SUR LES ORGANES SENSIBLES. — ANESTHÉSIE DES VÉGÉTAUX.

Les anciens ont eu quelque connaissance du mouvement des plantes. Pline rapporte qu'il y avait près de Memphis un arbre dont les feuilles étaient disposées comme les plumes des oiseaux et qui, si on les touchait, s'abaissaient et se relevaient ensuite : « *Folia tactu cadunt et renascuntur.* » Les feuilles sont le siège de mouvements divers. Tout le monde sait que les feuilles de certaines plantes (*Acacia, Trèfle*) diffèrent de position dans le milieu de la journée comparativement au grand matin ou aux approches de la nuit. C'est à cette position nocturne des feuilles que Linné a donné le nom de *Sommeil des feuilles.*

Mouvements de veille et de sommeil des feuilles. — Les phénomènes de veille et de sommeil des feuilles sont surtout remarquables chez les *Légumineuses*, les *Oxalidées*, le *Porliera*, les *Malvacées*, les *Balsamines*, le *Maranta*, le *Marsilia*, etc. La position diurne est caractérisée

8.

par l'épanouissement complet des surfaces foliaires. Dans la position nocturne, les parties de la feuille se replient et se recouvrent de diverses manières, se tournant tantôt vers le haut, tantôt vers le bas et tantôt latéralement. Pour rendre plus frappants ces divers mouvements, nous avons représenté plusieurs feuilles de végétaux vues pendant le jour et pendant la nuit. Ainsi, les folioles du *Trèfle* (fig. 134), de la *Luzerne*, des *Lathyrus*, du *Baguenaudier*, du *Marsilia* (fig. 135) sommeillent en se tournant vers le haut, c'est-à-dire en appliquant leurs surfaces l'une contre l'autre. Ce cas est le plus commun. Ainsi, les

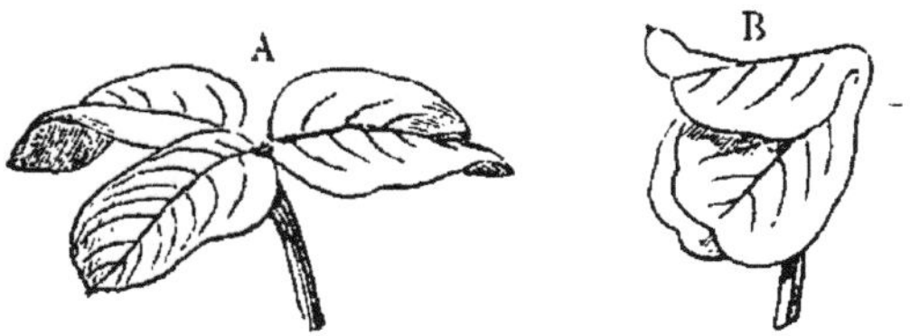

FIG. 134. — Feuille de *Trèfle* (Trifolium repens).

A, le jour; B, la nuit.

feuilles simples du *Tabac*, de la *Stellaire* ou *Mouron des oiseaux*, de l'*Onagre*; et celles des *Maranta*, de la *Colocase* et du *Strephium* (fig. 136) parmi les Monocotylédones, sommeillent en relevant leurs feuilles qu'elles appliquent contre la tige. Ainsi, les folioles de l'*Acacia* (*Robinia pseudoacacia*) (fig. 137), des *Casses*, de la *Glycine*, du *Haricot*, du *Lupin* (fig. 138), de l'*Oxalis* (fig. 139) sommeillent en s'abaissant vers le bas de manière à se toucher par leurs faces inférieures. La figure 139 représente un pied de Surelle (*Oxalis acetosella*) vulgairement appelée *Alleluia*, *Pain-de-coucou*, qui croît assez fréquemment au printemps dans les bois humides des terrains siliceux. La feuille du milieu montre trois folioles ouvertes et les deux autres feuilles latérales ont leurs folioles abaissées, c'est-à-dire sommeillantes.

Siège du mouvement des feuilles. — Au total, la position diurne des feuilles est caractérisée par l'ouverture complète des surfaces de la feuille et la position nocturne

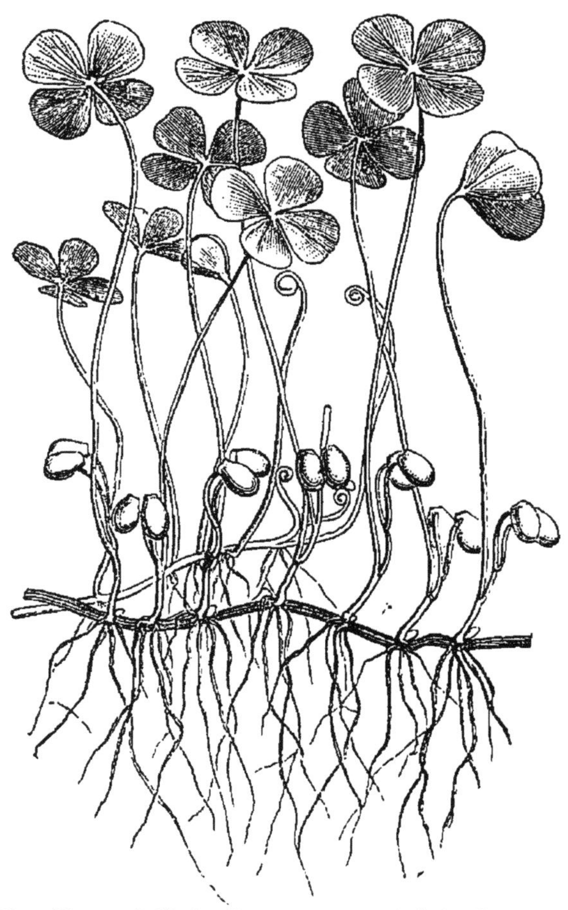

Fig. 135. — *Marsilia quadrifolia*. Plante des marais à feuilles sommeillantes. Les feuilles sont ouvertes à l'exception de celle de droite qui sommeille. (D'après L. Marchand.)

par le rapprochement des surfaces de la feuille qui se recouvrent tantôt en se relevant, tantôt en s'abaissant. A la base des pétioles se trouve un renflement qui est le siège du mouvement; on l'appelle *renflement moteur*. Ces mouve-

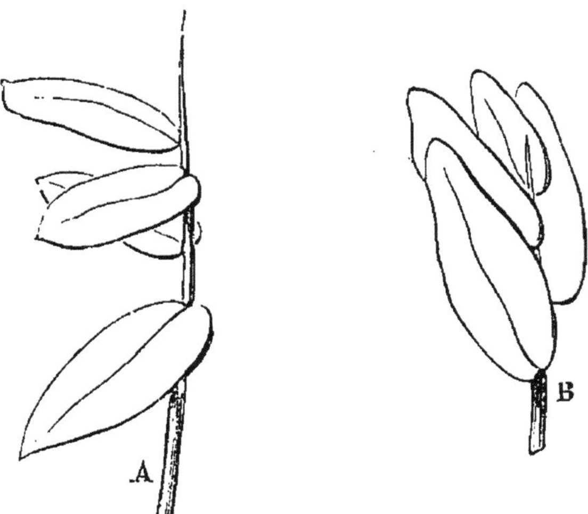

FIG. 136. — *Strephium floribundum* de la Guyane. Graminée à feuilles
sommeillantes. — A, .e jour ; B, la nuit.

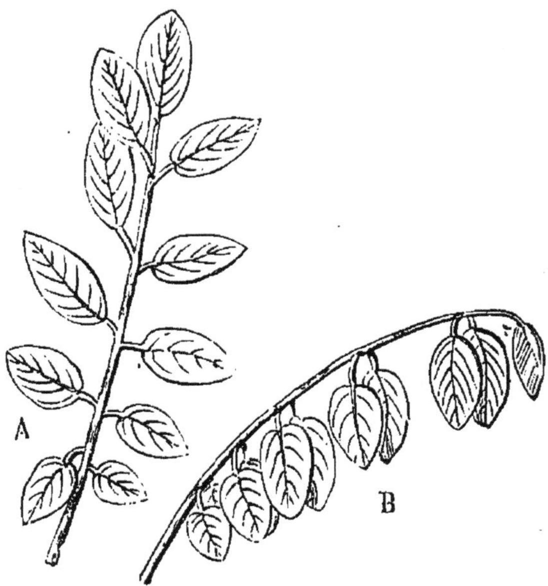

FIG. 137. — Robinier (*Robinia pseudocacia*).

A, feuille composée avec ses folioles, le jour ; B, feuille composée
avec ses folioles, le soir et la nuit.

ments sont particulièrement instructifs chez le *Sainfoin oscillant* ou *gyratoire* et la *Sensitive*.

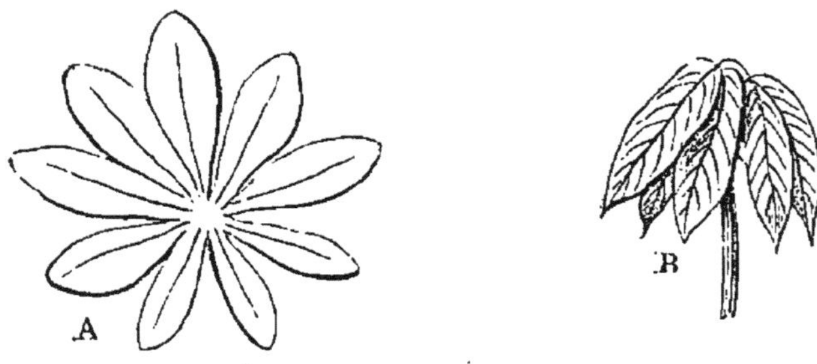

Fig. 138. — *Lupin* (Lupinus pilosus).

A, feuille vue d'en haut, le jour; B, feuille vue de côté, la nuit.

Mouvements du Sainfoin oscillant ou gyratoire (He-

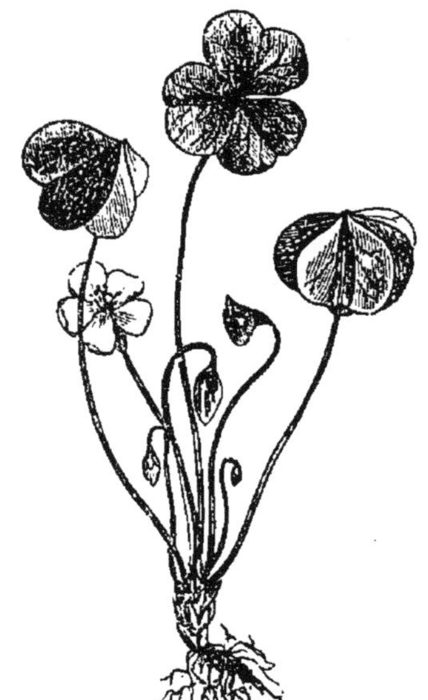

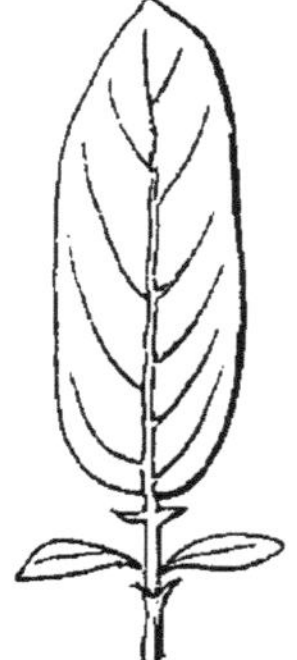

Fig. 139. — Oxalis acetosella ou *Surelle*.   Fig. 140.— Feuille composée
trifoliolée du *Sainfoin oscillant*.

dysarum gyrans L.). — C'est une Légumineuse du Bengale qui présente à la fois deux mouvements spontanés différents.

Linné la caractérisait ainsi : « *Miraculosa planta motu suo quasi arbitrario.* » Les feuilles sont composées, trifoliolées (fig. 140), et les trois folioles qui les forment sont entièrement dissemblables; la terminale, impaire, est très large, tandis que les deux latérales sont fort étroites. La grande foliole est sensible à l'influence de la lumière; elle s'élève et finit, dans le milieu d'un beau jour avec soleil, par se trouver en ligne droite avec le pétiole; elle s'abaisse au contraire dès que le ciel se couvre ou que la lumière diminue. Mais le phénomène le plus étonnant est celui qui réside dans les deux petites folioles latérales. Celles-ci s'insèrent sur le pétiole commun par de petits pétiolules grêles et longs de quelques millimètres. C'est par la courbure de ces pétiolules que les folioles sont promenées circulairement en décrivant à peu près une surface conique. La température doit être environ de 22 degrés, et il leur faut deux à cinq minutes pour faire un tour. Dès qu'une foliole est parvenue au point le plus bas, l'autre commence à s'abaisser à son tour, et ainsi de suite. La marche ascendante est beaucoup plus lente que la marche descendante, et elle s'opère souvent par secousses ou saccades tellement multipliées qu'on a pu en compter jusqu'à soixante par minute.

Mouvements de la Sensitive (Mimosa pudica L.). — Cette plante qui a attiré tant de fois l'attention des physiologistes est une Légumineuse annuelle qui croît spontanément au Brésil où elle couvre de vastes surfaces de terrain. Sous l'influence d'une forte chaleur, ses feuilles montrent une extrême irritabilité que le galop d'un cheval sur une route, quelquefois les pas d'un homme marchant à côté, suffisent pour mettre en jeu. Les mouvements des folioles et des pétioles s'opèrent dans un renflement situé à la base des unes et des autres. Ce renflement, nous l'avons dit, est le *renflement moteur*.

Distinction des deux mouvements de la Sensitive. — Les remarquables expériences de M. Paul Bert sur la Sensitive nous ont appris que cette plante exécute deux sortes de

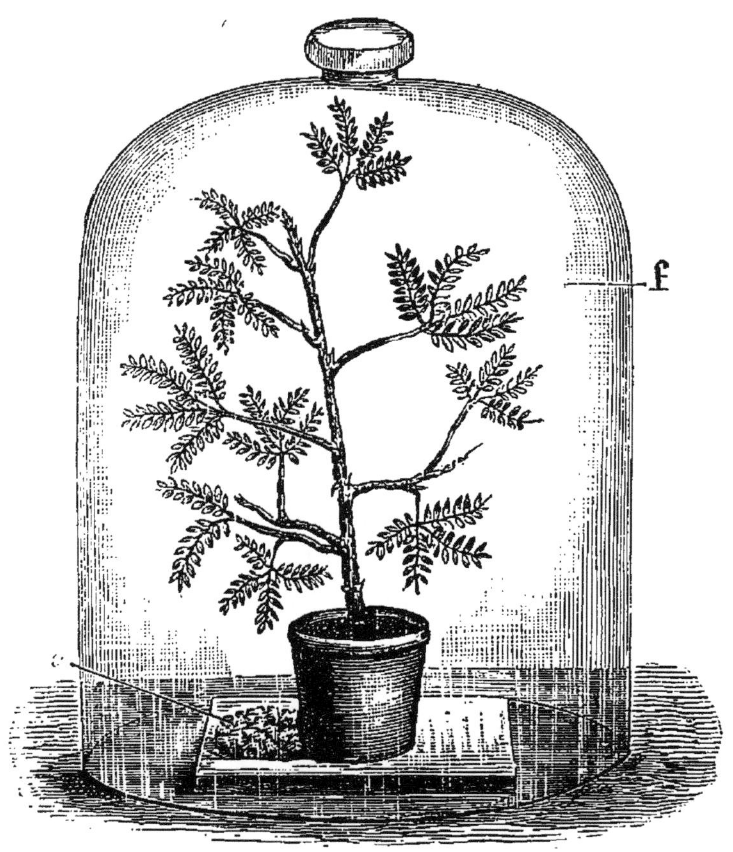

FIG. 141. — *Sensitive* (Mimosa pudica), placée dans une atmosphère éthérée.

e, éponge imbibée d'éther ; *f*, feuilles. Les feuilles de la plante sont étalées. Devenues insensibles, elles ne se ferment plus quand on vient à les toucher (expérience de Claude Bernard).

mouvements bien distincts : 1° ceux qui appartiennent à la catégorie générale des mouvements *spontanés périodiques ;* 2° ceux qu'une cause d'irritation détermine instantanément et qu'on appelle mouvements *provoqués.* M. Bert a prouvé qu'il existe une indépendance complète entre ces deux ordres de mouvements, à ce point que l'action des vapeurs de chloroforme, d'éther, et, en général, des anesthésiques, abolit les mouvements *provoqués* en rendant la plante insensible à toute excitation, sans altérer en rien la marche des mouvements spontanés (fig. 141).

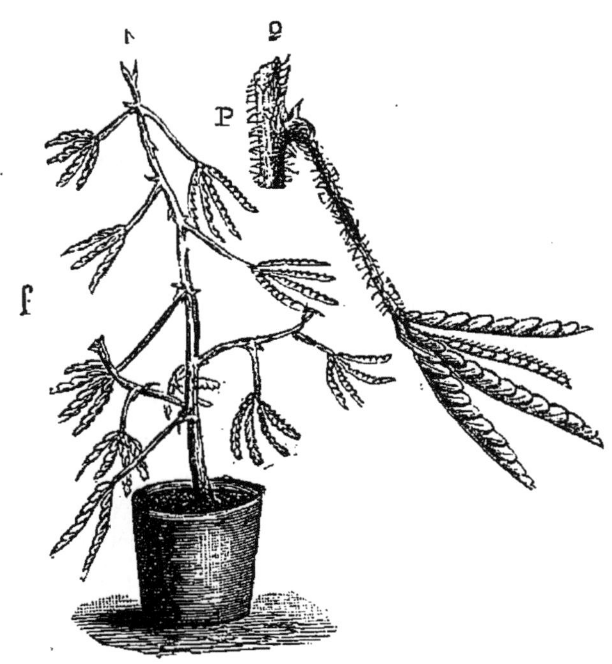

Fig. 142. — 1, *Sensitive* à l'état de contraction. Ses feuilles se sont rétractées et abaissées sous l'influence d'une excitation mécanique portée sur la plante. — 2, feuille de *Sensitive* isolée pour montrer le renflement qui est à la base du pétiole et dans lequel siège le tissu contractile végétal.

Mouvements spontanés périodiques. — Des observations vulgaires permettent de reconnaître qu'à l'approche de la nuit, les folioles de la Sensitive se redressent et s'appliquent contre les nervures secondaires; les nervures secondaires convergent les unes vers les autres à la façon d'un éventail qu'on ferme, et le pétiole commun se porte vers la partie inférieure. Au retour du jour, ces parties reprennent leur direction de la veille. On doit encore à M. Bert la constatation de ce fait important que les mouvements spontanés périodiques sont continus chez la Sensitive, au lieu de se borner, comme dans la généralité des plantes sommeillantes, aux deux positions du sommeil et de la veille.

Mouvements provoqués. — Des changements brusques

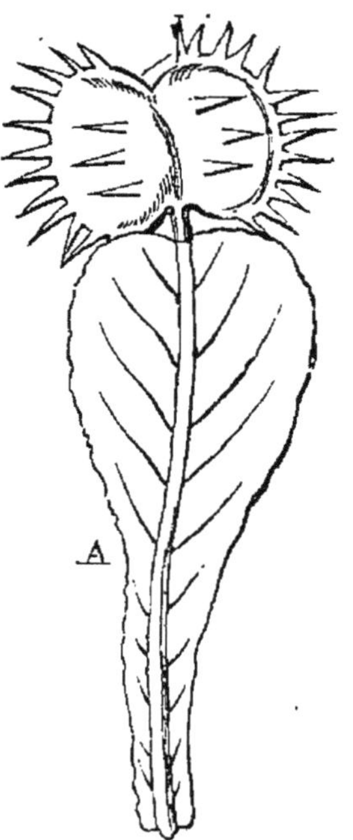

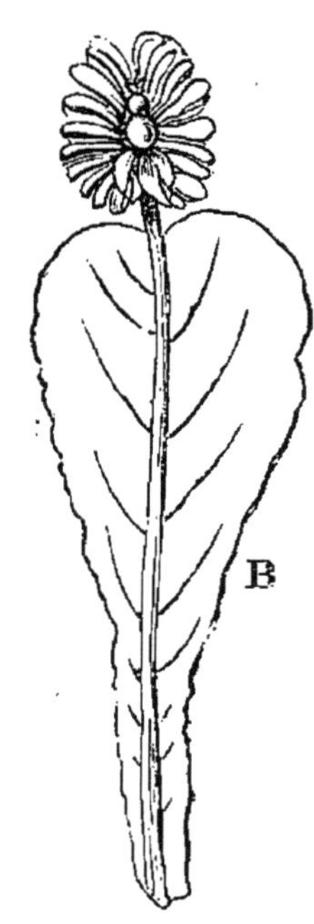

FIG. 143. — *Dionæa muscipula.* A, feuille ouverte à limbe bilobé, avec les six poils effilés ou points sensibles.

FIG. 144. — *Dionæa muscipula.* B, feuille après l'irritation, retenant une mouche.

de température, une coupure, un choc léger, un souffle produisent l'état dit de sommeil dans la Sensitive; la plante ainsi influencée rabat ses feuilles (fig. 142).

Mouvements de la Gobe-mouches (Dionæa muscipula L.) et des Drosera ou Rossolis. — La Dionée ou Gobe-mouches, plante herbacée de la famille des Droséracées qui croît spontanément dans les marécages de la Caroline du Nord, et les *Drosera* ou *Rossolis*, petites plantes de la même famille assez communes dans les marais de Meudon et de Montmorency et dans nos terrains tourbeux, possèdent des feuilles douées d'une remarquable irritabilité. La *Gobe-mouches* (fig. 143) présente des feuilles à limbe bilobé. La surface du limbe est hérissée de poils courts, purpurins, qui sécrètent un liquide particulier, et sur ses bords se dressent des segments rigides, étroits, disposés de façon à s'engrener quand le limbe rapproche ses deux lobes. Il existe en outre, sur la face supérieure du limbe, trois poils effilés qui sont les points sensibles (fig. 143). Dès qu'un insecte frôle l'un de ces points, il est emprisonné immédiatement comme dans un piège (fig. 144), et enveloppé par le liquide acide de la feuille qui le dissout et le digère. Linné, l'immortel Suédois, donna à cette plante le nom qu'elle porte (*Dionæa muscipula L. — Folia sensibilia insecta incarcerentia L.*); en ajoutant qu'elle constitue l'une des merveilles de la nature « *miraculum naturæ* ».

Nos *Drosera* ou *Rossolis* (fig. 145), petites plantes carnivores fort curieuses dont nous avons déjà parlé, ont des feuilles qui portent des poils nombreux, renflés à l'extrémité, sécrétant un liquide visqueux sous forme de gouttelettes qui brillent au soleil. D'où le nom de *Rossolis*, c'est-à-dire *Rosée-du-soleil*, que les anciens botanistes avaient donné à cette plante. Si un insecte vient à toucher la surface du limbe, les poils se rabattent sur lui, l'enveloppent du liquide visqueux, et le limbe en s'enroulant l'emprisonne complètement. C'est pourquoi, lorsque nous recueillons cette plante, nous observons toujours sur le limbe, au milieu des poils, des débris de petits insectes, des élytres et autres parties dures qui n'ont pas été digérées par le suc acide. Les figures 146 et 147 représentent une feuille de *Drosera rotundifolia* avec ses poils étalés, A; et après

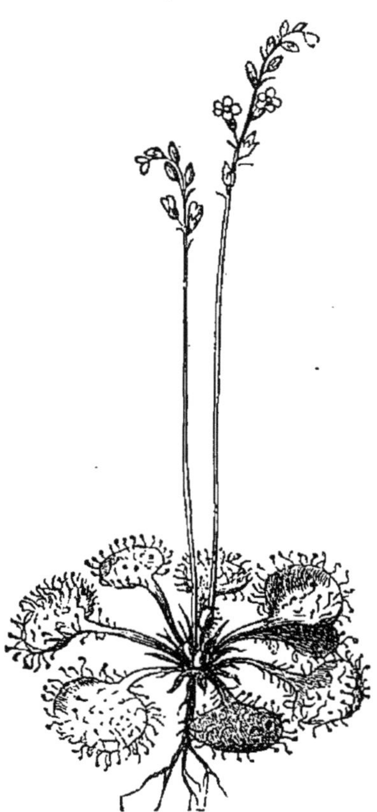

FIG. 145. — *Drosera rotundifolia.* Grandeur naturelle.

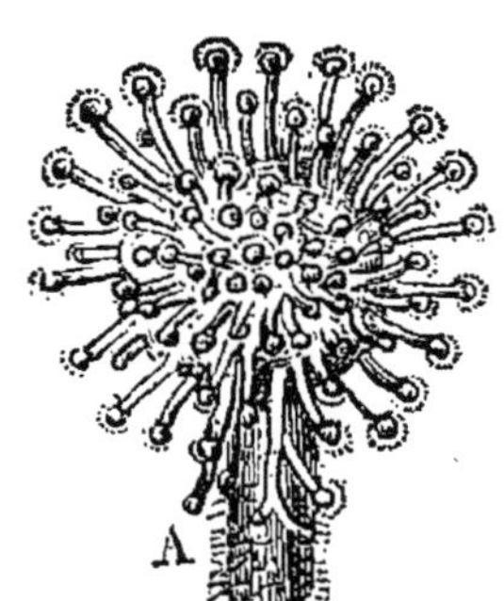

FIG. 146. — Feuille très-grossie de *Drosera rotundifolia.* A, avant l'excitation.

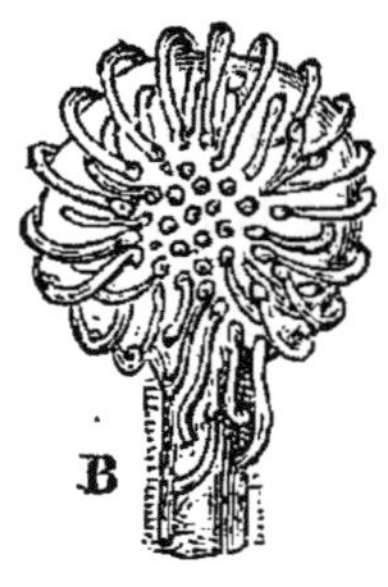

FIG. 147. — Feuille très-grossie de *Drosera rotundifolia.* B, après l'excitation.

l'excitation, c'est-à-dire les poils recourbés vers le centre du limbe B.

Mouvements des sépales et des pétales. — Sommeil des fleurs. — Comme les feuilles, les sépales et les pétales se montrent souvent doués de mouvements spontanés périodiques. Beaucoup de fleurs épanouissent leur calice ou leur corolle à une heure déterminée du jour, et la referment à une autre heure déterminée. Linné, frappé de cette singularité, a dressé un tableau auquel il a donné le nom d'Horloge de Flore[1]. Mais, comme ce tableau a été établi à Upsal, par 60 degrés de latitude boréale, il s'ensuit, comme l'a remarqué Adanson, qu'il doit y avoir quelque différence dans le moment de l'épanouissement des mêmes fleurs à Paris. Dans notre pays, les boutons du Liseron des haies (*Convolvulus sepium*) s'entr'ouvrent à trois heures du matin; ceux du Salsifis à quatre heures; ceux de la Belle-de-jour (*Convolvulus tricolor*) à six heures; ceux du Mouron rouge (*Anagallis arvensis*) à huit heures; ceux du Souci des champs (*Calendula arvensis*) à neuf heures; ceux de la *Glaciale* (*Mesembryanthemum glaciale*) à dix heures; ceux de la *Dame d'onze heures* (*Ornithogalum umbellatum*) à onze heures; ceux du *Pourpier* à midi; ceux de la *Belle-de-nuit* à cinq heures du soir; ceux du *Cierge à grandes fleurs* à huit heures du soir, etc... Nous conseillons aux élèves d'observer ce phénomène si curieux de veille et de sommeil. Beaucoup de fleurs sont sommeillantes, d'autres ne le sont point. Parmi les premières, celles du *Pissenlit* sont bien connues. Par une belle journée d'avril, ses corolles s'épanouissent vers neuf heures du matin; si le ciel est nuageux elles attendront jusqu'à deux

---

1. Horologia floræ, sub quovis climate elaboranda sunt secundum vigilias plantarum, ut quivis sine horologio aut sole horam diei enumeratam habeat. (Linn., *Adumbrationes.*)

heures de l'après-midi pour s'ouvrir ; si le ciel est trop couvert, elles ne s'ouvriront pas du tout. Choisissant comme exemple les fleurs du Pissenlit et de la Pomme de terre, le professeur insistera sur le mouvement double et simultané, l'un de rotation, l'autre de contraction des corolles sommeillantes. Ainsi, le Pissenlit, dans le réveil, abaisse ses corolles qui deviennent planes, tandis que dans le sommeil elles sont dressées et pliées longitudinalement La Pomme de terre sommeille en relevant non seulement sa corolle, mais en la plissant transversalement ; dans la veille, la corolle s'étale sans offrir de plis. De semblables phénomènes pourront être constatés à la campagne ou dans un jardin botanique, sur les plantes suivantes : *Sylvie, Pulsatille, Ficaire* et diverses *Renoncules, Nielle des blés, Nénuphar, Cardamine des prés, Malva rotundifolia, Arabis, Erophila verna, Oxalis acetosella,* divers *Cerastium, Rosa canina, Anserine* et *Potentilla verna, Mouron rouge* et *Mouron bleu, Epilobium hirsutum,* Petite *Centaurée, Chlora perfoliata,* toutes les Composées à l'exception de la *Chicorée sauvage, Colchique d'automne, Crocus, Ornithogalum umbellatum,* etc... Les grandes familles des *Rosacées, Ombellifères, Labiées, Borraginées, Rubiacées* n'ont pas de fleurs sommeillantes.

Fleurs hygrométriques. — Les fleurs et les feuilles de certains végétaux dorment ou veillent selon l'état de l'atmosphère. On peut observer ce phénomène dans le *Porliera hygrometrica* (Rutacées), plante généralement cultivée dans nos jardins botaniques. D'ailleurs, cette plante est parfaitement organisée pour l'accomplissement des phénomènes dits de sommeil. D'un aspect bizarre vers le soir, elle paraît dépourvue de feuilles et ne montre plus que des rameaux disgracieusement contournés ; cet état persiste toute la nuit. Quelques fleurs s'ouvrent ou se ferment à plusieurs reprises, selon qu'il fait beau ou mauvais temps. La fleur du Souci de pluie (*Calendula pluvialis*) se ferme dans le jour, quand il va pleuvoir ; il en est de même pour la Carline (*Carlina vulgaris*), Composée très-commune dans les terrains calcaires. Au contraire, les fleurs du *Sonchus Sibericus* se ferment quand un beau jour se prépare. Si on plonge dans de l'eau à 60° des fleurs de *Carline* ou d'*Immortelle*, elles se ferment aussitôt ; ces fleurs se rouvrent en séchant.

Influence de la lumière et de la chaleur sur les

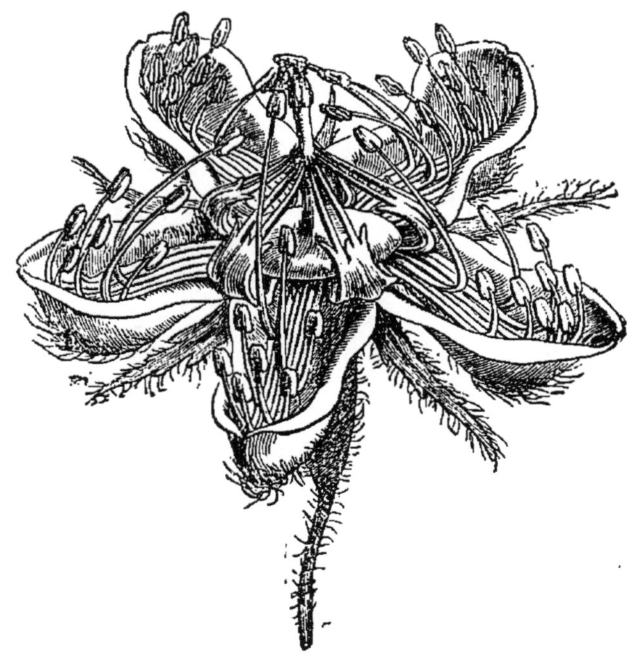

FIG. 148. — Fleur de *Loasa lateritia*. Les étamines se portent vers le stigmate. (L. Marchand.)

mouvements des fleurs. — Chez certaines plantes (*Safran, Tulipe*) soumises à une température constante, on voit la fleur se fermer à l'obscurité et se rouvrir sous l'influence des radiations lumineuses intenses. De même aussi, chez d'autres fleurs pourvues de mouvements spontanés énergiques (*Dame d'onze heures, Ficaire, Sylvie*), on peut, au moyen des variations de température, amener la fleur à se fermer ou à s'ouvrir à toute heure du jour et de la nuit. Toute élévation de température ouvre la fleur, tout abaissement la ferme.

Mouvements des étamines. — Beaucoup de fleurs présentent des étamines excitables et, très-souvent aussi, les étamines se rapprochent à certains moments du pistil pour y lancer le pollen. Il en est ainsi dans les *Géraniums*, les *Œillets*, les *Cistes*, le *Marronnier d'Inde*, la *Capucine*, le *Loasa* (fig. 148), la *Rue*, la *Fraxinelle*, les *Sedum*, la *Benoite*, l'*Aigremoine* etc. Les étamines des *Kalmia*, plantes voisines des Bruyères, se portent brusquement sur

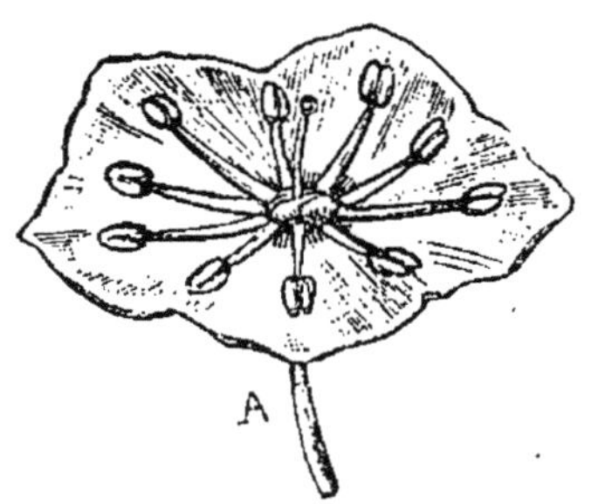

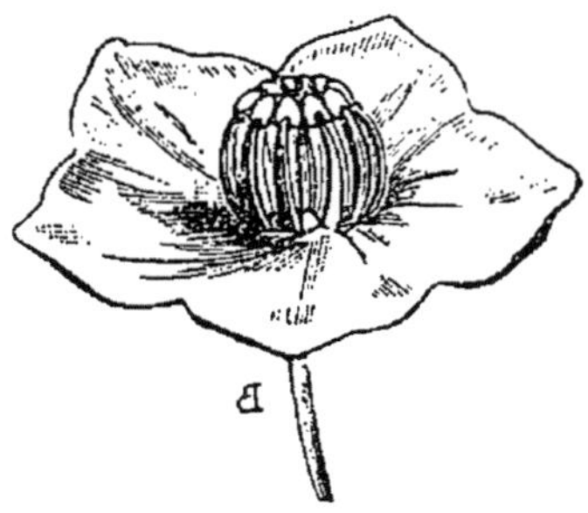

FIG. 149. -- Fleur de *Kalmia*.
A, étamines avant la fécondation.

FIG. 150. —Fleur de *Kalmia*. B, étamines placées sur le stigmate au moment de la fécondation.

le pistil et se dégagent d'un pli de la corolle qui retenait leur anthère (fig. 149, 150). Celles de la *Pariétaire*, d'abord arrêtées par les sépales, se redressent avec élasticité en lançant leur pollen.

Mouvements provoqués dans les étamines des Berbéridées, du Sparmannia et des Bluets. — Mais au premier rang parmi les organes reproducteurs mâles doués d'irritabilité se placent ceux des *Berbéridées*. Dans cette famille on n'a constaté jusqu'ici le mouvement que chez les genres *Berberis* et *Mahonia*. C'est à Linné et à Duhamel que revient l'honneur d'avoir découvert l'irritabilité des étamines du Berbéris ou *Epine-Vinette* (fig. 151). Si l'on vient à toucher très-légèrement le filet de l'étamine, on est assuré de déterminer le mouvement qui consiste en une courbure de l'organe telle que les anthères, jusque là fermées, sont ouvertes par cette première contraction et viennent appliquer leurs fenêtres immédiatement au-dessus du bord stigmatique. Dans cet acte de projection, la poussière fécondante se trouve lancée sur l'organe femelle. Chez le *Sparmannia Africana*, Tiliacée arborescente cultivée dans nos serres, les étamines irritées offrent des mouvements rapides et instantanés. Enfin, nous ajouterons

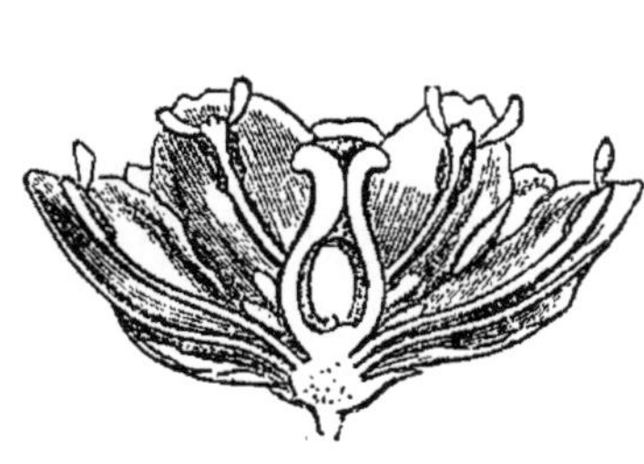

Fig. 151. — *Epine-Vinette.* —
Coupe longitudinale de la fleur.

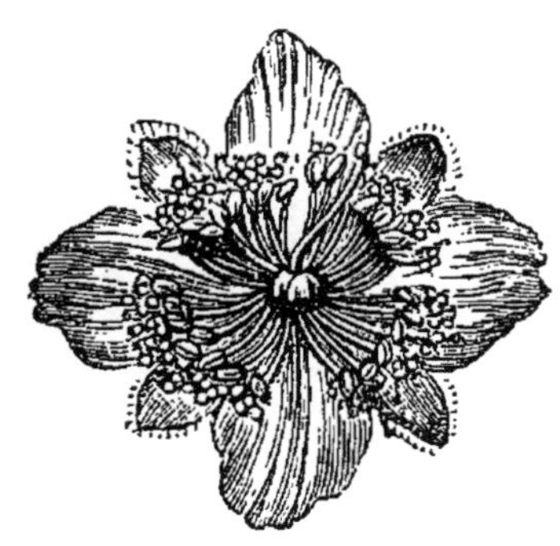

Fig. 152. — Fleur de *Sparmannia*
(Tiliacées).

que chez plusieurs genres de la vaste famille des Composées (*Bluet, Chardon, Épervière, Chicorée*), un léger frottement exercé en un endroit quelconque du filet de l'étamine, amène des phénomènes très-compliqués. Chaque filet est sensible et se raccourcit dès qu'on l'irrite. Il se produit dans chaque fleur un mouvement oscillatoire singulier. Si l'on souffle sur le capitule, ses nombreuses fleurs entrent toutes à la fois en fourmillement. Ce fait est facile à constater sur le *Bluet*, le *Chardon*, etc. Ces mouvements des filets qui, dans la nature, sont provoqués par les insectes, ont pour but de favoriser la pollinisation.

Mouvements des organes sexués femelles. — En

1735, Linné observa le mouvement du stigmate chez notre Gratiole commune (*Gratiola officinalis*), plante de la famille des Personnées que l'on rencontre çà et là le long des rivières et dans les lieux humides. Adanson, en 1739, confirma cette observation, en l'étendant aux lèvres stigmatiques de la Grande Gentiane (*Gentiana lutea*) et de quelques *Bignoniacées*. Depuis cette époque, divers observateurs ont constaté le même phénomène dans les stigmates des *Mimulus*, *Goodenia* et les lamelles stigmatiques des

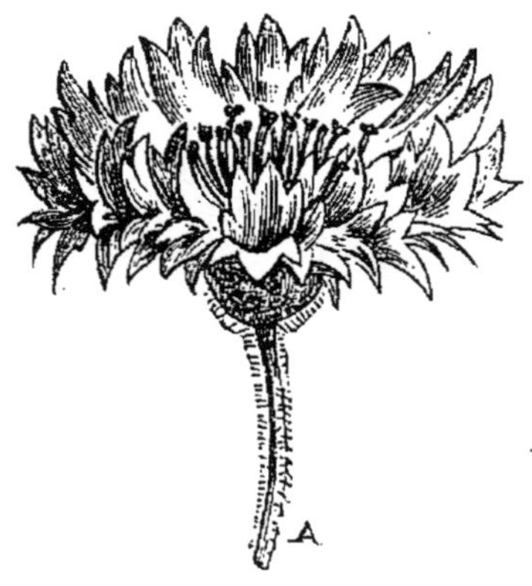

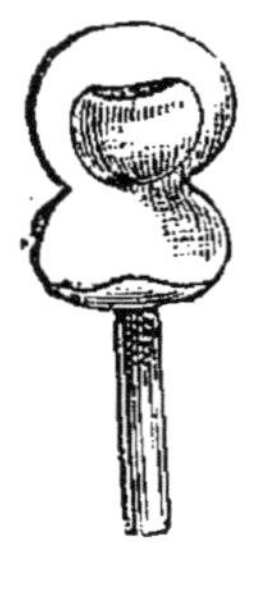

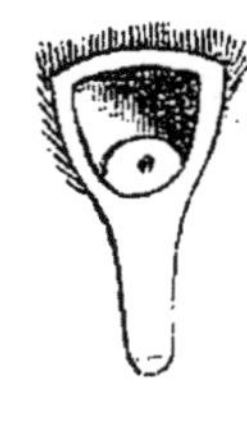

FIG. 153. — Inflorescence de *Bluet* (Composées).

FIG. 154. — Stigmate indusié de *Brunonia*.

FIG. 155. — Coupe du stigmate indusié de *Goodenia*

Catalpa et de quelques *Bignoniacées*. Plusieurs stigmates lamelleux jouissent de cette propriété. Dans la famille des *Goodéniacées* et dans celle des *Brunoniacées*, particulières à l'hémisphère austral, certains genres (*Scævola*, *Leschenaultia*, *Goodenia*) possèdent une véritable irritabilité dans leur indusie en forme de coupe (fig. 154, 155). Le même phénomène a été constaté sur les stigmates indusiés de plusieurs *Brunoniacées* australiennes, par le professeur Édouard Heckel de Marseille. Les *Stylidium*, plantes de la Nouvelle-Hollande voisines des Orchidées, ont un gynostème dont les mouvements sont plus frappants encore. Signalons enfin les mouvements si faciles à observer des styles de l'*Epilobium spicatum*, de la *Nigelle*, etc., qui se recourbent vers le stigmate au moment de la fécondation.

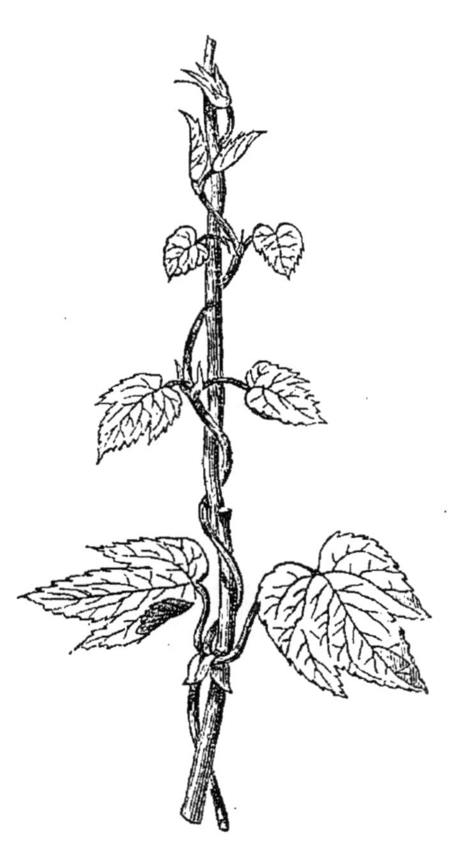

FIG. 156. — *Houblon*. La tige s'enroule de gauche à droite.

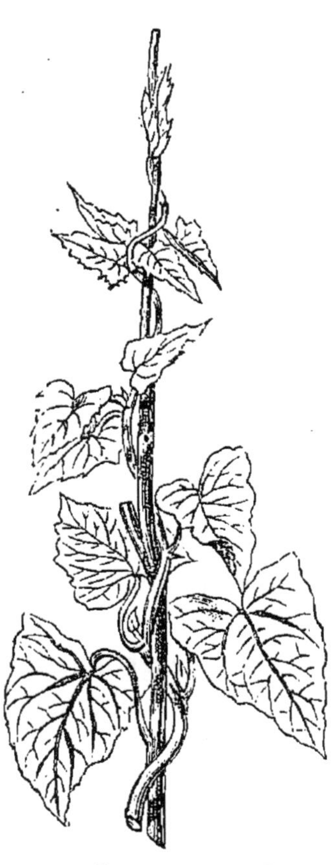

FIG. 157. — *Liseron*. La tige s'enroule de droite à gauche.

Mouvements des plantes grimpantes. — C'est à la campagne que le maître pourra surtout appeler l'attention des élèves sur les mouvements si curieux des plantes grimpantes. Des exemples aussi nombreux que variés s'offrent à lui : la *Douce-amère*, le *Chèvrefeuille*, le *Hou-*

blon, le *Liseron*, le *Tamier*, la *Renouée-liseron* sont des végétaux volubiles bien connus et tout le monde sait qu'ils s'enroulent en hélice autour de leur supports ; les uns à droite : *Liseron* (fig. 157), *Haricot* ; les autres à gauche : *Houblon, Chèvrefeuille* (fig. 156). Il en existe aussi dont la tige est volubile à droite ou à gauche, telle est la *Douce-amère*, Solanée employée en médecine. Cette plante, frêle et chétive, s'élève verticalement en arbrisseau dans les haies, les bois humides, au bord des eaux où ses tiges ne s'enroulent qu'autour d'un support mince et flexible. Si elle croît dans un fourré, elle grimpe entre les branches sans les contourner. La Renouée-liseron (*Polygonum Convolvulus*), si commune dans les champs en friche et connue sous les noms de Faux liseron, Liseron noir, n'est volubile que pendant l'été. Des pieds vigoureux observés en automne ne montrent aucune disposition à grimper.

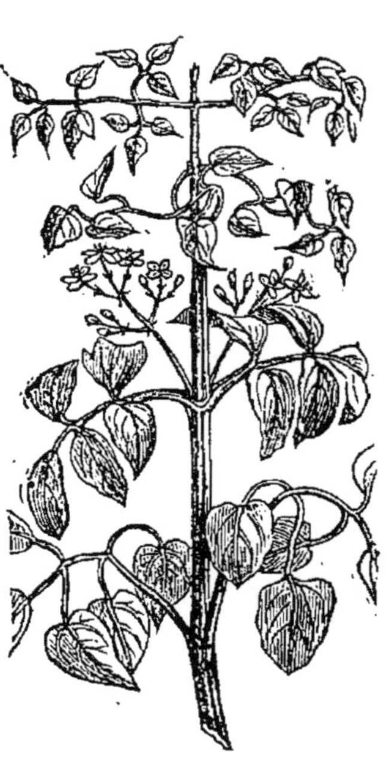

FIG. 158. — *Clématite* ou Herbe aux gueux.

Les serres chaudes et tempérées, les jardins botaniques renferment encore de nombreux sujets d'observation : le *Loasa lateritia* (fig. 148), si remarquable par l'irritabilité de ses étamines, divers *Combretum*, le *Thumbergia alata*, le *Tecoma jasminoïdes*, plusieurs *Mikania*, *Rivæa*, *Hibbertia, Lygodium*, etc. Si ces plantes s'élèvent par leurs tiges, d'autres grimpent à l'aide de feuilles, de vrilles, de crochets et de radicelles. Dans nos champs, la *Fumeterre*, la *Corydale à vrilles*, l'*Herbe aux gueux* (fig. 158) (*Clematis vitalba*), la *Linaire élatine*, possèdent des pétioles très-sensibles. La *Fumeterre officinale*, avec ses nombreuses formes, enroule les pétioles principaux et latéraux de ses feuilles composées autour des Graminées et autres supports légers. Sa congénère, la Fumeterre ou Corydale à vrilles (*Corydalis claviculata*), est plus instructive encore puisqu'elle représente comme un type intermédiaire entre une plante grimpant à l'aide de ses feuilles et une plante pourvue de vrilles. Ce *Corydalis*, qui ne croît pas aux environs de Paris, est caractéristique de la flore de l'ouest de la France où nous le recueillons assez communément sur le granit et les schistes paléozoïques de la Bretagne et de la Normandie. Maintes fois, en herborisant, j'ai pu montrer à mes élèves, sur des pieds de Corydale, le passage des feuilles aux vrilles métamorphosées. C'est en effet un bel exemple de vrille foliaire. La Clématite (*Clematis vitalba*) possède des pétioles sensibles qui sont excités à l'enroulement par une légère pression; et là surtout, comme en présence des vrilles du *Cobœa*, de la *Bryone*, du *Pois* (fig. 159), de la *Vigne*, on pourra constater que toute vrille qui ne réussit pas à saisir un objet ne se contracte pas en spirale, mais dépérit bientôt et tombe.

L'enroulement des tiges volubiles et des vrilles est tout à fait indépendant de la lumière. — Ainsi, dans l'obscurité la plus profonde, les tiges du *Liseron*, du *Haricot* et du *Houblon* entourent exactement leurs supports; de même aussi les vrilles de la *Bryone*, du *Pois*, de la *Vigne*, les pétioles sensibles de la *Clématite*, les vrilles foliaires du *Corydalis claviculata*, sont excités à l'enroulement au contact d'un support mince et flexible.

Autres mouvements remarquables des plantes. — Ce qu'il faut entendre par héliotropisme, par nutation. — Héliotropisme. — Les organes des plantes qui reçoivent sur leurs diverses faces des lumières d'intensité

inégale, se courbent, tournant la concavité de la courbure
du côté de la lumière la plus intense. Tel est le phénomène appelé *héliotropisme*. Mais les organes des plantes

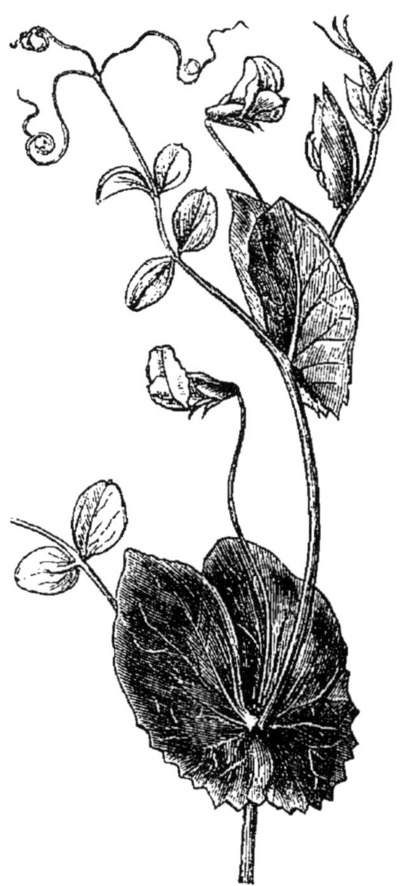

FIG. 159. — *Pois*. Rameau florifère dont une feuille est terminée
par une vrille.

ne sont pas tous héliotropiques de la même manière.
Lorsque les organes s'infléchissent vers le point d'où leur
vient la lumière la plus intense, l'héliotropisme est *positif*.
Si, au contraire, ces organes s'incurvent vers le point le
moins éclairé, l'héliotropisme est *négatif*. L'héliotropisme

positif est de beaucoup le plus commun. Quant à l'héliotropisme négatif, il est très-rare et on peut l'observer chez le *Lierre*. Dans une chambre, des pieds de Lierre se détournent de la fenêtre. Le *Gui* est aussi remarquable sous ce rapport. Dutrochet ayant fixé des graines de Gui (*Viscum album*) contre une fenêtre, la radicule se dirigea du côté le plus sombre. On peut dire d'une façon générale que les plantes volubiles ne sont pas ou presque pas héliotropiques; cette qualité ne ferait, en effet, que rendre leur enroulement plus difficile.

Nutation. — On appelle *nutation* ou *circumnutation*, un phénomène général qui consiste en ces sortes de courbures provoquées par l'allongement inégal de divers côtés de la tige. C'est particulièrement dans les très-longues tiges fleuries, avant l'épanouissement des fleurs, que la nutation se rencontre avec le plus de netteté. Ainsi la jeune tige du Chou (*Brassica oleracea*) décrit en se tournant alternativement vers les quatre points cardinaux, une succession de courbures circulaires ou elliptiques plus ou moins irrégulières. Ce mouvement circulaire ou elliptique le long d'une hélice ascendante s'appelle *nutation* ou *circumnutation;* il s'exécute également dans l'obscurité. Ces phénomènes ont été parfaitement étudiés par Dutrochet et Darwin.

Changements dans la position des pédoncules des fleurs après la fructification. — Les pédoncules d'un grand nombre de fleurs, courbés par le poids de celles-ci, conservent cette courbure alors même qu'on leur enlève leur charge. S'accroissant plus tard sous l'influence de la pesanteur, ils se redressent et soulèvent une charge bien plus forte, c'est-à-dire le poids du fruit développé. C'est ce que montrent la *Pulsatille* (*Anemone Pulsatilla*), l'*Ancolie* (*Aquilegia vulgaris*), le *Silene nutans*, les *Campanules*, la *Jacinthe des bois*, le *Fritillaria me-*

leagris, le *Lilium martagon* et beaucoup d'autres plantes à fleurs penchées et à fruits dressés. Mais il s'agit ici de propriétés générales bien connues du végétal en voie d'accroissement.

Cause intime des mouvements périodiques des fleurs et des feuilles, et de l'héliotropisme. — Nous savons que les mouvements si souvent décrits sous le nom de *sommeil* et de *veille* des feuilles ou des fleurs ont leur lieu dans un point spécial situé à la base de l'organe et qu'on appelle *renflement moteur*. On sait de plus qu'ils ont pour mécanisme des modifications dans l'énergie avec laquelle ce renflement soutient l'organe mobile, énergie qui augmente pendant la période nocturne et diminue pendant la période diurne. M. Paul Bert a expliqué ces faits par la formation et l'adjonction d'une matière douée d'un grand pouvoir endosmotique; de telle sorte que, s'y trouvant en très-grande quantité vers la fin du jour, elle y attire de l'eau qui porte au maximum nocturne l'énergie du ressort en tension, tandis que sa diminution graduelle laisse pendant le jour la pesanteur ou d'autres forces reprendre leurs droits. Cette matière, dit M. Bert, se forme sous l'influence des rayons jaune rouge du spectre solaire, et se détruit à l'obscurité ou par l'action de la région du bleu violet; son emmagasinement, sa formation ou son action hydratante ont pour conséquence l'abaissement de la température du renflement moteur. Or, cette substance endosmotique est du sucre, du glucose. Ce glucose se forme sous l'action de la lumière solaire et se détruit dans l'obscurité prolongée. On sait également qu'il émigre pour s'emmagasiner parfois en divers points de l'organisme végétal. Le renflement moteur est un de ces points. Préparé pendant le jour par les folioles que frappe le soleil, le glucose doit s'accumuler vers le soir dans le renflement moteur; de là il attire progressivement l'eau de la tige, d'où augmentation graduelle de la tension du ressort moteur par une sorte d'érection due à une action chimique. Cette augmentation, chez la Sensitive, commence, comme l'a démontré Paul Bert, une ou deux heures avant la nuit, pour atteindre son maximum un peu après minuit. Alors arrive une détente qui, assez rapide jusqu'au moment où le soleil apparaît, se ralentit tout en se manifestant jusqu'au soir. C'est que le glucose cessant de se former pendant la nuit et se détruisant par les actes nutritifs, la tension due à l'hydratation s'en va avec elle, rapidement d'abord, puis plus lentement quand, en présence de la lumière, il commence à se reformer du glucose nouveau. M. Bert explique également l'héliotropisme par l'action sur le glucose ou tout au moins sur son hydratation, des rayons très-réfringents du spectre solaire. Leur influence diminuant la tension du côté du renflement moteur qu'ils frappent, le côté opposé augmente relativement d'énergie, d'où un certain mouvement. Le soleil tournant alors, la feuille le suit toujours, en vertu de la diminution de tension dans la région éclairée. Ainsi, les mouvements périodiques des feuilles et des fleurs reconnaissent, pour cause intime, des variations dans la quantité de glucose que contient le lieu du mouvement, par suite dans son état d'hydratation et son degré consécutif de tension.

La faculté du mouvement chez les végétaux inférieurs. — Il existe à la frontière des deux règnes un groupe d'êtres qui présentent confondus les traits de l'animal et du végétal. Tels sont les *Amibes*, qui ne se constituent ni en cellules, ni en tissu pendant leur période d'accroissement. Ce sont des masses protoplasmiques qui cheminent en rampant sur les débris des plantes décomposées, sur les écorces, sur le tan. Ce mouvement dû à la contraction ou à la rétraction d'une substance particulière contractile est appelé *mouvement sarcodique* (fig. 160). Chez certains Amibes (Myxamibes) le corps protoplasmique change constamment

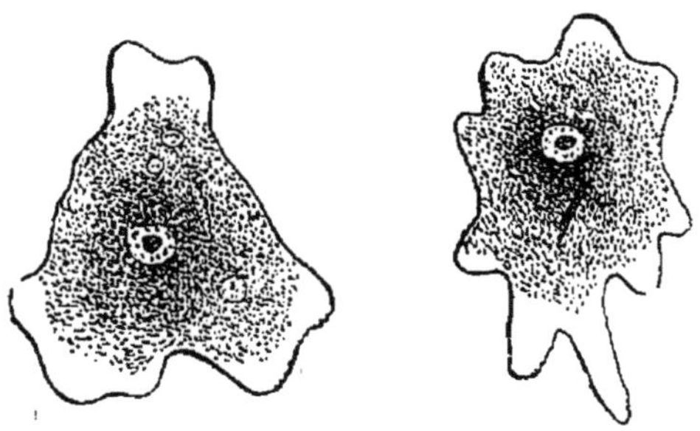

FIG. 160. — *Amœba vulgaris* (amibe).

de forme; il rampe à la surface du support et peut parcourir une distance de plusieurs mètres (*Didymium leucopus*). On observe encore ce mouvement sarcodique chez d'autres végétaux inférieurs qui consistent en un protoplasma locomobile et particulièrement dans les spores de certaines Algues Floridées, comme celles du *Bangia atropurpurea*, petite plante des eaux douces.

Voici maintenant de singuliers êtres qui tournoient dans les eaux, dans les tumeurs de notre corps; on dirait des vers microscopiques; on les nomme des *Vibrions*, des *Spirilles*, et ce sont des végétaux, des champignons-ferments qui appartiennent au groupe des *Schizomycètes* (fig. 161). Ces êtres jouissent presque tous de mouvements spontanés. Les *Spirilles* se meuvent très-rapidement en décrivant des

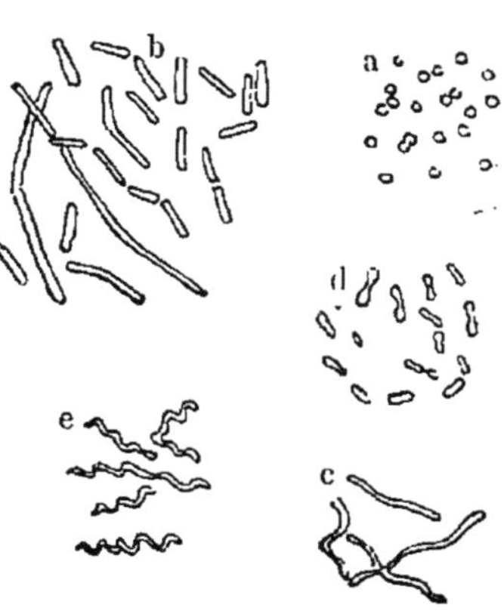

FIG. 161. — Schizomycètes.

a, Bacterium punctum; b, Bacterium termo; c, Vibrio; d, Bacillus; e, Spirillum.

tours semblables à ceux d'une vrille. On les trouve en grand nombre dans les infusions, les eaux croupissantes et dans le sang des malades (fig. 162). Voici, à côté, des bâtonnets mobiles qui cherchent la lumière; ils oscillent

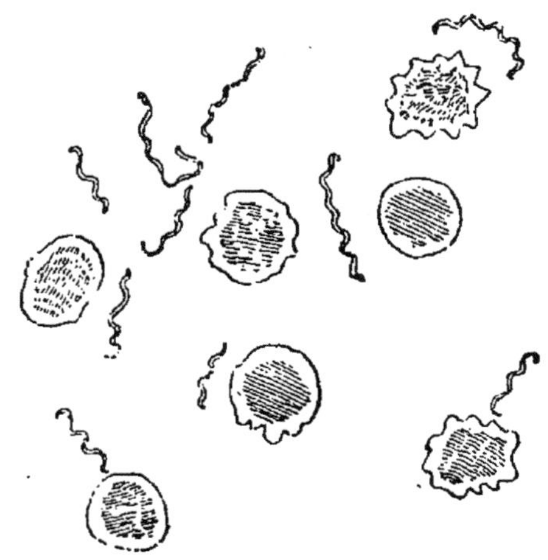

Fig. 162. — *Spirilles* trouvés dans le sang des malades.

et ondulent dans le liquide; ce sont des *Oscillaires*, très-petites Algues filamenteuses à filaments nus, libres et doués de mouvements lents, oscillants (fig. 163). D'autres Algues unicellulaires de la famille des Diatomées et des Desmidiées courent dans les eaux en liberté. Observons

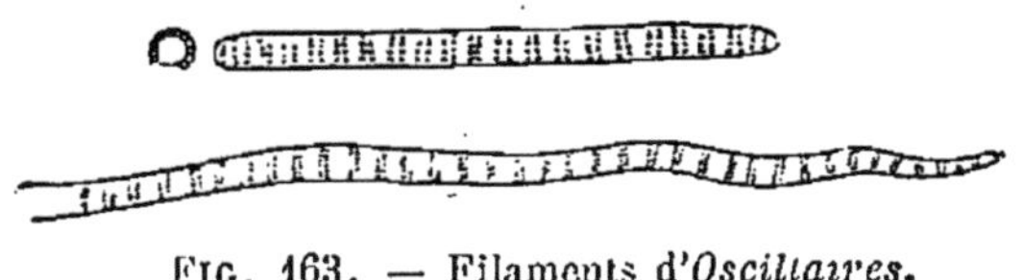

Fig. 163. — Filaments d'*Oscillaires*.

cette *Clostérie*, Algue commune dans nos eaux douces. Sous l'influence de la lumière, l'Algue unicellulaire exécute une série de pirouettes qui la dirigent vers la source lumineuse en lui faisant décrire une ligne brisée. Les *Navicules* (Diatomées) savent en faire autant. Un autre petit groupe

d'Algues, les Volvocinées, vivent isolées ou en familles;
elles offrent ce caractère remarquable que chaque individu

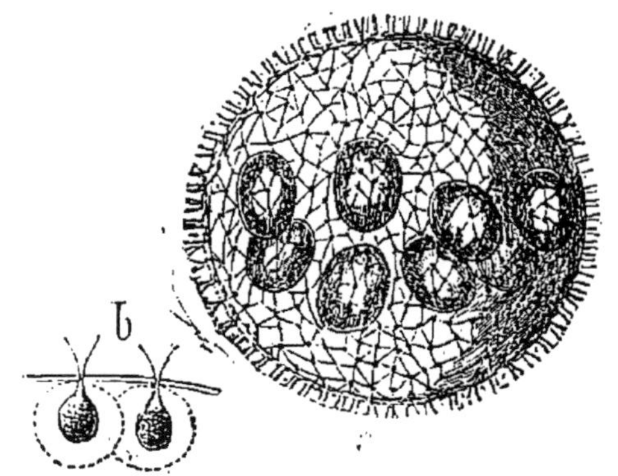

FIG. 164. — *Volvox globator.*
a, colonie ou famille mobile ; *b*, deux individus isolés.

est pourvu, pendant sa vie, de deux cils vibratiles à l'aide

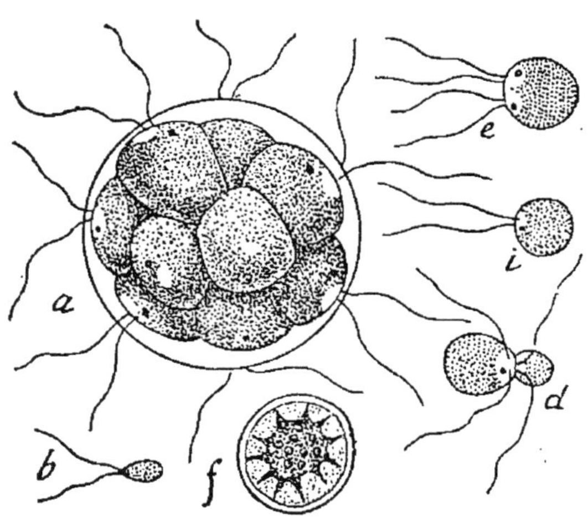

FIG. 165.   *Pandorina morum.*

a, famille mobile ; *b, c, f, i, d*, cellules isolées à divers états.

desquels il se meut constamment dans l'eau (fig. 164, 165).
La faculté du mouvement se rencontre encore très-nette

dans les *Zoospores* des Algues. Ces Zoospores (fig. 166)
sont de petites masses ovoïdes terminées par un rostre muni
de deux à quatre cils. Ces corpuscules se meuvent, se dirigent en nageant; ils semblent, dans bien des cas, éviter les

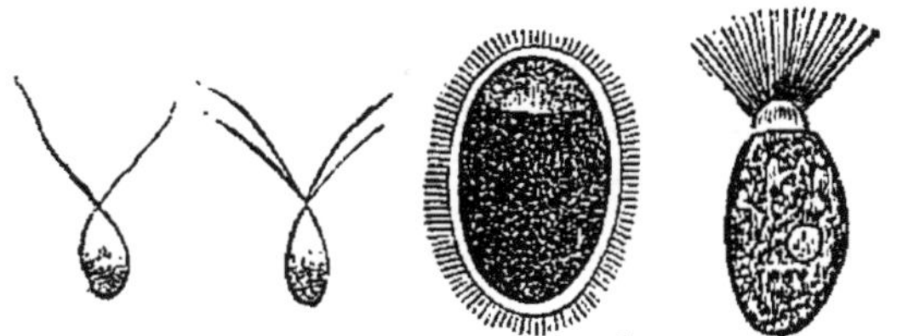

Fig. 166. — Zoospores d'Algues.

obstacles, s'y prendre à plusieurs fois pour les contourner.
On trouverait là, dit Claude Bernard, non seulement le
mouvement simple, mais le mouvement approprié à un

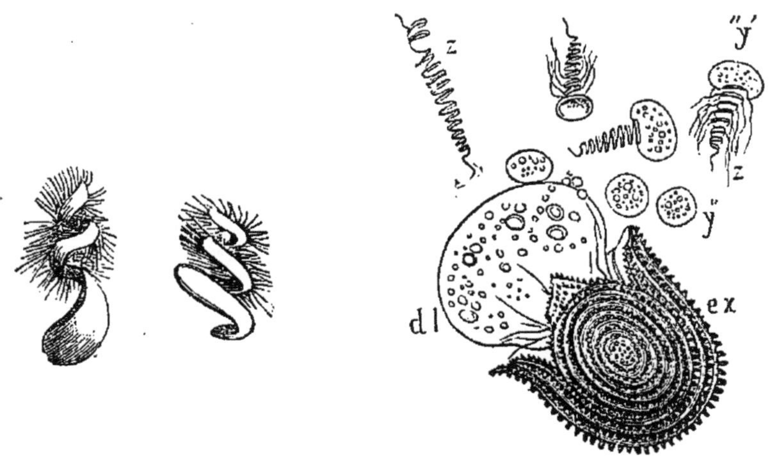

Fig. 167. — Anthérozoïdes
de *Fougère*.

Fig. 168. — Microspore de *Marsilia* laissant
sortir les anthérozoïdes.

but déterminé, les apparences, en un mot, du mouvement
volontaire.

Les caractères du mouvement volontaire se retrouvent
plus évidents encore chez les *anthérozoïdes*, c'est-à-dire
les corps reproducteurs mâles des Cryptogames (fig. 167

168, 169, 170). L'anthérozoïde, une fois sorti de la cellule qui l'enfermait, nage dans le liquide environnant et se dirige vers la cellule femelle; il vient butter contre la paroi de cette cellule, en quête de l'orifice que celle-ci présente. Après plusieurs tentatives infructueuses, il semble qu'un effort mieux dirigé lui permette de franchir l'étroit canal et de se précipiter dans la matière verte de la cellule où la fécondation s'accomplit.

Influence de l'électricité et des anesthésiques sur les mouvements des plantes. — On sait aujourd'hui

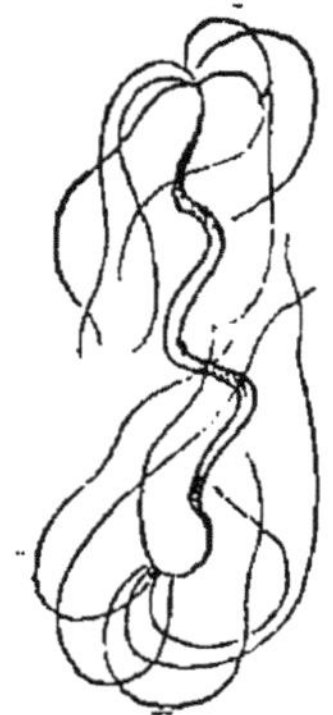

FIG. 169. Anthérozoïde d'*Isoetes* en mouvement.

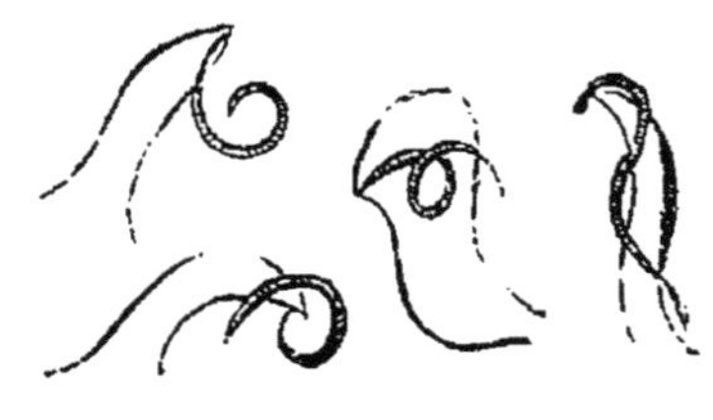

FIG. 170. — Anthérozoïdes de *Polytrich* (Mousses).

que de faibles étincelles d'induction agissent sur les renflements moteurs de la *Sensitive*, sur les étamines de l'*Épine-Vinette* (*Berberis vulgaris*), des *Mahonia* des *Centaurées* et des *Laitues*, comme des excitants mécaniques; ces organes ainsi électrisés manifestent les mouvements que nous avons décrits. Sur le *Sainfoin oscillant* (*Hedysarum gyrans*) de très-fortes inductions anéantissent pour toujours la sensibilité des folioles. A ces effets si remarquables de l'électricité dynamique sur les organes mobiles des plantes, nous pouvons ajouter ceux que produisent des courants électriques sur le mouvement du pro toplasma dans les feuilles. Avec quelques éléments de Grove, le courant détermine un ralentissement manifeste dans la circulation du protoplasma. Un courant produit par trente éléments de Grove arrête instantanément ce protoplasma.

Influence de l'électricité sur les fleurs bleues. — La belle nuance violette des pétales d'*Ancolie*, de *Pervenche*, d'*Aconit*, de *Dauphinelle*, de *Violette*, de *Campanule*, est transformée, par le choc d'une étincelle, en un bleu verdâtre plus ou moins foncé.

Anesthésie des végétaux. — Il est une pratique très-connue aujourd'hui en chirurgie sous le nom d'*anesthésie*. Les agents anesthésiques que l'on emploie pour insensibiliser l'homme et les animaux sont le chloroforme et l'éther. Eh bien ! chose singulière, les plantes, comme les animaux, peuventêtre anesthésiées et tous ces phénomènes s'observent absolument de la même manière. Cette découverte importante est encore due à Claude Bernard.

Expérience de Claude Bernard. — « On a placé ici, — dit l'illustre physiologiste, — séparément sous différentes cloches de verre, un oiseau, une souris, une grenouille et une Sensitive. On introduit au-dessous de chacune de ces cloches une éponge imbibée d'éther. L'influence anesthésique ne tarde pas à se faire sentir; elle suit la gradation des êtres. C'est l'oiseau, plus élevé en organisation, qui est le premier atteint; il chancelle et il tombe insensible au bout de quatre à cinq minutes. C'est ensuite le tour de la souris; après dix minutes on l'excite, on pince la patte ou la queue; pas de mouvement. Elle est complètement insensible et ne réagit plus. La grenouille est paralysée plus tard. Enfin la Sensitive reste la dernière. Ce n'est qu'au bout ce vingt à vingt-cinq minutes que l'insensibilité commence à se manifester. Nous avons placé sous une cloche (fig. 171) une Sensitive bien vivace. A côté du pot a été introduite une éponge humide et imprégnée d'éther. Bientôt la vapeur éthérée remplit la cloche et agit sur la plante. L'action anesthésiante est plus rapide dans les temps chauds que

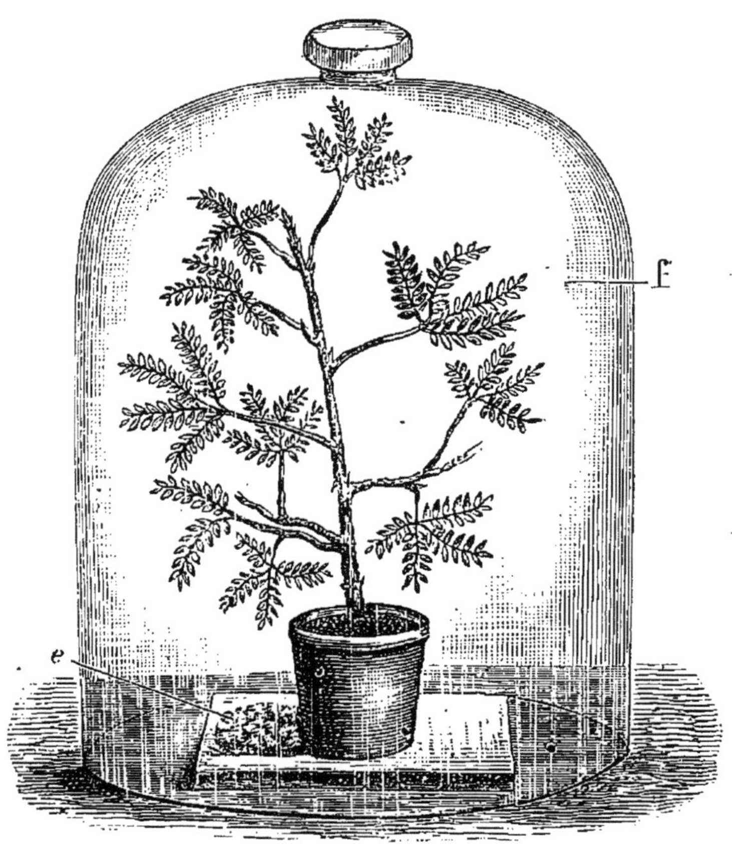

Fig. 171. — *Sensitive* (Mimosa pudica) placée dans une atmosphère éthérée. *e*, éponge imbibée d'éther. Les feuilles de la plante sont étalées. Devenues insensibles, elles ne se ferment plus quand on vient à les toucher.

dans les temps froids et suit les diverses circonstances qui augmentent ou diminuent l'irritabilité de la Sensitive. Après une demi-heure environ, la plante est anesthésiée et nous voyons que l'attouchement des folioles ne détermine plus

leur abaissement, tandis que la même excitation produit
une contraction immédiate des folioles F sur une sensitive
normale (fig. 127). Nous observons encore ce fait que l'anesthésie atteint en premier lieu les bourrelets des folioles et
ensuite le bourrelet P, placé à la base du pétiole commun
de la feuille composée. Quelque temps s'est écoulé et vous

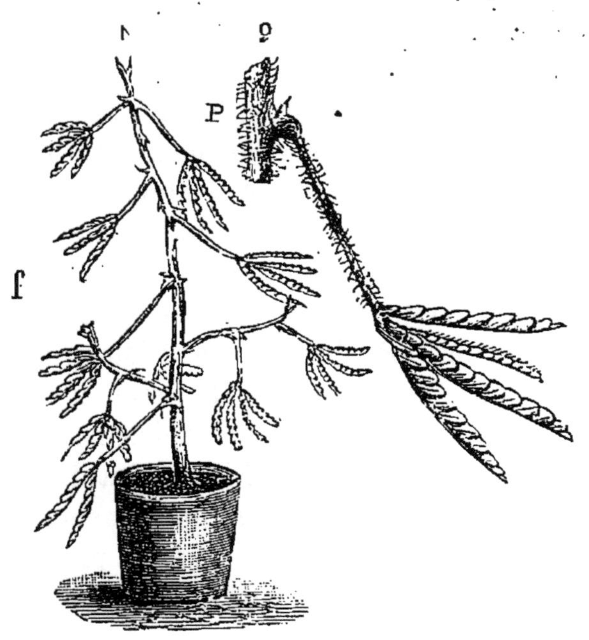

Fig. 172. — 1, *Sensitive* à l'etat de contraction. Ses feuilles se sont rétractées
et abaissées sous l'influence d'une excitation mécanique portée sur la
plante. 2, feuille de Sensitive isolée pour montrer le renflement qui est à la
base du pétiole et dans lequel siège le tissu contractile végétal.

voyez que le moineau, le rat blanc et la grenouille anes-
thésiés ont maintenant retrouvé leur sensibilité et leur
mouvement; bientôt il en sera de même pour la Sensitive,
elle cessera d'être sous l'influence de l'éther et reprendra
sa sensibilité comme auparavant. Le résultat de l'anesthésie
est donc le même chez les animaux et les végétaux. Ce que
nous voyons ici pour la Sensitive est vrai pour les autres

mouvements des plantes, (mouvements des étamines de l'*Épine-Vinette*, des *Mahonia*, des *Centaurées*, etc.). Ici la suppression des mouvements de la sensitive doit être attribuée à la disparition de l'irritabilité des cellules contractiles de la plante. En effet, l'agent anesthésique n'agit pas exclusivement sur le système nerveux ; il porte en réalité son action sur tous les tissus animaux ; il atteint chaque élément à son heure suivant sa susceptibilité. De même qu'il frappe plus rapidement l'oiseau et plus lentement la souris, la grenouille et le végétal, suivant ainsi la gradation des êtres, de même dans un organisme animal il suit pour ainsi dire la gradation des tissus. Ainsi tous les tissus répondent de la même manière à l'action de l'agent anesthésique : il y a dans tous une même propriété essentielle dont le jeu est suspendu ; cette propriété c'est l'*irritabilité du protoplasma*. En résumé, l'agent anesthésique atteint l'activité commune à tous les éléments ; il atteint, suspend ou détruit l'irritabilité générale de leur protoplasma. Il fait disparaître l'irritabilité pour un temps si le contact dure peu, définitivement s'il est prolongé. Et ceci, nous l'avons vu se produire partout où l'irritabilité existe, dans les plantes comme dans les animaux. » ClaudeBernard, *Leçons sur les phénomènes de la vie.*

FÉCONDATION

Les anciens ont soupçonné l'existence des sexes chez les végétaux. Nous savons par Hérodote que les Babyloniens distinguaient déjà les Dattiers mâles des Dattiers femelles et qu'ils pratiquaient sur ces arbres une sorte de fécondation artificielle. Théophraste a parlé de la sexualité végétale et Pline nous apprend que les Romains avaient reçu des Grecs des notions assez précises sur la fécondation des Dattiers, du Pistachier et de quelques autres espèces dioïques ou monoïques. Quant aux plantes hermaphrodites, les poètes latins savaient seulement que la production des fruits est, chez elles, une conséquence de la floraison.

Vers la seconde moitié du dix-septième siècle, Grew admit l'existence de deux sexes dans les plantes. Camerarius distingua nettement les fleurs hermaphrodites des fleurs unisexuées, et Linné (1735) établit son fameux système sexuel de classification. Beaucoup plus tard, en 1822, Amici de Modène, faisant des recherches microscopiques sur la circulation dans les plantes, vit sur le stigmate du *Pourpier*, un grain de pollen émettre une sorte de tube qui descendit le long d'une papille stigmatique et s'y attacha dans toute sa longueur. Ce fait isolé fut un trait de lumière pour un de nos plus illustres botanistes français, M. Brongniart. A la suite de recherches considérables sur la fécondation, il fit voir en 1826, qu'au contact du stigmate, tous les grains de pollen développent un tube et que ce tube n'est qu'une dépendance de la membrane pollinique interne. Malheureusement ce botaniste ne put le suivre jusqu'au terme de sa course, et il admit qu'à une certaine profondeur son extrémité s'ouvrait au milieu des tissus du style pour y verser la fovilla. En 1830, Amici annonça qu'il avait suivi le tube pollinique jusqu'aux ovules, et qu'il l'avait vu pénétrer dans leur intérieur. C'est en effet ce qui arrive. Depuis cette époque, nos connaissances sur la marche de la fécondation et sur la pollinisation ont été complétées par les recherches de MM. Schleiden, H. Mohl, Hofmeister, Tulasne, Strasburger et Darwin.

PHÉNOMÈNES PRÉCURSEURS

Transport du pollen sur le stigmate. — Pollinisation directe, indirecte et artificielle. — Exemples remarquables. — Le pollen tombe des anthères directement sur le stigmate, comme on peut le voir dans la *Rose*, la *Renoncule*, le *Genêt*, le *Grenadier* et la plupart des fleurs hermaphrodites (1) et *cleistogames*. Quelquefois aussi, au moment de la pollinisation, les étamines s'infléchissent vers le stigmate et exécutent des mouvements remarquables. Ainsi, dans le genre *Kalmia* (fig. 173, 174) qui tient à la fois des *Rhododendrons* et des *Bruyères*, il y a dix étamines situées au fond de la fleur et dont les anthères sont renfermées dans autant de petites fossettes à la base de la corolle. A l'époque de l'émission du pollen, chacune des étamines se courbe légèrement sur elle-même, dégage son anthère de la fossette qui la contenait et se redresse au-dessus du pistil pour y répandre la poussière pollinique. Le phénomène est plus curieux encore dans la Rue (*Ruta graveolens*) (fig. 175). Selon que la fleur occupe le milieu ou la périphérie d'une inflorescence, elle a huit ou dix étamines. Les dix étamines d'une même Rue ont normalement l'anthère éloignée du centre de la fleur; lorsque l'é-

(1) La pollinisation est indirecte chez les plantes à fleurs hermaphrodites dont les pistils et les étamines ne se développent pas en même temps (*plantes dichogames*).

poque de la pollinisation est arrivée, chacune approche du pistil à son tour, suivant son numéro d'ordre. C'est d'abord la première, puis la troisième, puis la cinquième, la septième, la neuvième, puis celles du rang impair ; la deuxième,

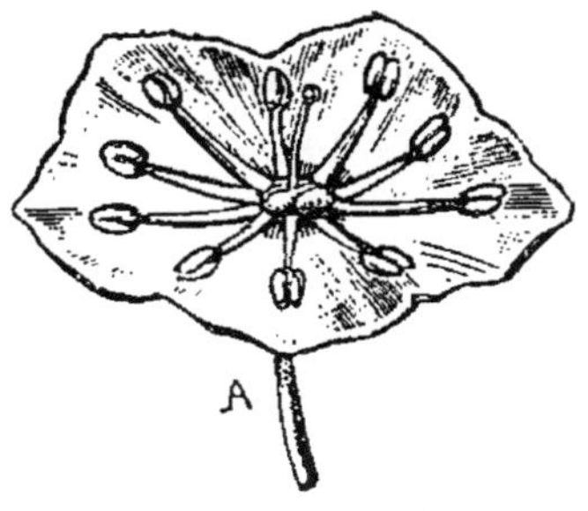

Fig. 173. — Fleur de *Kalmia*. Étamines étalées avant la fécondation.

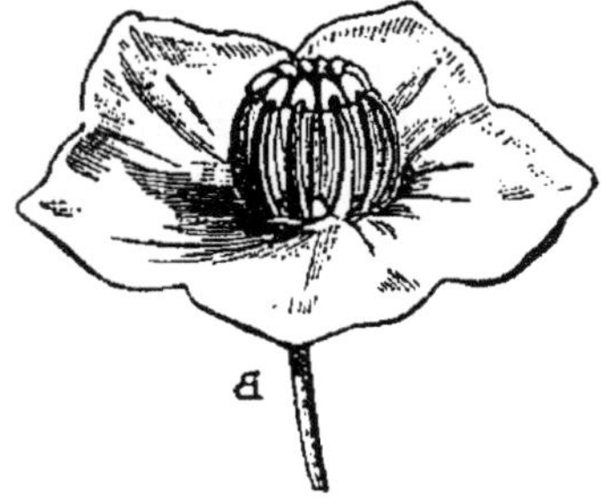

Fig. 174. — Fleur de *Kalmia*. Étamines placées sur le stigmate au moment de la fécondation.

la quatrième, la sixième, la huitième, la dixième. Par ce contact répété, la fécondation n'en est que mieux assurée. Les étamines d'une de nos plus jolies fleurs cultivées, le *Loasa aurantiaca*, ou celles du *Cajophora*, plantes du

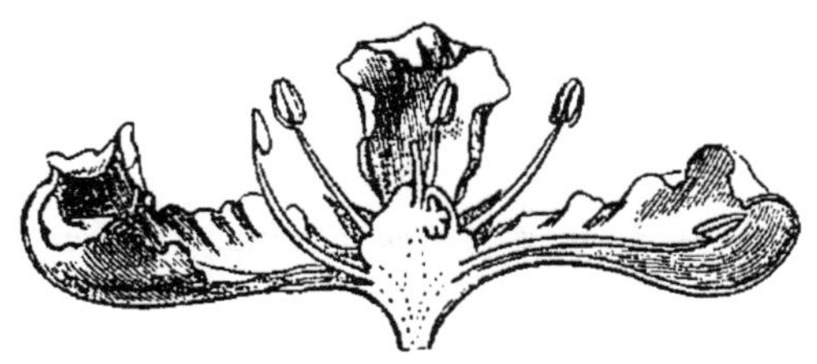

Fig. 175. — Fleur de *Rue*. Coupe longitudinale.

Chili et du Pérou voisines des *Millepertuis*, en savent faire autant. La figure 176 montre une fleur de *Cajophora lateritia* dont les étamines, au moment de la pollinisation, viennent successivement répandre leur pollen sur le style. Ce phénomène est des plus intéressants à observer dans nos serres, vers les mois d'août et de septembre. Les fleurs d'un arbuste élégant d'Afrique, cultivé aujourd'hui dans un grand nombre de jardins botaniques, le *Sparmannia*, (fig. 177) ont de très-nombreuses étamines. Celles-ci n'agissent plus isolément comme dans le cas de la Rue ; elles s'avancent par saccades ou se déjettent groupées par faisceaux. Chez les fleurs d'*Ortie*, de *Pariétaire*, de *Brous-*

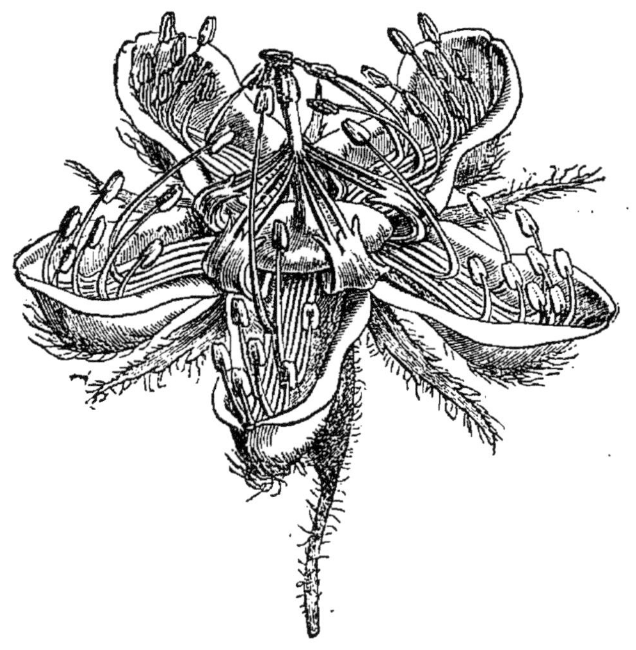

Fig. 176. — Fleur de *Loasa lateritia*. (D'après Marchan d.

sonetia, les étamines ont le filet courbé de manière que l'anthère reste placée au fond de la fleur ; mais, au moment de la fécondation, par un brusque mouvement d'élasticité, le filet se détend et l'anthère vivement agitée se redresse, lance une masse de pollen dont une portion tombe sur le stigmate. Les étamines de l'*Épine-Vinette* (*Berberis vulgaris* (fig. 178) font cortège autour du pistil. On remarque que dans la fleur épanouie

10.

chaque filet d'étamine est appliqué sur la foliole qui lui est opposée et resserré à sa base par deux glandes; un rayon de soleil vient-il à évaporer le liquide qui surmonte ces deux glandes, celles-ci diminuent de volume et le

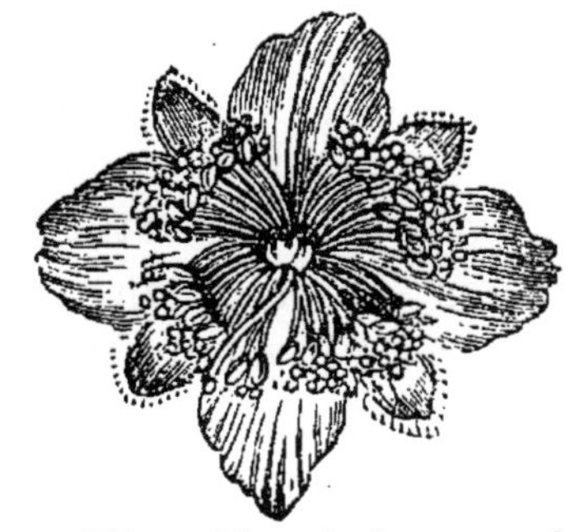

FIG. 177. — Fleur de *Sparmannia*

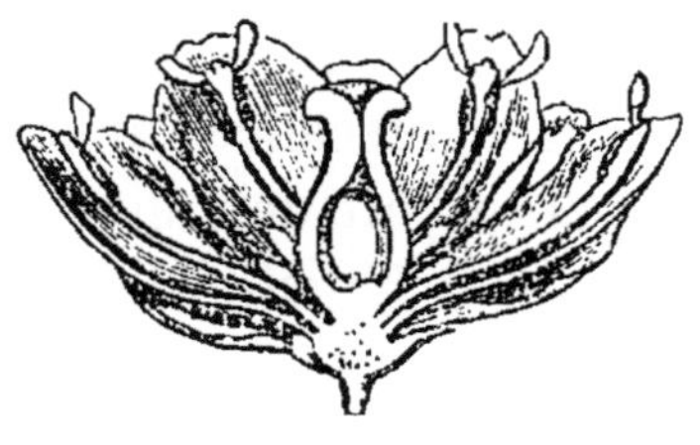

FIG. 178. — Fleur de *Berberis*. Coupe longitudinale.

filet moins pressé se jette sur l'organe femelle. A défaut de soleil, le mouvement imprimé à la plante par le vent, par un animal, par une personne qui passe, suffit pour provoquer le mouvement des étamines. Il nous est impossible ici d'épuiser la liste des plantes dont l'androcée exécute des mouvements assez prononcés lors de la pollinisation; que l'élève examine lui-même les fleurs qui l'entourent, il deviendra certainement le témoin de phénomènes curieux qui peut-être sont encore à signaler. Il pourra suivre facilement le déplacement des

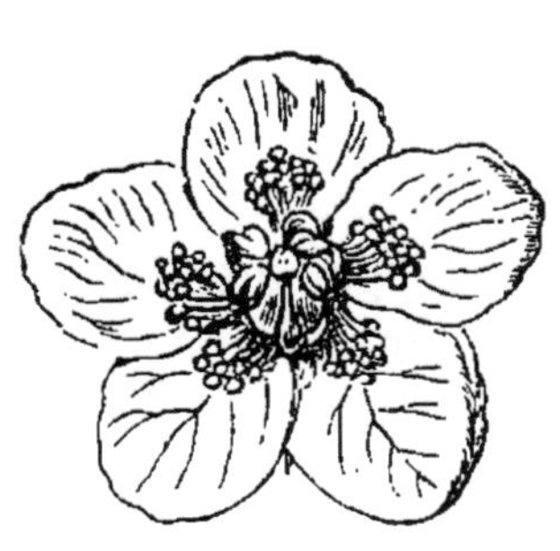

FIG. 179. — Fleur de *Parnassie* avec ses étamines irritables.

étamines dans les fleurs des *Capucines*, des *Fraxinelles* des *Cereus*, de la *Parnassie* (fig. 179), du *Jonc fleuri*, des *Géraniums*, des *OEillets*, de plusieurs *Stellaires*, des *Cistes*, du *Marronnier d'Inde*, des *Sedum*, de la *Benoîte*, de l'*Aigremoine*, du *Tamarix*, de plusieurs *Renouées*, etc.

Il verra que dans les *OEillets*, ce sont les étamines les plus rapprochées du style qui commencent la pollinisation et les plus éloignées qui la terminent; il verra que dans la plupart des Renonculacées, les étamines sont serrées contre le pistil et s'en écartent successivement après leur déhiscence, comme si elles étaient devenues inutiles; que chez les *OEillets*, les *Epilobes*, les *Rues*, presque toujours le verticille des grandes étamines a terminé la déhiscence de ses anthères avant que le verticille des petites ait commencé à ouvrir les siennes. Dans les fleurs de la *Nigelle*, les styles qui occupent le centre de la fleur, divergent et s'infléchissent pour aller trouver les anthères; ou bien, chez d'autres fleurs, la *Fritillaire*, quelques *Campanules*, la *Jacinthe* des bois, le périanthe est renversé pour faciliter l'émission du pollen; puis, la pollinisation accomplie, les fleurs se relèvent et mûrissent leurs fruits. Le *Fuchsia* est remarquable par son style qui est beaucoup plus long que les étamines; mais, pour faciliter la chute du pollen sur le stigmate, la fleur est pendante. Il est des cas où le périanthe concourt à la pollinisation par le mouvement qu'il effectue. Dans l'*Hemerocallis fulva* l'acte n'a lieu qu'au moment où le périanthe flétri rapproche ses parties de manière à envelopper étroitement les étamines et le stigmate. Chez certaines espèces de *Luzernes*, les pétales inférieurs, fixés au pétale supérieur par des saillies en forme de crochet, se détachent au moment de la pollinisation, ce qui détermine la chute du pollen.

Pollinisation directe des plantes aquatiques à fleurs hermaphrodites. — Chez les plantes aquatiques les dispositions les plus ingénieuses ont été prises afin d'assurer la pollinisation. Beaucoup, en effet, ne peuvent être fécondées que dans l'atmosphère. Chacun a pu remarquer que le pédoncule de la fleur du *Nénuphar* s'allonge jusqu'à

ce que celle-ci ait dépassé le niveau de la surface de l'eau ;
si le pédoncule n'atteint pas le niveau indiqué, la fleur ne
s'épanouit pas. Les fleurs des *Faux nénuphars* (*Villarsia
nymphoïdes*) viennent aussi à la surface de l'eau, mais par
un autre moyen, car leur pédoncule ne peut s'allonger. A

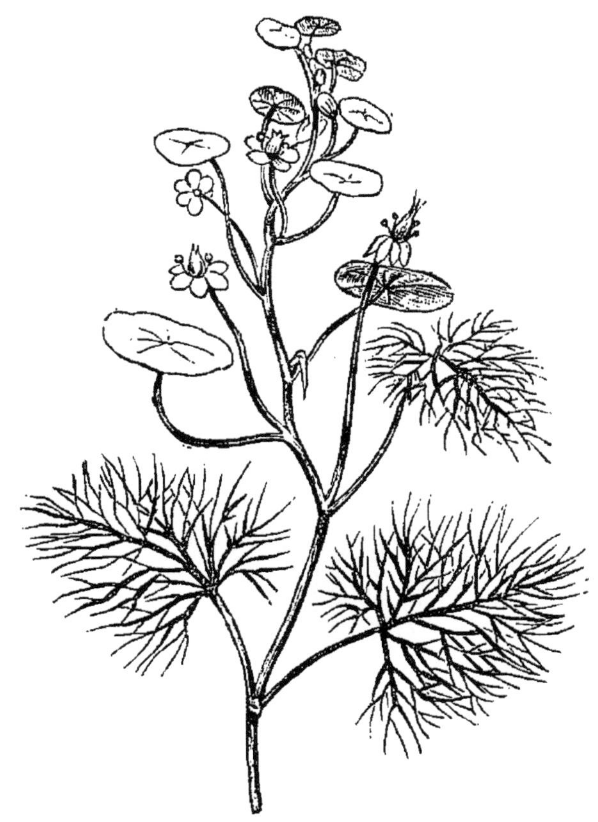

FIG. 180. — *Cabomba* (Nymphéacées).

l'époque de la floraison, la plante, qui jusque-là faible
et délicate se tenait cachée au fond de l'eau, rompt les
liens qui la rattachaient à la vase, profite de sa légèreté et
monte tout entière à la surface. Les *Renoncules aquatiques*, le *Cabomba* (fig. 180), la *Macre* ou *Châtaigne
d'eau* (*Trapa natans*), les *Utriculaires* vivent sous l'eau

pendant leur jeunesse et pendant l'hiver; elles doivent, comme les *Nénuphars* et les *Faux nénuphars*, amener leurs fleurs à la surface pour l'épanouissement, mais elles

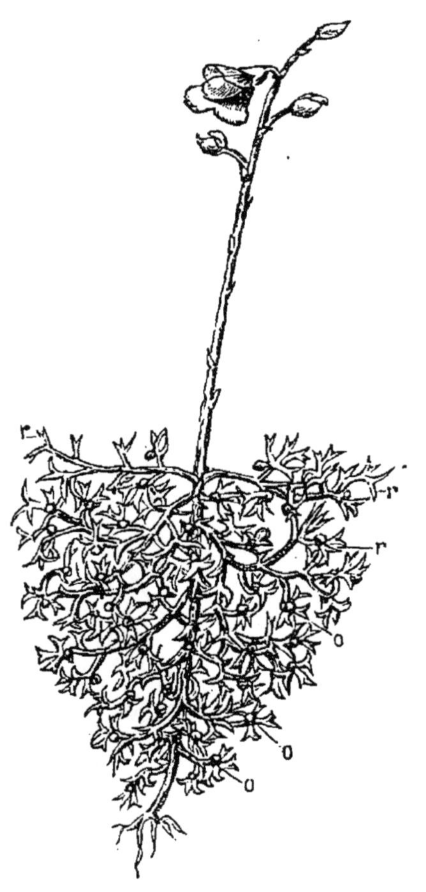

Fig. 181. — *Utriculaire.* Plante dépourvue de racines.
rrr, rameaux; *ooo*, ascidies.

n'ont ni le pédoncule extensible des premiers, ni la légèreté des seconds; un autre procédé est mis en usage. Vers les mois de juin et de juillet, au moment de la floraison, les feuilles qui forment une rosette au sommet de la tige de la Macre, présentent un phénomène singulier. Leur pétiole se renfle en un point pour former une sorte de vessie pleine d'air. Dès lors, la rosette possédant une grande légèreté devient un scaphandre qui monte à la surface de l'eau. Or, c'est à l'aisselle des feuilles en rosette que sont les fleurs; ces dernières sont par ce mécanisme amenées dans l'atmosphère où elles laissent s'opérer la pollinisation. L'acte est à peine effectué que l'air s'échappant des vessies est remplacé par du mucilage. Dès lors, la partie émergée de la plante est devenue plus dense; incapable de surnager, elle redescend sous l'eau et y mûrit ses fruits appelés communément *macres* ou *châtaignes d'eau*. Dans la belle saison, ceux qui sont doués d'un esprit observateur ont pu remarquer dans les étangs, les fossés et les eaux tranquilles, une assez petite plante dont les fleurs d'un beau jaune, en forme de gueule, s'élèvent en courte grappe à quelques centimètres au-dessus de l'eau (fig. 181). Leurs minces rameaux divisés en fins et nombreux segments, sont chargés d'une infinité de petites vésicules ovoïdes de l'épaisseur d'une tête d'épingle. Ces plantes sont des *Utriculaires* que nous connaissons déjà (voy. *Plantes carnivores*, p. 113). Elles se rencontrent çà et là et ne sont pas visibles en hiver. Leur appareil de flottaison est assez remarquable pour que je le décrive avec quelques détails. Les petites vésicules membraneuses ou *ascidies* (fig. 182) qui naissent en si grand nombre sur les rameaux, sont percées, à leur extrémité libre, d'une étroite ouverture que bordent quelques filaments rameux et que ferme une lame transversale en forme de soucoupe. Celle-ci est disposée de façon à ne pouvoir s'ouvrir que de dehors en dedans et à se fermer, au contraire, sous l'effort d'une pression intérieure; l'intérieur de la poche est tapissé de petits poils sécréteurs qui lui donnent l'aspect du velours. Lorsque le moment de la floraison est arrivé,

les petites outres se remplissent d'air qui donne à la
plante une grande légèreté et l'amène à la surface de

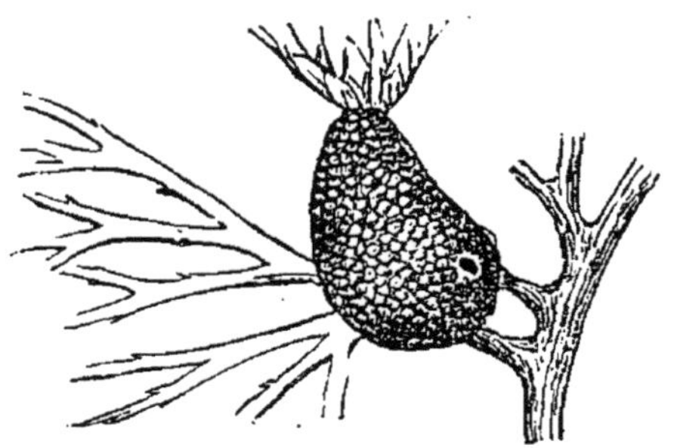

Fig. 182. — *Utriculaire*. Ascidie très-grossie, sur un rameau.

l'eau. C'est alors que s'accomplit, pendant la belle saison,
la pollinisation de ces charmantes fleurs jaunes qui s'é-
lèvent gracieusement au-dessus de l'eau bourbeuse. Puis,

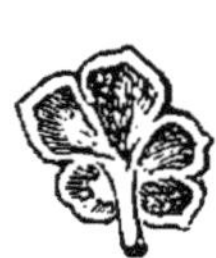

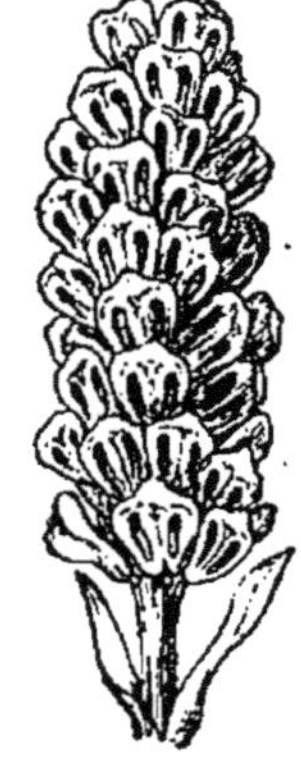

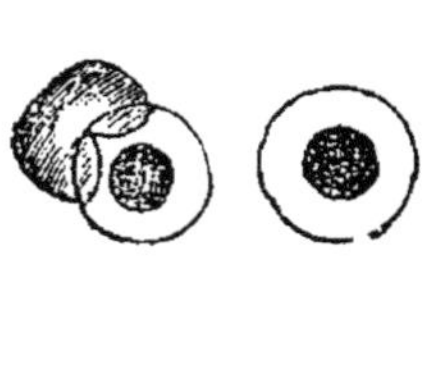

Fig. 183. — Étamine d'If,
vue en dessous avec ses
sacs polliniques ouverts.

Fig. 184. — Inflorescence
mâle de *Pin sylvestre*.
Chaque écaille porte deux
poches ou sacs polliniques.

Fig. 185. — Grains
de pollen de l'*If*.

la fécondation effectuée, le fruit se développe ; l'eau pèse
sur la surface des utricules, pénètre dans la cavité,
alourdit l'Utriculaire et la force à redescendre dans la vase.

Dans l'*Aldrovandie* vésiculeuse, que l'on voit dès le mois de juin à la surface des lagunes des environs de Bordeaux, le sommet de la plante se détache au moment de la floraison et vient flotter à la surface de l'eau

Pollinisation indirecte chez les plantes unisexuées. — **1° Plantes terrestres.** — A la fin de l'hiver ou au commencement du printemps, les essences forestières (*Chêne, Bouleau, Hêtre*), et les arbres verts (*If, Pin, Sapin*) se garnissent de petites poches (fig. 183, 184) remplies d'une poussière jaune pâle ou pollen (fig. 185, 186). Ces poches donnent issue à la poussière qui est enlevée, dissé-

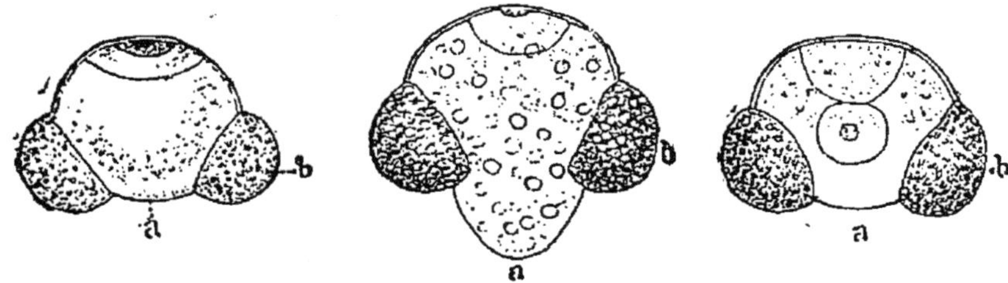

Fig. 186. — Grains de pollen du *Sapin*, à divers états. On voit les deux vésicules pleines d'air *b, b, b*, qui allègent le grain et facilitent sa dissémination.

minée par les vents à des distances souvent considérables et portée sur des Ifs femelles ou sur les fleurs pistillées des Pins et des Sapins. Parfois la quantité de pollen répandue en certains endroits est si considérable, qu'elle a fait croire à des *pluies de soufre*. Le vent devient ici un agent puissant de pollinisation. Chez certaines plantes monoï-ques, la situation sur le même individu des fleurs mâles au-dessus des fleurs femelles favorise puissamment la fécondation. Nous citerons comme exemples notre *Gouet commun (Arum maculatum)* (fig. 187), le *Carex*, etc.

2° Plantes aquatiques. — Plusieurs végétaux aquatiques unisexués, monoïques ou dioïques, sont aussi très instructifs à observer. Tout le monde sait que la surface

des eaux stagnantes est souvent recouverte, en partie ou
en totalité, d'un tapis d'un beau vert clair qui la fait ressembler de loin à une prairie. Cette couche verdoyante, d'ailleurs fort mince et dans laquelle la chute d'une feuille ou
d'un menu rameau détermine immédiatement une trouée,
est composée de Lentilles d'eau (*Lemna*) ou Lenticules

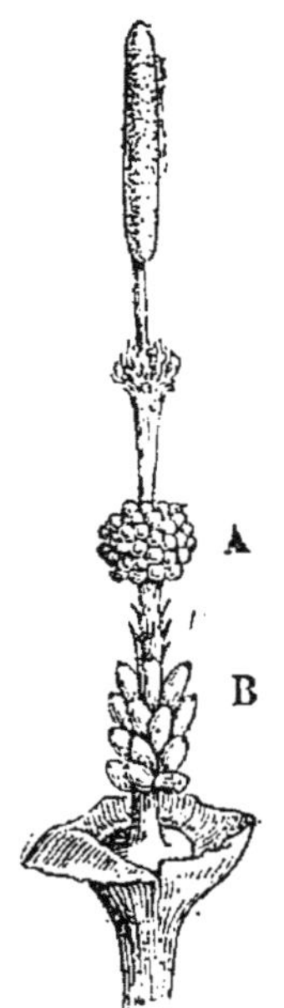

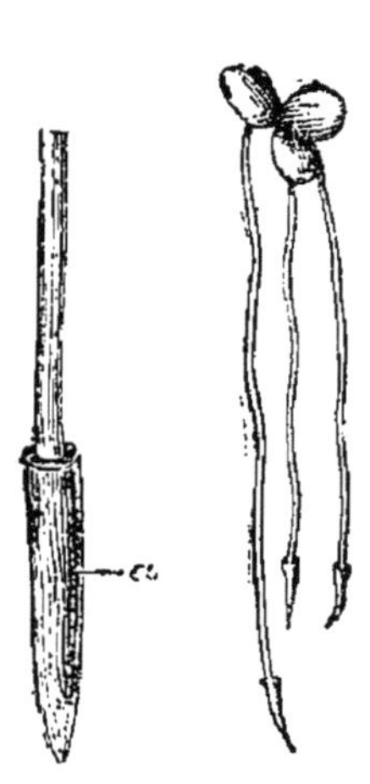

Fig. 187. — Spadice d'*Arum maculatum*. A, étamines ; B, pistils.

Fig. 188. — Lemna ou *Lentille
d'eau*. La fronde à trois lobes
présente trois racines terminées
par trois coiffes ou pilorhizes.

(fig. 188). Ce sont de petits végétaux d'une simplicité de
structure extrême, qui ont la forme et la dimension d'une
lentille et qui vivent toujours réunis en nombreuses tribus.
Leurs frondes (c'est ainsi qu'on appelle la petite masse
verte qui les constitue) passent sous l'eau la première
partie de leur vie. Au printemps, elles viennent fleurir à
la surface et elles continuent à y végéter jusqu'au moment

de leur destruction qui a lieu aux approches de l'hiver.
Voici comment on explique ce fait. Les jeunes frondes qui
naissent à l'automne, formées d'un tissu compacte, descendent
au fond de l'eau après la destruction de la plante mère et y
passent la froide saison ; mais elles ne tardent pas à devenir
plus légères par le développement de leur tissu sous l'influence d'une température plus douce, et, dès le mois de

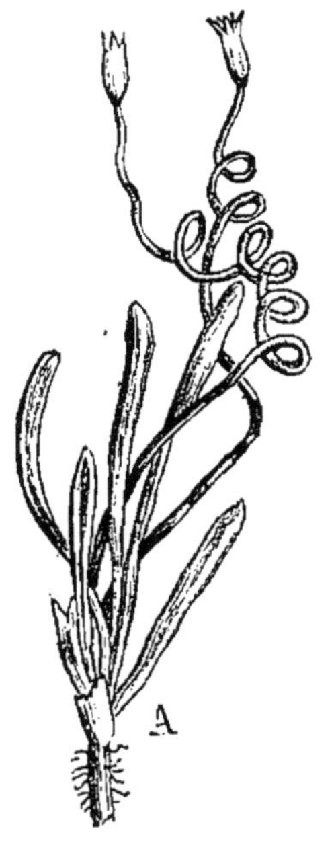

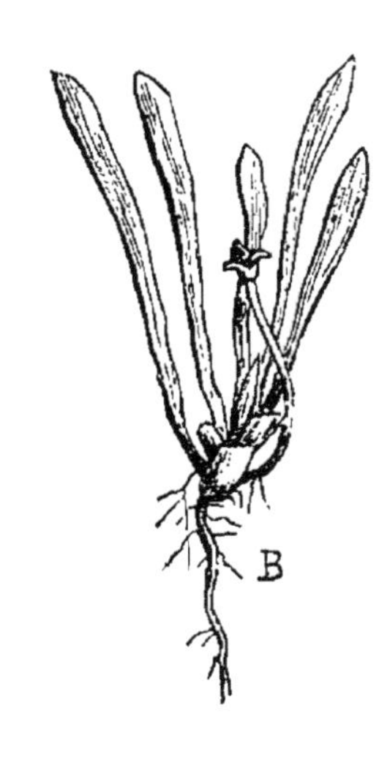

FIG. 189. — *Vallisneria spiralis*,
plante dioïque. A, pied femelle.

FIG. 190. — *Vallisneria spiralis*,
plante dioïque. B, pied mâle.

mars, on les voit remonter en foule à la surface de l'eau.
Mais la plante la plus célèbre sous ce rapport est la
fameuse *Vallisnerie* (*Vallisneria spiralis*) (fig. 189, 190)
qui croît dans le Rhône, dans l'Hérault et surtout dans le
canal du Midi qu'elle encombre de ses longues feuilles
rubanées. Comme le Saule, comme l'If, elle a des pieds
mâles et des pieds femelles. Les fleurs pistillées sont à
l'extrémité de pédoncules qui peuvent s'allonger assez pour

les amener à la surface de l'eau ; elles ne s'épanouissent que lorsqu'elles sont arrivées en cette position. Les fleurs mâles sont protégées par des écailles et placées au fond de l'eau sur de courts pédoncules qui ne peuvent s'allonger. Lorsque le moment de la pollinisation est arrivé, ce qui est indiqué par l'épanouissement des fleurs pistillées, le groupe des fleurs staminées se détache brusquement du pied qui le porte, monte à la surface de l'eau et à l'aide de mouvements d'onde se rapproche en s'épanouissant de chaque fleur pistillée. L'acte est accompli, le long pédoncule se raccourcit en spirale et ramène au fond de l'eau la fleur femelle qui y mûrit son fruit. Ce phénomène curieux est connu depuis longtemps. Castel le raconte (1797) dans son poème *les Plantes*, et Delille le chante dans les *Trois Règnes*.

Rôle des insectes dans la pollinisation. — L'intervention des insectes est indispensable dans beaucoup de cas (1). Il suffit de regarder pendant quelques instants une couche de Melons fleuris, pour remarquer des abeilles volant de fleur en fleur, se plongeant avidement au fond de chacune, sè retournant dans la corolle ; au moyen de ces mouvements, l'insecte ébranle la fleur, fait tomber sur ses membres ou sur son corps la poussière fécondante des fleurs mâles et la porte sur les fleurs femelles visitées à leur tour. Dans les contrées tropicales, les oiseaux-mouches remplissent par rapport aux plantes le rôle dont se chargent chez nous les insectes.

(1) Les insectes qui se posent sur les fleurs pour en sucer le nectar provoquent la pollinisation du stigmate, soit directement dans la même fleur, soit indirectement de fleur à fleur. La pollinisation indirecte, par les insectes, est curieuse à observer chez la *Pensée*, la *Sauge des prés* et dans les plantes à fleurs hétérostylées comme la *Primevère*, la *Salicaire*, etc. (Voir Crié, *Organographie*, p. 65.)

Conrad Sprengel avait bien reconnu l'importance du rôle des insectes dans la fécondation. Couché au pied des fleurs, dans la campagne, il épiait en silence les mouvements des insectes et les voyait transporter le pollen sur l'organe femelle tout en puisant le nectar de la fleur.

Pollinisation des Orchidées. — Les observations de Darwin ont ajouté aux découvertes de Sprengel des faits extrêmement curieux notamment en ce qui concerne les

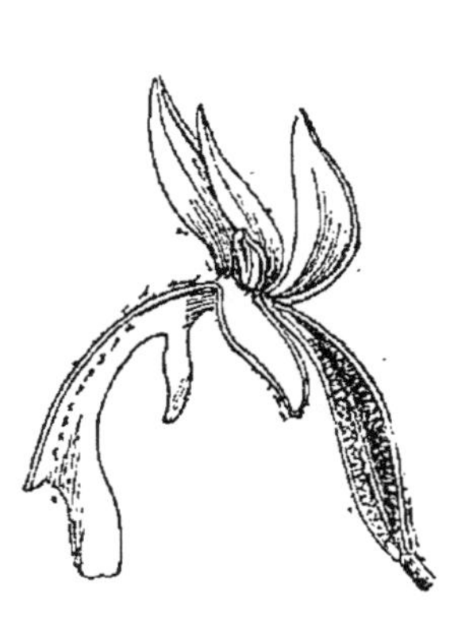

Fig. 191. — Fleur d'*Orchis*.

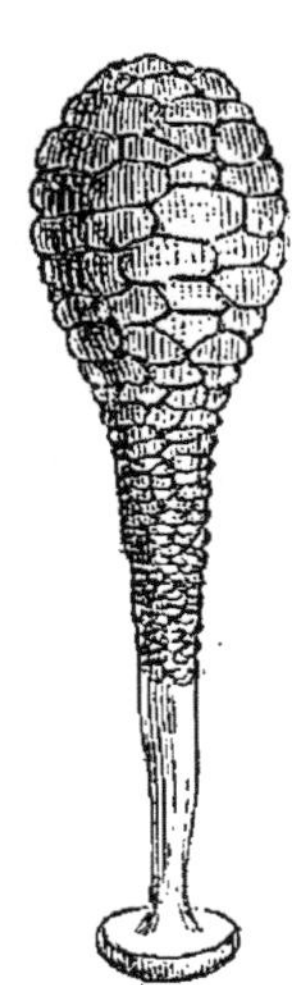

Fig. 192. — Masse pollinique d'*Orchis* très-grossie.

Orchidées (fig. 191). Le savant anglais a surpris maintes fois des abeilles emportant des masses polliniques (fig. 192) attachées à leur tête. Une belle orchidée de notre pays, l'*Orchis pyramidalis*, est fécondée par vingt-quatre lépidoptères d'espèces différentes. L'éperon floral des Orchis est constitué par deux tuniques que sépare un espace assez large où s'accumule le nectar; la tunique externe, très-délicate, peut être aisément perforée par les insectes. On voit ce qui se produit alors; pendant que l'insecte s'agite pour percer cette membrane et puiser les sucs qu'elle re-

couvre, les pollinies détachées par ses mouvements se fixent
à quelque partie de son corps et sont transportées sur le
stigmate d'une fleur voisine qu'elles fécondent. La belle et
grande famille des Orchidées, riche de 433 genres, comprend environ 6000 espèces qui sont toutes fécondées, à
part quelques exceptions (*Ophrys apifera*) (1), par les insectes. Les Orchidées à longs nectaires (*Orchis pyramidalis,
Orchis conopsea, Orchis bifolia*) sont ordinairement ferti-
lisées par des papillons (lépidoptères); celles dont les nectaires
ont une dimension plus ordinaire sont fécondées par des
abeilles et des diptères; de sorte qu'il y a un rapport entre
la longueur du nectaire et celle de la trompe de l'insecte qui
fertilise la plante.

Notre *Orchis morio* est fertilisé par diverses espèces
d'abeilles, notamment par l'abeille domestique (*Apis
mellifica*); l'*Orchis maculata*, par une mouche (*Empis
livida*); l'*Orchis conopsea*, par plusieurs lépidoptères,
très souvent le *Plusia gamma;* l'*Epipactis latifolia*, par
la guêpe commune (*Vespa sylvestris*) et l'*Epipactis pa-
lustris* par les abeilles de ruche. Notre *Spiranthes autum-
nalis*, charmante petite Orchidée des lieux arides, est
fécondée par les abeilles. On peut surprendre de grand
matin l'abeille qui, s'arrêtant toujours au bas de l'épi,
s'élève le long de la spirale et visite chaque fleur l'une
après l'autre. Elle fait une moisson de pollinies fraîches
et vole sur les fleurs inférieures d'une autre plante qu'elle
fertilise. Tandis qu'elle fait sa ronde et augmente sa provision de miel, sans cesse elle féconde de nouvelles fleurs
et perpétue la race du *Spiranthes d'automne* qui, à son
tour, donnera du miel aux futures générations d'abeilles.

(1) L'*Ophrys apifera*, orchidée indigène, se pollinise directement.

Dans les *Catasetum*, Orchidées américaines les plus remarquables de toutes, les pollinies sont lancées à distance et transportées par des abeilles du genre *Euglossa*.

Pollinisation remarquable de l'Aristoloche. — Chez l'*Aristoloche clématite*, plante de notre pays, la pollinisation par les insectes est non moins instructive. Les mouches sont attirées vers les fleurs par une liqueur que sécrètent les glandes stigmatiques. Mais l'entrée de la fleur n'est pas libre ; elle est défendue par une barrière formée de poils obliques dirigés de dehors en dedans. La mouche frotte sur la barrière, abaisse les poils, entre et se précipite sur le liquide sucré. Lorsque l'insecte veut reprendre sa liberté, les poils forment un obstacle à sa sortie et la fleur est devenue une prison. En voletant pour recouvrer sa liberté, le moucheron détache des étamines les grains de pollen et les porte sur le stigmate de cette fleur ou sur celui d'une fleur plus jeune. Déchirez les fleurs épanouies de l'*Aristoloche clématite*, et vous verrez que le fond de chacune est transformé en un véritable charnier où se trouvent les restes de plusieurs moucherons. Quelquefois cependant les poils se dessèchent et laissent sortir l'insecte.

Pollinisation artificielle. — Bien que le vent et les insectes suffisent toujours pour assurer la fécondation des végétaux dioïques, au point de vue de la conservation de l'espèce on ne s'en remet pas à eux du soin de féconder le Dattier (*Phœnix dactylifera*), dans les pays où cet arbre constitue la principale ressource alimentaire des habitants. Il est reconnu que les Dattiers laissés à eux-mêmes sont imparfaitement fécondés. Pour parer à cet inconvénient les Arabes ont recours à la fécondation artificielle.

Pollinisation artificielle des Dattiers dans le Sahara algérien. — Pendant mon séjour dans l'oasis de Biskra

(Sahara algérien), vers la fin d'avril 1881, j'ai vu pratiquer cette fécondation. Les Arabes appellent le Palmier mâle *Dekar* et le Palmier femelle *Nahrla*. Ils fécondent chaque année leurs Dattiers depuis mars jusqu'à la fin de mai, alors que les fleurs commencent à paraître enveloppées dans les spathes et semblables à de gros épis de maïs (fig. 187.) Les fleurs mâles laissent échapper une poussière jaune. On en prend une petite branche et on l'introduit par une fente dans la spathe femelle qu'on lie ensuite avec une feuille de l'arbre. Tantôt les propriétaires fécondent eux-mêmes leurs Dattiers, tantôt ils confient cette opération à des gens qui en font métier et qui, en quelques endroits, se réservent un véritable monopole. Un Palmier mâle peut féconder un grand nombre de femelles; mais cependant, comme les Arabes négligent de planter des Palmiers improductifs, on en trouve à peine à Biskra la quantité suffisante. La répartition des fleurs mâles qui a une extrême importance, puisque c'est d'elle que dépend la récolte de l'année, se fait par les soins du *hakem*, fonctionnaire indigène qui s'assure que tous les propriétaires en sont pourvus. Un régime de ces fleurs représente toujours une valeur assez grande. Les Arabes prétendent qu'il leur est facile de changer à volonté le sexe du Palmier et qu'il suffit pour transformer un mâle en femelle, de fendre toutes les *djerides* d'un bout à l'autre. Ils paraissent de très-bonne foi dans cette assertion, soit pour se donner aux yeux des Français le prestige d'une opération aussi merveilleuse, soit plutôt parce qu'ils ne se rendent aucun compte de son impossibilité. Les variétés de Dattiers sont innombrables. Chaque oasis fournit des formes particulières que les connaisseurs distinguent bien par le feuillage : produits hybrides que leurs boutures multiplient indéfiniment et dont les dattes sont plus ou moins estimées. L'oasis de Biskra produit plus de 170 variétés de dattes.

Caprification. — Nous savons que le Figuier est un arbre monoïque. Les fleurs sont disposées sur la surface interne d'un réceptacle charnu (fig. 194) et muni seulement d'une étroite ouverture près de laquelle sont situées les fleurs mâles, tandis que les fleurs femelles occupent le fond de la coupe. La *caprification* des Figuiers est une opération qui a pour but d'assurer leur fécondation. A

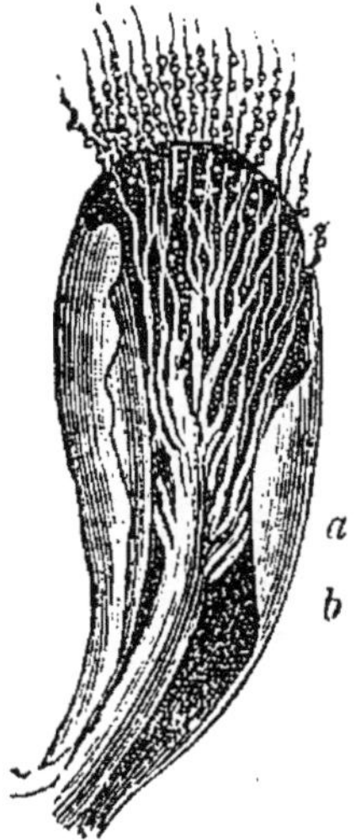

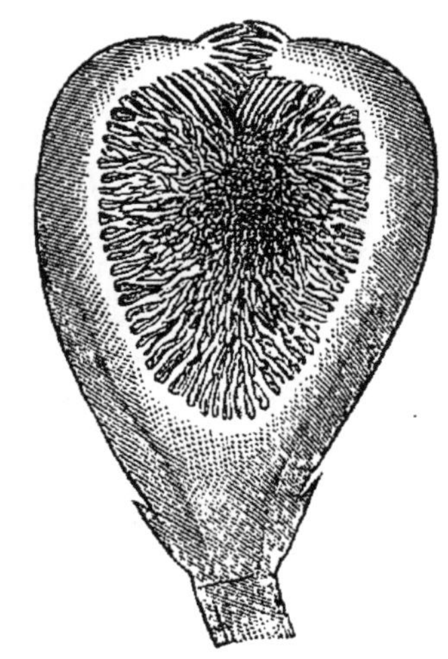

Fig. 193. — Régime de *Dattier*. Large spathe, *a*, entourant l'axe ramifié ou spadice, *b*.

Fig. 194. — *Figue*, coupe longitudinale.

Biskra, où le fond de la population est d'origine kabyle, on suit en effet cette coutume qui remonte à la plus haute antiquité. Elle porte le nom de caprification parce qu'on se sert des fruits du Figuier sauvage, appelé *caprificus*. Les Kabyles suspendent aux branches de leurs Figuiers des petites figues précoces d'une espèce particulière et prétendent augmenter ainsi la grosseur et la qualité de leurs fruits. Linné pensait que le Figuier pouvait avoir des fleurs mâles altérées ou insuffisantes, et que la caprification n'avait d'autre but que d'y suppléer en apportant les réceptacles garnis de la figue sauvage. Mais nous savons aujourd'hui que les Arabes cueillent les fruits des Figuiers sauvages au moment où l'insecte appelé *Cynips prenes* est sur le point d'en sortir. On porte alors ces figues sauvages sur les Figuiers cultivés; le cynips s'introduit dans leurs fruits, contribue à leur maturité et les rend plus volumineux. Nous avons vu à Biskra un Figuier

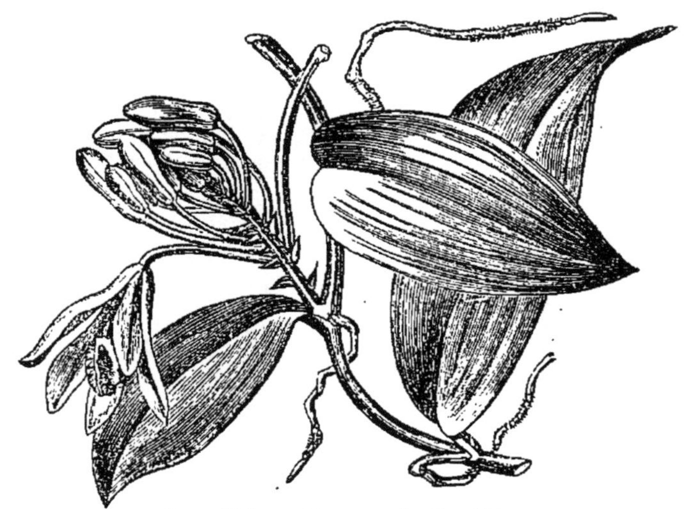

FIG. 195. — Rameau de *Vanillier*.

complètement mâle; il se couvre chaque année d'un nombre prodigieux de figues — ou inflorescences particulières du Figuier— qui tombent ensuite; il n'en mûrit que quelques-unes et elles ne renferment pas de graines. C'est là l'espèce que les Arabes recherchent pour la fécondation artificielle et dont ils achètent les fruits fort cher, à défaut de ceux du Figuier sauvage, rare dans les environs de Biskra.

Pollinisation artificielle des Orchidées. — Dans nos serres, les Orchidées exotiques ne fructifient point si on ne

11.

pratique pas sur elles la fécondation artificielle. C'est au procédé que les horticulteurs emploient, que l'île de la Réunion doit aujourd'hui sa grande production de Vanille. Jusqu'en 1841 cette colonie renfermait peu de Vanilliers (fig. 195) et parmi les fleurs qui se montraient quelques-unes seulement étaient suivies d'un fruit. A cette époque un jeune nègre chargé de soigner les Vanilliers s'avisa de porter, sur la sommité glanduleuse du prolongement de l'ovaire, la masse pollinique contenue dans l'anthère et il s'aperçut qu'un fruit succédait à chacune des fleurs sur lesquelles il avait opéré. Comme le procédé qui multipliait les fruits multipliait en même temps la richesse du propriétaire, il ne put être tenu secret bien longtemps. Tous les colons pratiquèrent bientôt la fécondation artificielle.

Absence de pollinisation. — Chez la plupart des fleurs cleistogames (Voir Crié, *Organographie*, p. 72) et dans une Orchidée de notre pays (*Cephalanthera grandiflora*) les grains de pollen germent à l'intérieur du sac pollinique et projettent leurs tubes sur le stigmate. Ici, la pollinisation proprement dite n'a donc pas lieu.

ACTES ESSENTIELS

Nous distinguerons dans cet ordre de phénomènes trois périodes :

1° *Les changements qu'éprouvent les grains de pollen au moment de leur contact avec le stigmate;*

2° *Le trajet du grain de pollen du stigmate dans l'ovule ;*

3° *L'action du pollen sur la vésicule embryonnaire.*

1° Changements qu'éprouvent les grains de pollen au moment de leur contact avec le stigmate. — Les papilles stigmatiques, en même temps que le liquide gommeux qu'elles sécrètent, retiennent les grains de pollen qui ont été apportés par la pollinisation. Le liquide stigmatique de consistance visqueuse est très-souvent sucré et présente une réaction acide qui empêche le développement des Champignons-ferments disséminés dans l'atmosphère. Le grain de pollen est donc imprégné d'une humidité suffisante pour germer ; il germe, en effet, et l'humeur stig-

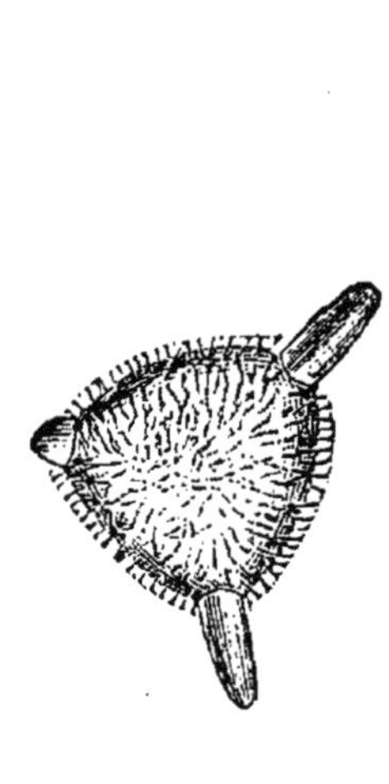

Fig. 196. — Pollen de *Dipsacée*. Le grain germe en émettant trois tubes polliniques.

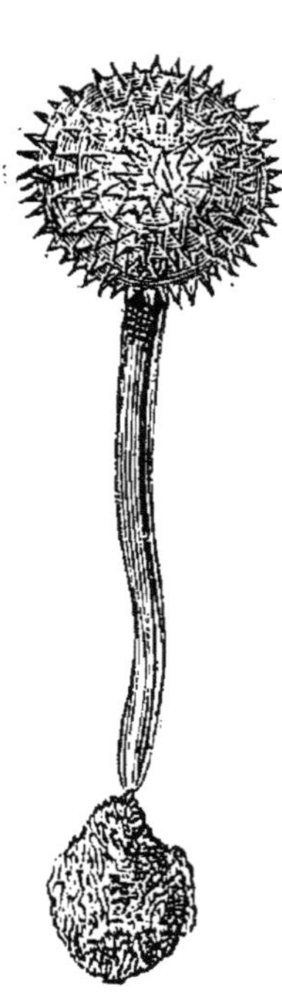

Fig. 197. — Grain de pollen émettant son tube pollinique qui se rompt et laisse échapper la fovilla.

matique présente au jeune tube pollinique les aliments nécessaires à sa croissance. C'est généralement l'enveloppe interne ou *intine* qui s'allonge pour constituer le tube pollinique (fig. 196). Au contact du liquide visqueux, l'*exine* ou membrane externe du grain, peu extensible, se brise et laisse passer l'intine qui fait hernie par les ouvertures naturelles (*pores, plis*) dont la place était indiquée sur l'exine. La hernie grandit et forme un *cæcum* qui renferme la *fovilla*. En présence de l'eau les tubes polliniques s'allongent ou éclatent au sommet pour laisser échapper la fovilla (fig. 197).

Trajet du grain de pollen du stigmate dans l'ovule. — Après avoir germé sur le stigmate, le grain de pollen dirige son tube dans le canal du style, si le style est creux, ou, plus ordinairement, dans le tissu appelé *tissu conduc-*

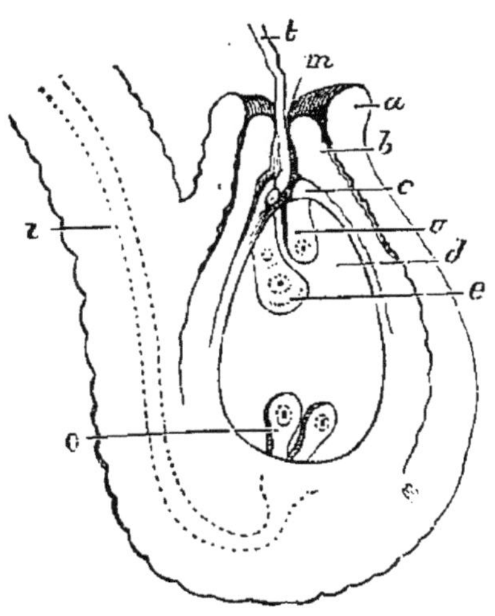

Fɪɢ. 198. — Ovule anatrope au moment de la fécondation : *t*, tube pollinique ; *m*, micropyle ; *a*, primine ; *b*, secondine ; *c*, nucelle ; *d*, sac embryonnaire ; *e*, vésicule embryonnaire ou oosphère qui produira l'œuf lequel se développera en embryon ; *u*, cellule synergide (il y en a deux) ; *o*, cellule antipode (il y en a trois)

teur. Ce sont des cellules lâchement unies qui s'étendent jusque sur la surface des placentas. Le tube pollinique s'allonge rapidement et, quant à sa forme habituelle, M. Hofmeister le compare à un tube thermométrique. Le même tube rampe sur le tissu conducteur ou s'insinue entre ses mailles. Il pénètre dans l'ovaire, puis s'insinue dans le micropyle, pour toucher, bientôt après, le nucelle d'un ovule.

Action du tube pollinique sur la vésicule embryonnaire ou oosphère. — Par le canal micropylaire le tube arrive jusqu'au sommet du nucelle, en dissocie les cellules et vient toucher la membrane du sac embryonnaire ou la calotte des synergides. Une partie de la substance du tube

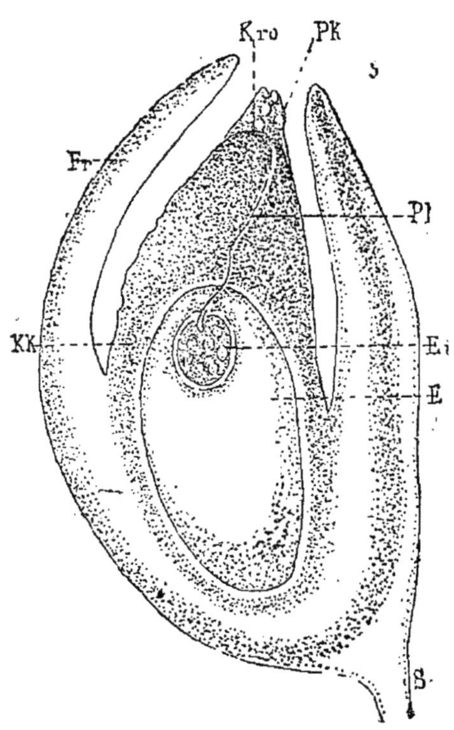

Fig. 199. — Coupe longitudinale d'une fleur de *Picea vulgaris*.

Fr, carpelle; KK, nucelle; *Kro*, extrémité du nucelle couvert de grains de pollen *PK*; *Pl*, tube pollinique; *E*, endosperme ou prothalle; *Ei*, œuf.

pollinique passe dans l'une des synergides et quelquefois dans les deux synergides. La synergide transmet la substance mâle à la vésicule embryonnaire ou oosphère qui produira l'œuf (fig. 198). Chez les Angiospermes, le sac embryonnaire ne produit qu'un œuf, à l'exception des *Santalum*, dont le sac présente deux œufs.

Quelques mots sur la fécondation dans les plantes à ovules nus ou gymnospermes. — Chez ces plantes (Conifères, *Pins, Sapins,* etc.), le pollen arrive sur le sommet du nucelle où il séjourne pendant quelque temps. Les Gymnospermes diffèrent de la plupart des autres plantes par leur endosperme (albumen) qui se développe dans le sac em-

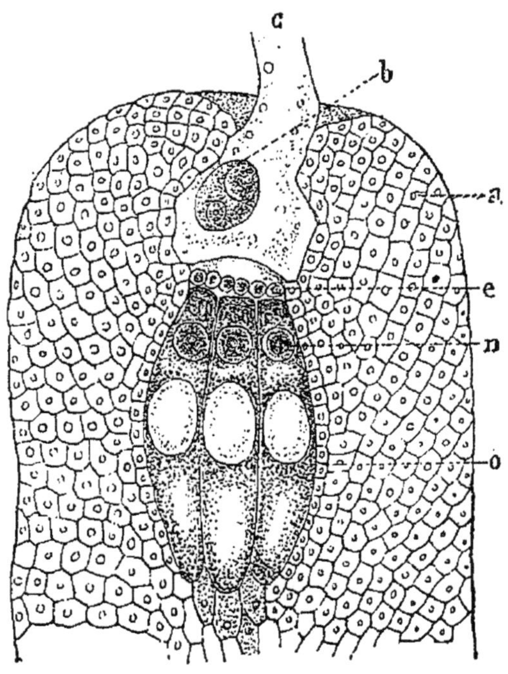

FIG. 200. — Sommet de l'albumen d'une Conifère contenant trois corpuscules.

a, endosperme ; *o,* corpuscules ; *n,* les trois oosphères des corpuscules ; *e,* rosettes des corpuscules ; *c,* boyau pollinique ; *b,* noyau mâle.

bryonnaire longtemps avant la fécondation (fig. 199). C'est dans cet albumen que se forment, au sommet, les *corpuscules* renfermant les oosphères qui produiront les œufs. Chaque œuf pourra donner naissance à plusieurs embryons qui se développeront aux dépens de l'endosperme. L'endosperme est un parenchyme compacte qui remplit le sac embryonnaire des Gymnospermes.

PHÉNOMÈNES CONSÉCUTIFS

Au moment de la pollinisation du stigmate, on voit survenir une série de changements qui annoncent la nouvelle vitalité qui s'établit dans certaines parties de la plante au détriment des autres. Ainsi la corolle, fraîche jusque-là et souvent parée des plus vives couleurs, ne tarde pas à perdre son brillant coloris; bientôt elle se fane, se dessèche et tombe. Le plus souvent le calice tombe aussi avec les étamines et le pistil reste seul. Puis, dès que les tubes polliniques sont parvenus dans l'ovaire, le stigmate et le style se flétrissent. Il ne subsiste plus que l'ovaire dont les diverses parties profondément modifiées composent avec les graines qu'il renferme ce qu'on appelle le *fruit*. Cependant il est des cas où il s'écoule un long intervalle entre l'arrivée du tube pollinique et le commencement de la fécondation proprement dite. Les plantes ligneuses mettent un et deux ans à mûrir leurs graines. Dans le *Colchique d'automne*, le tube pollinique arrive au sac embryonnaire au commencement de novembre, et la formation de l'embryon n'a lieu que l'année suivante, vers le mois de mars.

Ce que présente le sac embryonnaire après la fécondation. — Vers le sommet du sac, comme le montre la figure 198, il existe trois cellules que l'on a appelées *vésicules embryonnaires*. Trois autres cellules forment un groupe analogue à l'autre extrémité du sac, ce sont les *vésicules antipodes* dont le rôle jusqu'aujourd'hui est inconnu. Mais il n'en est pas de même des vésicules embryonnaires de l'extrémité supérieure du sac. Les deux cellules qui occupent le sommet même ont été nommées par Strasburger *vésicules synergiques* ou *vésicules embryonnaires secondaires*. La vésicule inférieure, située sous les deux vésicules synergiques, est la *vésicule embryonnaire* par excellence, l'oosphère qui, fécondée, produit l'*œuf*. Cet œuf deviendra l'embryon (fig. 201, 202). L'embryon est souvent pourvu d'un suspenseur qui le tient suspendu à la cavité du sac (fig. 202, *c, d.*).

Quelques mots sur la reproduction et la fécondation des Cryptogames. — Les Cryptogames se repro-

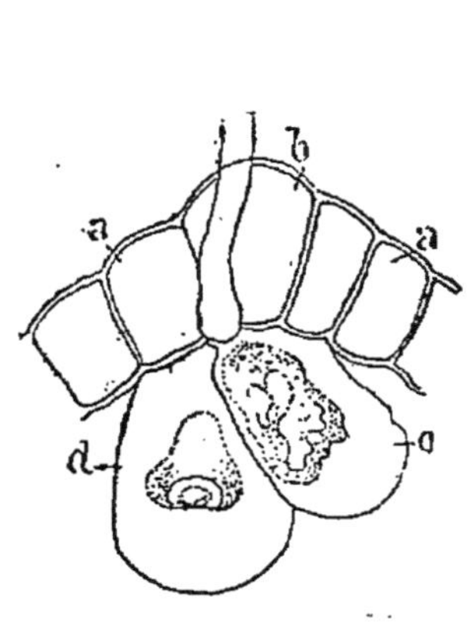

Fig. 201. — Sommet du sac embryonnaire de l'*Ornithogalum nutans*, au moment de la fécondation. *a, a, b,* cellules du nucelle ; *c*, vésicule synergique qui doit transmettre la substance mâle à la vésicule embryonnaire *d*, pour la transformer en œuf.

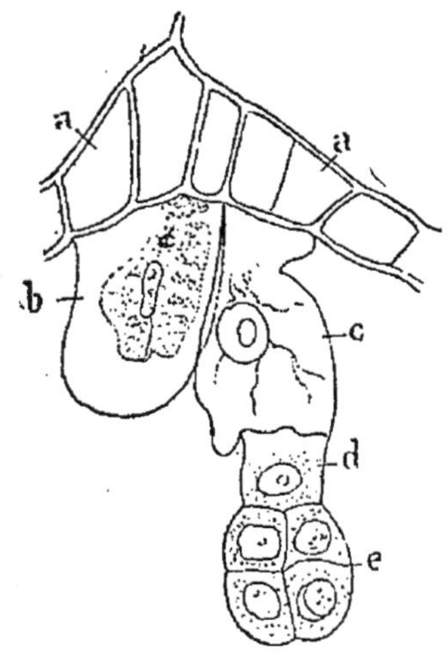

Fig. 202. — Sommet du sac embryonnaire de l'*Ornithogalum nutans* après la fécondation. *a, a,* nucelle ; *b*, vésicule synergique ; *cd*, suspenseur ; *e*, embryon. — Le suspenseur contribue souvent à nourrir l'embryon.

duisent à l'aide de spores (fig. 203, 204, 205). Ces spores donnent naissance à de nouveaux individus (reproduction par voie asexuée), ou bien l'individu est reproduit grâce au concours de deux cellules, l'une mâle, l'autre femelle (reproduction par voie sexuée). Chez un grand nombre de Cryptogames, (*Algues, Mousses, Fougères*), la poussière fécondante des étamines est remplacée par de petits corps droits ou courbes, doués de motilité dès qu'ils sont sortis de leur enveloppe commune.

Ces corpuscules sont les *anthérozoïdes* (de ἀνθηρός, ά,

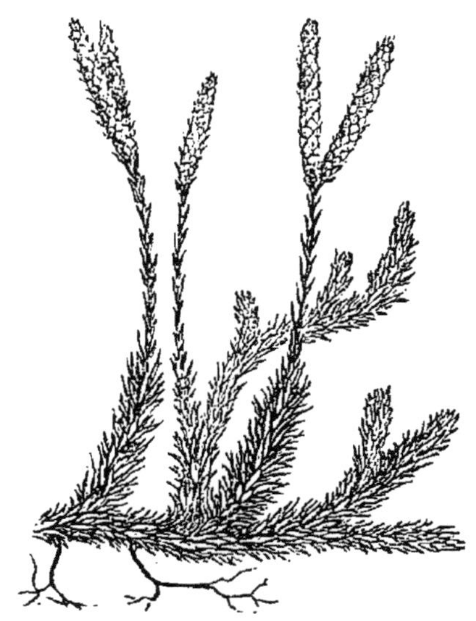

FIG. 203. — Lycopodium clavatum (Lycopodiacées).

ὂν, fleuri, et ζῶον, animal) et le sac qui les contient est

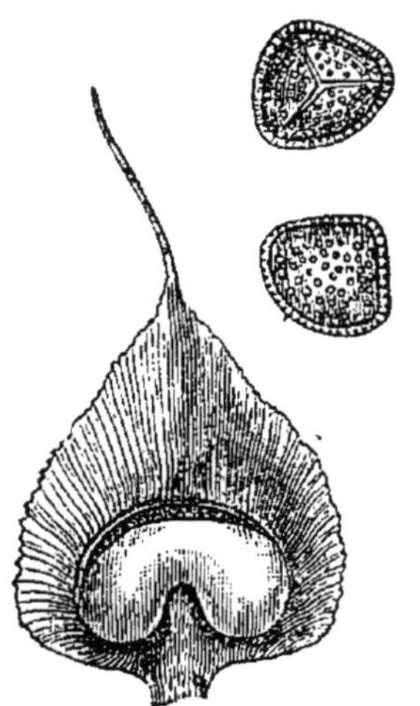

FIG. 204. — Bractée avec sporange
de *Lycopode* renfermant les spores,
et deux spores isolées.

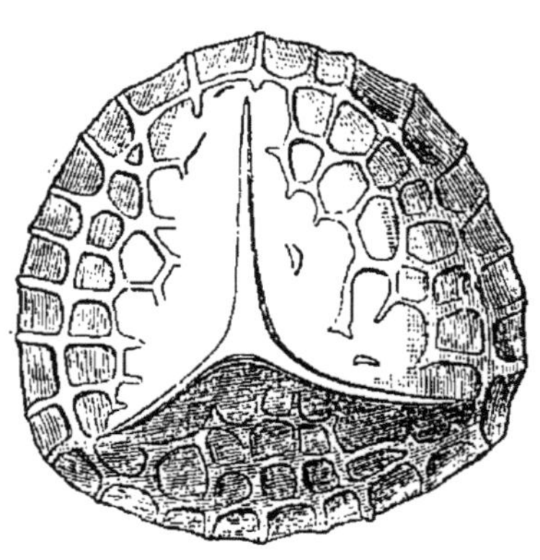

FIG. 205. — Spore du même
Lycopode très-grossie.

l'*anthéridie*. Les anthérozoïdes sont souvent munis de

cils qui les font progresser et arriver sur la spore femelle (fig. 206, 207, 208, 209, 210, 211).

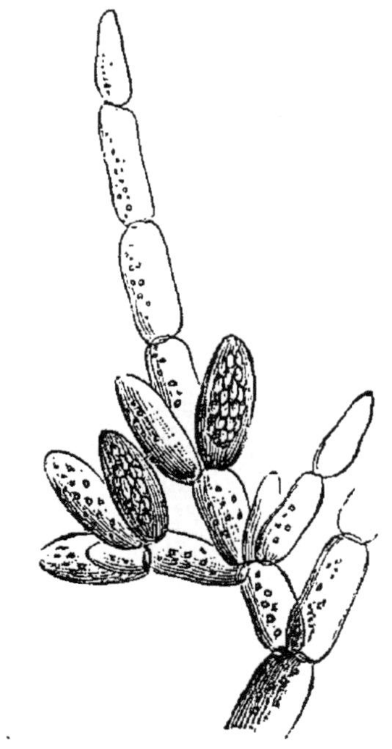

FIG. 205. — Cellules à anthéridies d'un
Fucus (Algues).

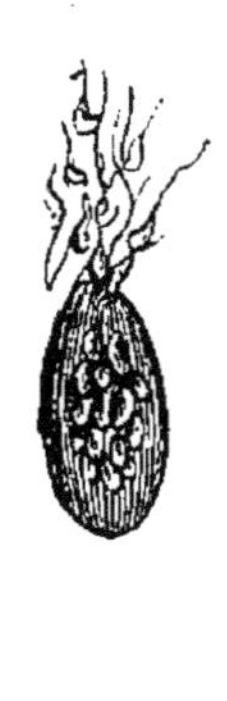

FIG 207. — Anthéridie d'un
Fucus laissant échapper les
anthérozoïdes.

Les Cryptogames se reproduisent par voie *asexuée* et par voie *sexuée*.

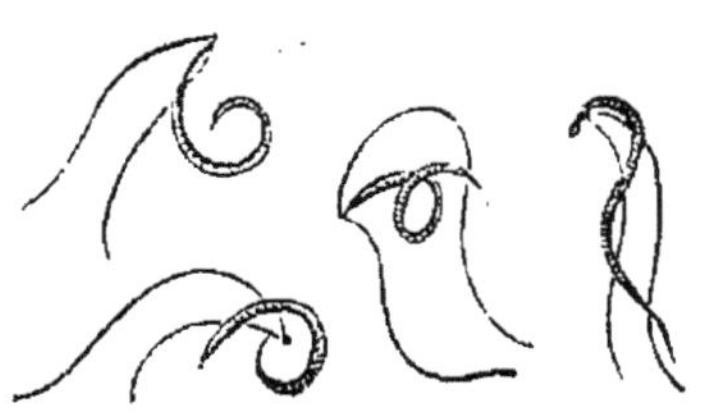

FIG. 208 — Anthérozoïdes
du Polytrich (*Mousses*).

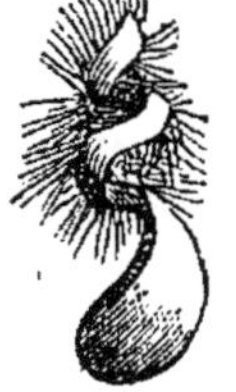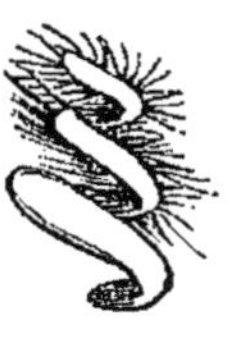

FIG. 209. — Anthérozoïdes
d'une *Fougère*.

Reproduction asexuée. — Certaines spores qui reproduisent la plante par voie asexuée sont mobiles et ressemblent assez bien à des Infusoires pour lesquels certaines d'entre elles ont été prises plus d'une fois. Telles sont les *zoospores* (fig. 212) (de ζῶον, animal, et σπορά, semence).

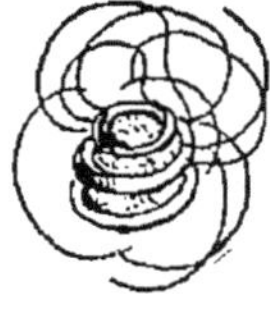

FIG. 210. — Anthérozoïde d'*Isoëtes*.

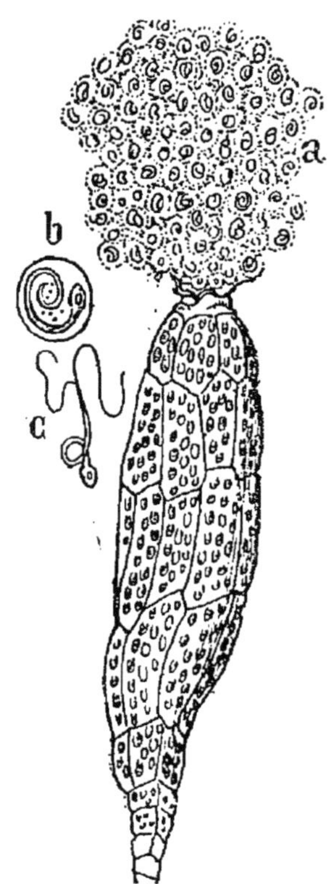

FIG. 211. — *Funaire* (Mousses) : Anthé- ridie laissant échapper les anthéro- zoïdes *a* ; *b*, anthérozoïde enfermé dans la cellule mère ; *c*, anthérozoïde libre·

D'autres spores sans cils reproduisent directement un nouvel individu en germant (Lichens, certains Champi- gnons), ou par simple division ou scission de la spore (*Schizomycètes* ou Champignons-ferments) (fig. 213).

Reproduction sexuée. — Toute reproduction dans la- quelle une spore résulte de l'union de deux matières plasmiques différentes dont l'une agit comme mâle et l'autre comme femelle est une reproduction sexuée.

Reproduction sexuée avec deux éléments non différenciés. — Dans certains cas, les masses plasmiques contenues dans deux cellules s'unissent, soit à l'aide d'un

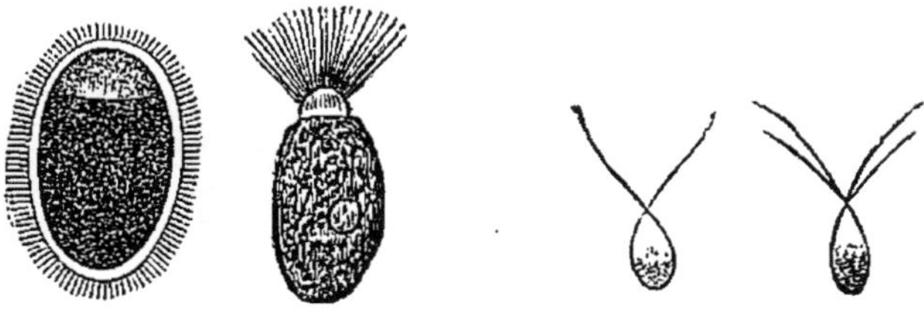

FIG. 212. — Zoospores d'Algues.

tube, soit par une union directe pour donner lieu à la production d'une spore qu'on nomme, *Zygospore* (de ζυγέω, ètre accouplé, et σπορά, semence). Ce phénomène remarquable de jonction cellulaire est appelé *conjugaison proprement dite*. Ce mode de reproduction est particulier à certains groupes d'Algues et de Champignons, de même

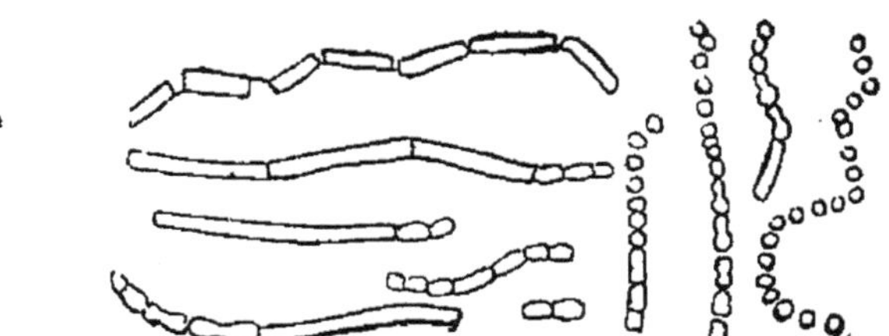

FIG. 213. — *Bacilli* en voie de segmentation.

que la reproduction à l'aide de *zoospores* (fig. 214, 215).

Reproduction sexuée avec deux éléments différenciés. — Très-souvent la matière plasmique mâle présente de petits corpuscules, c'est-à-dire les anthérozoïdes dont nous avons parlé plus haut. Ces anthérozoïdes exercent leur action sur une masse plasmique femelle (*oosphère*) renfermée dans une cavité cellulaire spéciale (*oogone*).

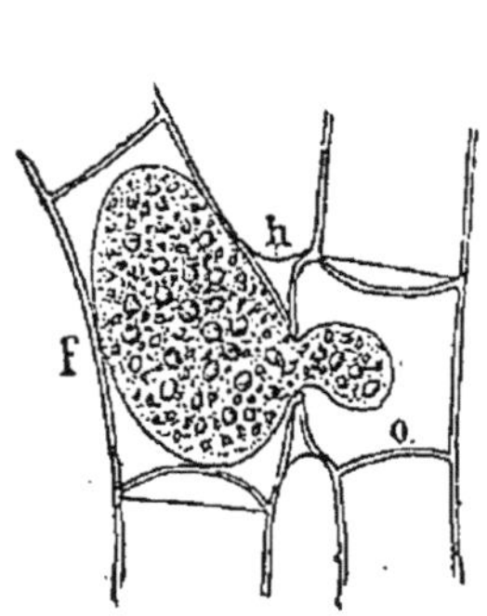

FIG. 214. — Deux cellules d'une Algue conjuguée pendant la conjugaison. Les deux protoplasma se mélangent.

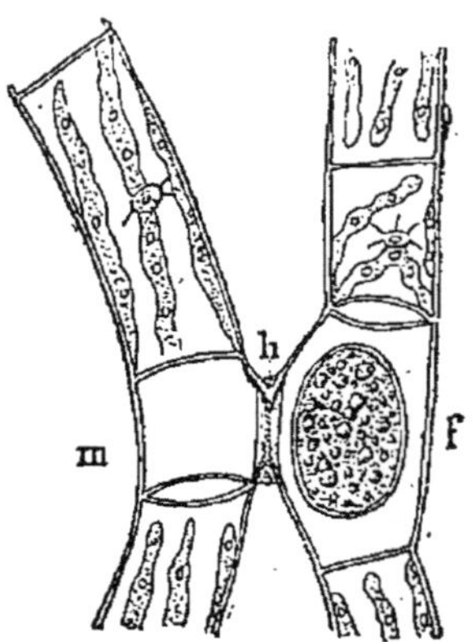

FIG. 215. — Deux cellules d'une Algue conjuguée après la conjugaison. Les deux masses protoplasmiques ont formé la zygospore renfermée dans la cellule *f*.

La spore qui résulte de la fécondation de la masse plasmique femelle est distinguée sous le nom d'*oospore*

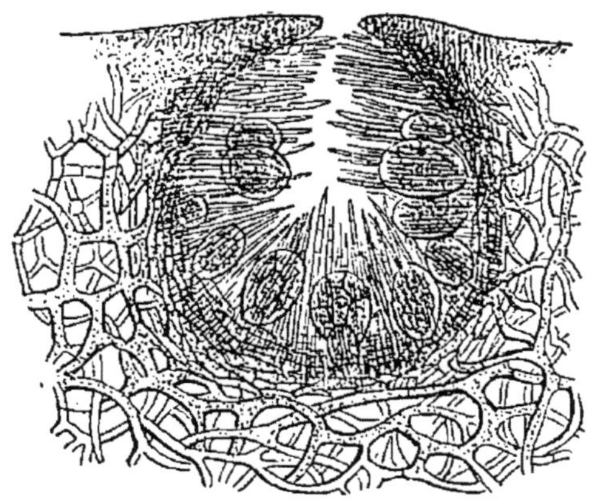

FIG. 216. — Coupe longitudinale d'un conceptacle de *Fucus vesiculosus*. — On voit dans l'intérieur des masses ovoïdes qui deviendront, après la fécondation, des oospores.

(fig. 216). Dans la figure (217) la cellule centrale renfermée dans la pochette A doit être fécondée par l'anthérozoïde B.

CRIÉ. — Cl. philosophie. 18

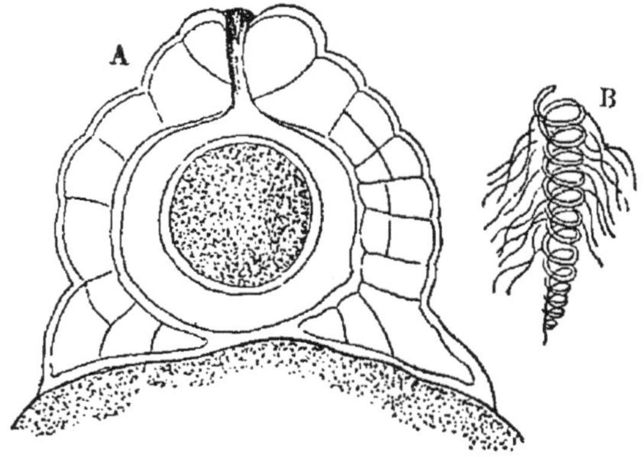

Fig. 217. — A, section d'une prothalle de *Marsilia* montrant
une oosphère ; B, un anthérozoïde.

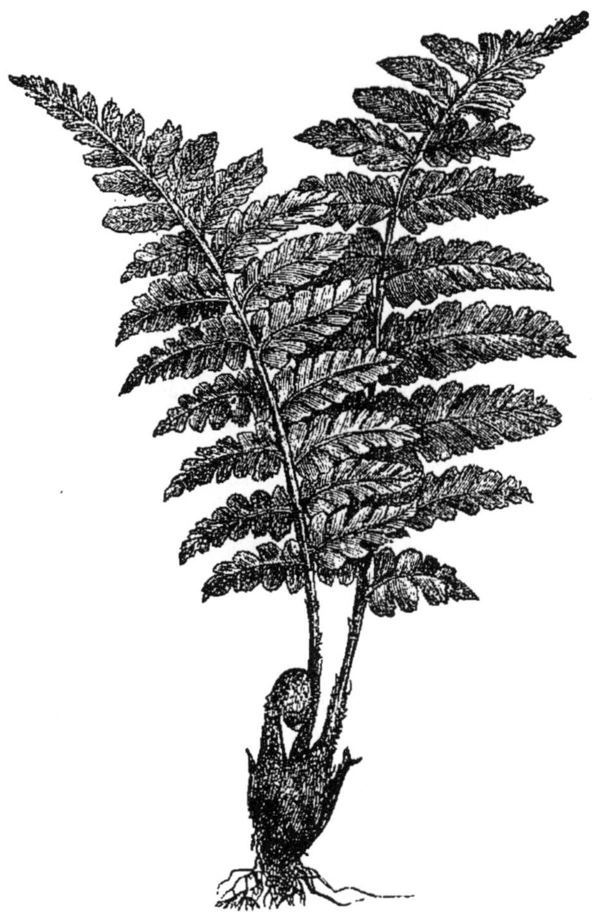

Fig. 218. — *Fougère mâle.*

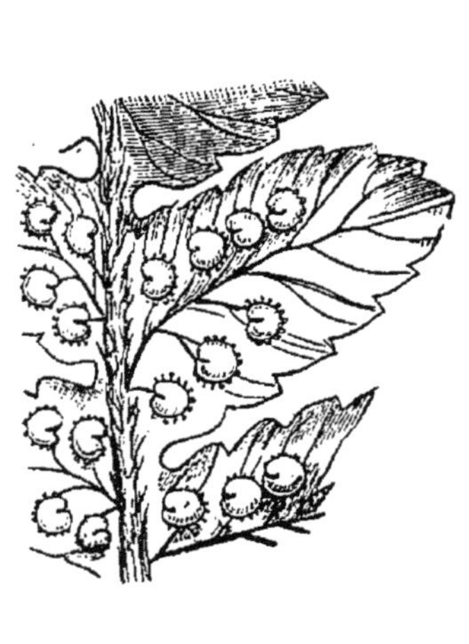

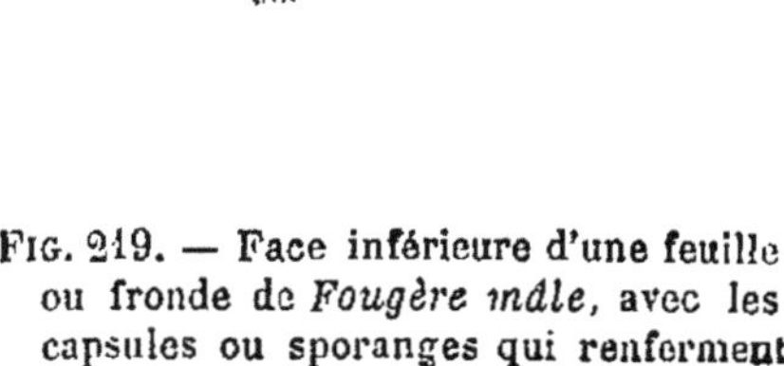

FIG. 219. — Face inférieure d'une feuille ou fronde de *Fougère mâle*, avec les capsules ou sporanges qui renferment les spores.

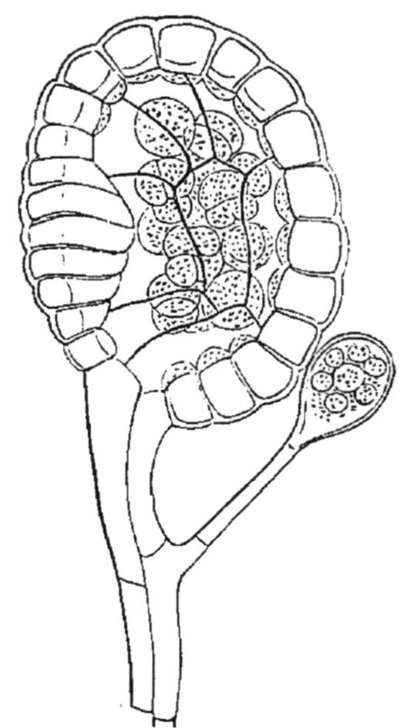

FIG. 220. — Sporange ou capsule do *Fougère mâle* à peu près mûr.

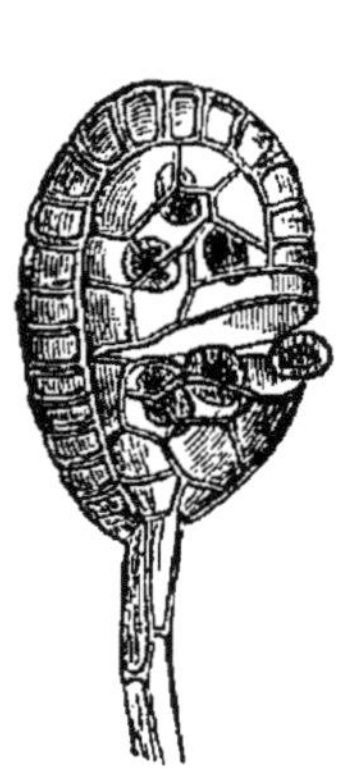

FIG. 221. — Sporange de *Fougère mâle* laissant échapper les spores.

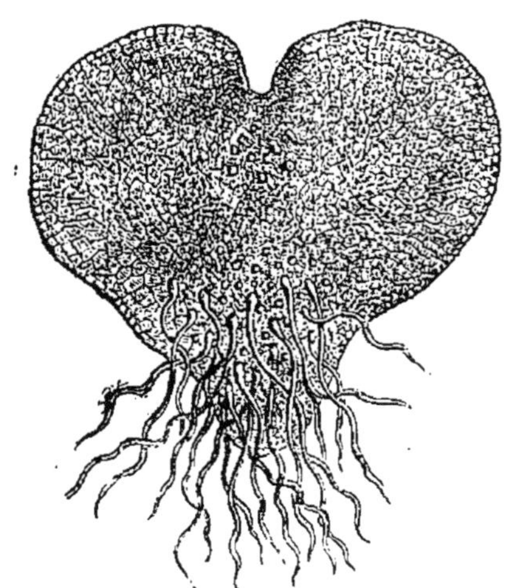

FIG. 222. — Prothalle produit par la germination de la spore. Ce prothalle porte les archégones et les anthéridies.

Cetle conjugaison sexuelle constitue la *fécondation proprement dite*.

Enfin, chez d'autres Cryptogames (*Fougères, Mousses,*

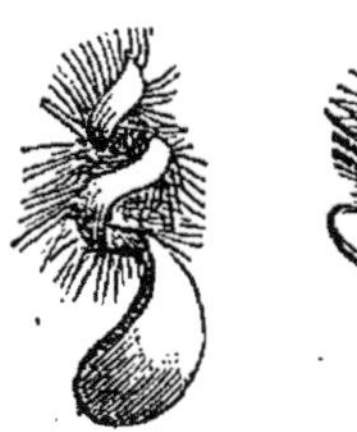
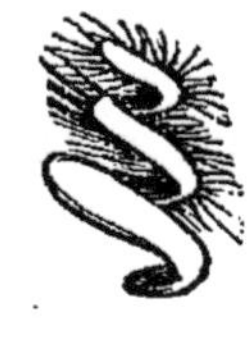
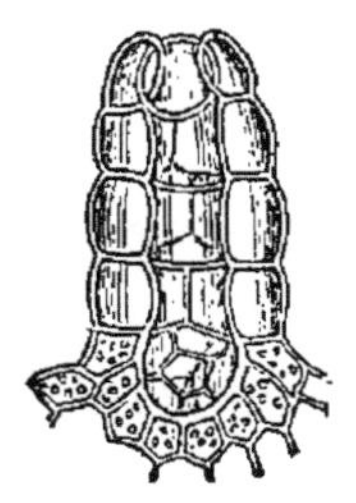
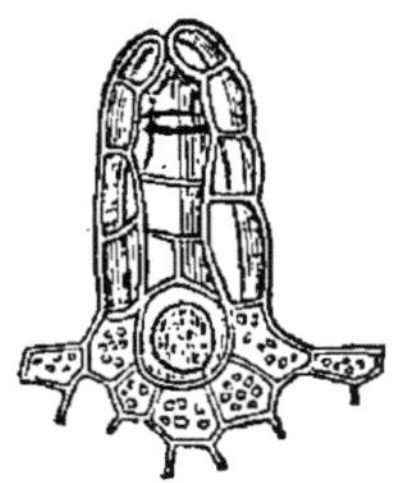

FIG. 223. — Deux anthérozoïdes de *Fougère.*

FIG. 224. — Deux archegones de *Fougère mâle* très-grossis.

Hépatiques), il existe des organes particuliers appelés *prothalles*. Ces prothalles ou *proembryons* sont de véritables individus sexués. Ainsi, les spores de la Fougère mâle (*Aspidium filix mas*) (fig. 218) renfermées dans les cap-

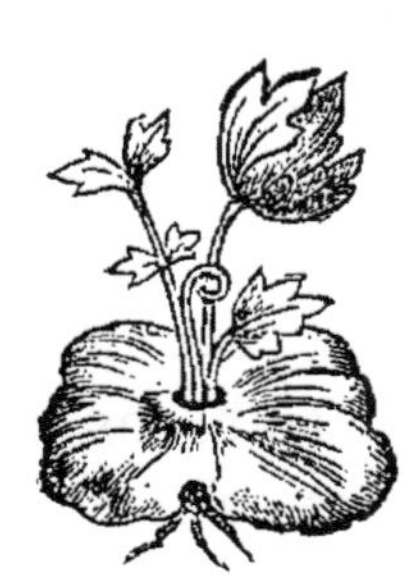

FIG. 225. — Prothalle donnant naissance à une jeune Fougère, après la fécondation de l'archégone.

sules (fig. 219, 220, 221) donnent naissance en germant à la lame verte appelée prothalle (fig. 222). Sur ce prothalle naissent des organes mâles (*anthéridies* avec *anthérozoïdes* (fig. 223), et des organes femelles ou *archégones* (fig. 224). Les anthérozoïdes des anthéridies fécondent la masse protoplasmique renfermée dans l'archégone (fig. 224) et cette spore fécondée sur le prothalle produira un nouvel individu, c'est-à-dire la Fougère que tout le monde connaît. (fig. 225) Au total, la spore de Fougère germe et produit un prothalle ou individu sexué avec ses anthéridies et ses archégones. Après la fécondation, l'archégone développe un individu asexué (fig. 218) avec ses capsules ou sporanges placées sous la fronde (fig. 219).

Chez les *Prêles*, le prothalle est *dioïque*, c'est-à-dire que les uns sont femelles et portent des *archégones*, alors que les autres donnent naissance aux *anthéridies*.

GERMINATION

On donne le nom de germination à la série de phénomènes que présente une graine pour développer l'embryon qu'elle renferme. Pendant la période germinative, la plantule absorbe de l'oxygène, dégage de l'acide carbonique et émet de la vapeur d'eau ; en même temps sa substance sèche va diminuant de poids et la graine dégage de la chaleur.

A la graine qui vit il faut un concours de conditions qui sont :

1° Des *conditions intrinsèques* ; 2° Des *conditions extrinsèques*.

1° Conditions intrinsèques à la graine. — La graine doit renfermer une réserve de matériaux chimiques, sorte de réservoir d'aliments que les manifestations vitales dépenseront plus tard. Ces aliments consistent en principes féculents, sucrés, oléagineux, albuminoïdes. Tantôt cette matière nutritive est déposée dans le sac embryonnaire, elle porte alors le nom d'*albumen* ; tantôt elle est emmagasinée dans les premières feuilles de l'embryon, c'est-à-dire dans les *cotylédons*. Ainsi, les cotylédons des Haricots, des Pois, des Fèves renferment de la fécule et des principes albuminoïdes ; les cotylédons des embryons de l'Amandier, du Noisetier, du Colza, de la Moutarde, du Chanvre, du Hêtre, du Noyer, contiennent des principes oléagineux que nous retrouvons dans l'albumen du Lin, du Ricin, etc. Nous savons de quelle manière ces aliments sont digérés par l'embryon lorsqu'il se développe (Voy. *Digestion végétale*, p. 107).

2° Conditions extrinsèques à la graine. — Ces conditions sont : l'*eau*, la *chaleur* et l'*oxygène*.

Eau. — On place dans de la terre sèche des graines qui sont à une température convenable pour leur végétation. Ces graines ne germent pas, parce qu'il leur manque une condition indispensable : l'*humidité*. Sans parler des fameux *Blés de momie* qui ont été trouvés dans les *Hypogées* de l'ancienne Égypte et qu'on dit avoir fait germer de nos jours, on a constaté que des graines de Légumineuses, de Pavot et de Tabac conservées en herbier depuis un ou deux siècles ont pu germer. Les graines résistent à l'eau de mer beaucoup plus qu'on ne serait tenté de le croire, et la submersion ne détruit pas leur faculté germinative. A cet égard le Cocotier des Seychelles est très-instructif. Ce palmier croît dans les îles Seychelles, voisines des côtes orientales de l'Afrique. Les fruits sont entraînés par un courant marin qui leur fait passer l'équateur et les charrie sur les rivages de l'Inde. Des courants semblables amènent, des contrées les plus éloignées, de nombreuses graines qui germent dans une nouvelle patrie.

Oxygène. — Appareil de Claude Bernard pour la germination des graines. — Cet appareil consiste en une éprouvette (fig. 226) dans laquelle on suspend avec un fil des éponges humides auxquelles sont adhérentes les graines que l'on veut faire germer. On place au fond de l'éprouvette un peu d'eau en *b* pour que l'éponge ne se dessèche pas ; puis on bouche ou non les tubes *d, d'* suivant les circonstances dans lesquelles on veut se placer, soit que l'on veuille confiner l'atmosphère de l'éprouvette ou y faire circuler un courant d'air. On introduit dans plusieurs éprouvettes des graines sur des éponges, à l'humidité et à la chaleur convenables, mais dans une atmosphère impropre au développement. Dans l'une, il y a une atmosphère d'azote ; dans l'autre, une atmosphère d'acide carbonique.

On choisit pour ces expériences des graines de *cresson
alénois* qui ont l'avantage de germer très-vite. Dans les
éprouvettes remplies d'azote et d'acide carbonique, la germination n'a pas lieu, tandis que dans la troisième éprou-

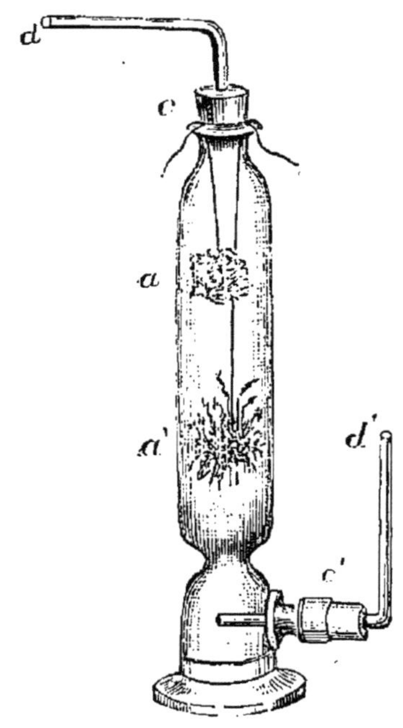

Fig. 226. — Dans cette éprouvette, on introduit par l'ouverture supérieure deux
éponges humides *a* et *a'* qui sont appendues à des fils fixés par le bouchon en
caoutchouc *c*. L'éponge *a* porte des graines de cresson alénois que l'on vient
d'introduire dans l'appareil ; l'éponge *à*, porte des graines de cresson alénois au
quatrième ou cinquième jour de germination. Deux bouchons en caoutchouc
c, *c'* sont traversés par deux tubes *d*, *d'* qui font communiquer l'atmosphère
intérieure de l'appareil avec l'atmosphère extérieure. Cela permet de faire passer
des gaz différents dans l'appareil, si l'on veut, ou bien d'extraire les gaz qu'il
renferme pour les analyser. Dans le fond de l'éprouvette il y a une couche d'eau
pour que l'atmosphère intérieure reste toujours saturée d'humidité.

vette où l'on a mis des graines de cresson alénois dans
une atmosphère humide avec de l'air ordinaire, la germination est très-évidente après un jour. On sait aussi que
si l'air a trop peu d'oxygène, la germination ne se manifes-

tera pas. De même, s'il en contient trop, M. Bert a récemment démontré que si la pression de l'oxygène devient trop forte ou trop faible, la germination se fait mal ou ne se fait pas du tout.

Vie latente des graines. — Exemples remarquables. — Les graines ont donc besoin d'un air assez riche en oxygène pour germer et cette nécessité nous explique comment il se fait que des graines longtemps enfouies dans la terre y restent à l'état de vie latente et viennent à germer quand on les remet à la surface du sol. A la suite de profonds terrassements sur les voies ferrées ou de mouvements des sables au bord de la mer, il apparaît souvent des quantités considérables de *Coquelicots*, de *Moutardes* et d'autres plantes dont les graines étaient restées enfouies dans le sol. A Rennes, on a vu, après l'incendie de la ville, la démolition des maisons faire apparaître sur les murs et les cheminées un végétal étranger au pays, le *Sisymbrium Austriacum*, qui devient de plus en plus commun dans notre cité. En 1666, après le second incendie de Londres, il poussa tout à coup, sur le sol de cette ville, une quantité énorme de *Sisymbrium Irio*. Après le bombardement de Copenhague, le Seneçon visqueux (*Senecio viscosus*), qui croît isolément, couvrit avec une profusion incomparable les ruines de la capitale du Danemark. On a vu germer aussi des graines de *Romarin*, de *Bluet*, etc., extraites des tombeaux gallo-romains et celtiques. Ces exemples sont autant de preuves de la vie latente des graines qui ne germent pas si on leur interdit l'accès de l'air.

Chaleur. — Pour les diverses espèces de graines, les limites de la température varient et la germination peut être ralentie ou suspendue non seulement par une température trop basse, mais aussi par une température trop élevée. Avec les graines du Cresson alénois, la température qui semble la plus convenable pour une rapide germination est comprise entre 19 et 29 degrés ; au delà, le développement paraît difficile. Claude Bernard a démontré que de 35 à 40 degrés la germination du Cresson alénois est suspendue. Il y a donc une sorte d'engourdissement produit par une température trop élevée comme par une température trop basse. Les graines qui tombent sur le sol, à la fin de l'été, ne germent qu'au retour de la belle saison parce qu'elles ne trouvent pas dans le climat d'hiver une température suffisante.

Conditions accessoires. — Le chlore hâte la germination des graines et c'est à Humboldt qu'on doit la découverte de ce fait intéressant. On utilise cette propriété dans les jardins botaniques pour tirer parti des vieilles graines (1).

Température nécessaire pour la germination. — Certaines graines exigent pour germer des espaces de temps différents à égalité de chaleur et d'humidité. Ainsi, la graine des *Mangliers* (Rhizomorpha) germe dans le fruit même et tombe toute germée dans la vase où la jeune plante continue son développement sans interruption. Au contraire, les graines des *Rosiers*, des *Aubépines*, exigent deux années ou même plus pour germer. Les graines de *Cresson alénois*, de *Laitue* germent en moins d'un jour ; d'autres enfin exigent un nombre variable de semaines.

Anesthésie de la germination. — Claude Bernard a constaté que les anesthésiques (éther ou chloroforme) suspendent la germination des graines. On choisit pour ces expériences les graines de Cresson alénois qui germent très-vite. L'expérience suivante est fort simple. Il suffit d'humecter les éponges *a a'* sur lesquelles sont placées les graines, l'une *a*, avec de l'eau éthérée ou chloroformée

(1) Le chlore, le brome et l'iode, employés en dissolution aqueuse très-diluée, activent la germination. Le chlore décompose l'eau sous l'influence de la lumière en formant de l'acide chlorhydrique et en mettant l'oxygène en liberté. C'est cet oxygène, dit naissant, qui accélère la germination.

et l'autre *a'* avec de l'eau ordinaire. On verse au fond de chaque éprouvette une couche égale de liquide éthéré en

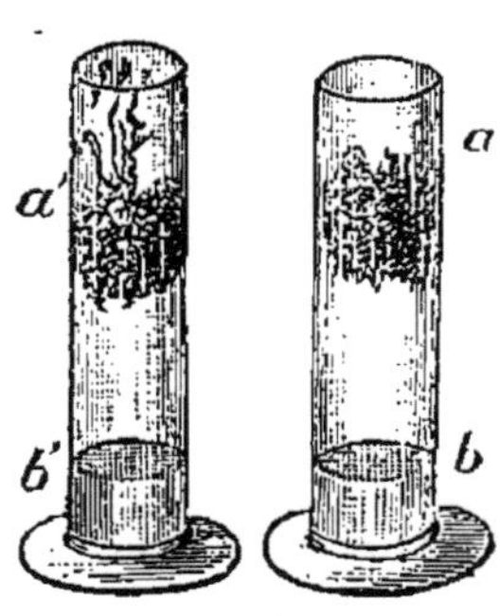

b et non éthéré en *b'*. Les graines qui se trouvent à la surface de l'éponge *a'* ont germé, celles de l'éprouvette *b* n'ont pas germé.

Pour préparer l'eau chloroformée ou éthérée on prend deux flacons. Dans l'un on verse du chloroforme, dans l'autre de l'éther; on ajoute de l'eau distillée et on agite après avoir bouché les flacons. L'excès d'éther

FIG. 227.

monte à la surface de l'eau, l'excès de chloroforme tombe au fond du flacon ; mais dans les deux cas l'eau est saturée de l'agent anesthésique. Les antiseptiques (acides phénique et salycilique), les acides arsénieux et arsénique tuent l'embryon et rendent la germination impossible.

DISSÉMINATION DES FRUITS ET DES GRAINES

Pour donner plus de prise aux courants d'air, beaucoup de fruits et de graines portent des ailes, des aigrettes, etc.

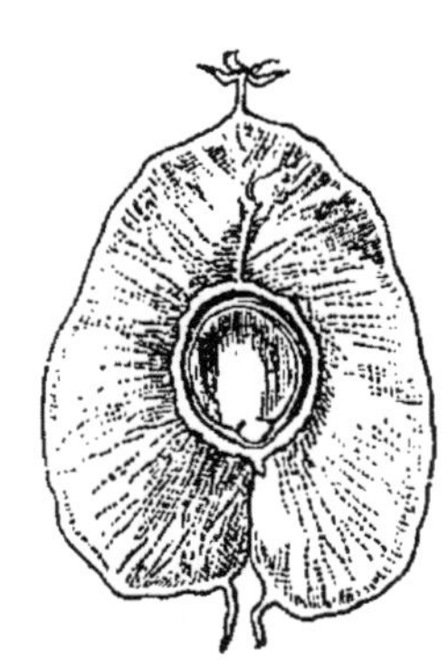

Nous connaissons le fruit ailé (samare) de l'*Orme* (fig. 228), de l'*Érable* (fig. 229), et du *Frêne* (fig. 230.) Le fruit des *Pins* et des *Sapins* est muni d'une longue aile qui protège la graine. Les fruits (akènes) des *Chardons*, des *Bluets* (fig. 231), des *Salsifis*, des *Va lérianes*, du *Pissenlit* (fig. 232), qui offrent à leur partie supérieure des aigrettes, deviennent le jouet des vents et sont portés à des hauteurs et à des distances considérables. L'*Erigeron Cana-*

FIG. 228. — Fruit ailé (samare) de l'*Orme*.

dense qui nous est venu comme moyen d'emballage, d'Amérique en Europe, au dix-septième siècle, s'est à l'aide de ses

aigrettes répandu avec la plus étonnante rapidité. En 1800,
Delarbre n'en avait observé qu'un pied dans l'Auvergne. En

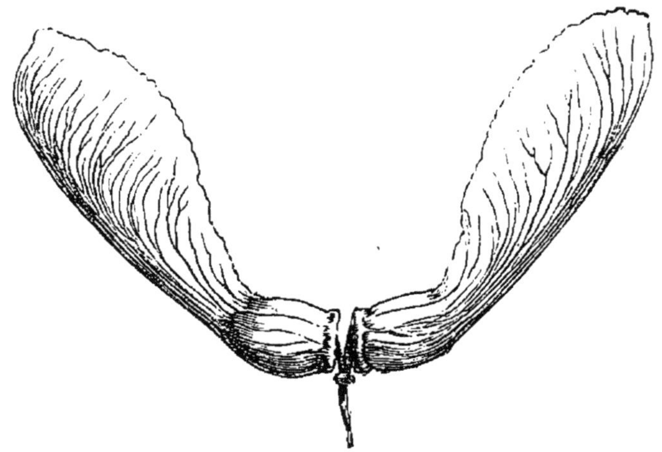

FIG. 229. — Fruit ailé (samare) de l'*Érable*.

1805 et 1806, de Saint-Hilaire trouvait cette espèce pour
ainsi dire à chaque pas dans les champs de la Limagne.
Aujourd'hui cette plante est très-commune en France où elle

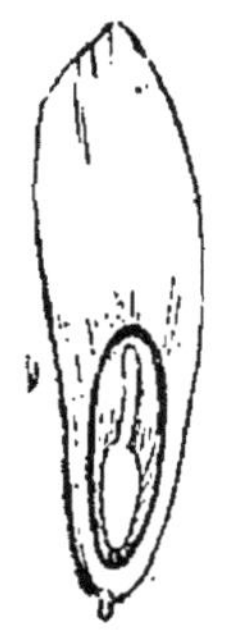

FIG. 230. — Fruit ailé
(samare) du *Frêne*.

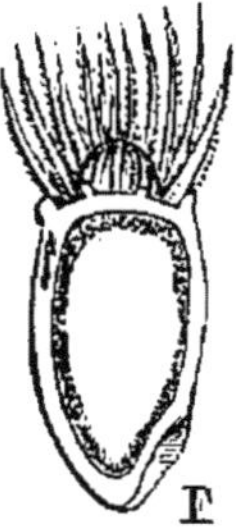

FIG. 231. — *Bluet*. Coupe longitudinale du fruit surmonté de son
aigrette.

croît dans les champs cultivés, le long des voies ferrées,
au bord des chemins, etc. Chez le *Saule* (fig. 233, 234), le
Peuplier, l'*Épilobe*, le *Dompte-venin*, la graine est munie

de poils soyeux ou d'ailes (fig. 235, 236) qui sont des organes de dissémination. Dans beaucoup de cas, les ani-

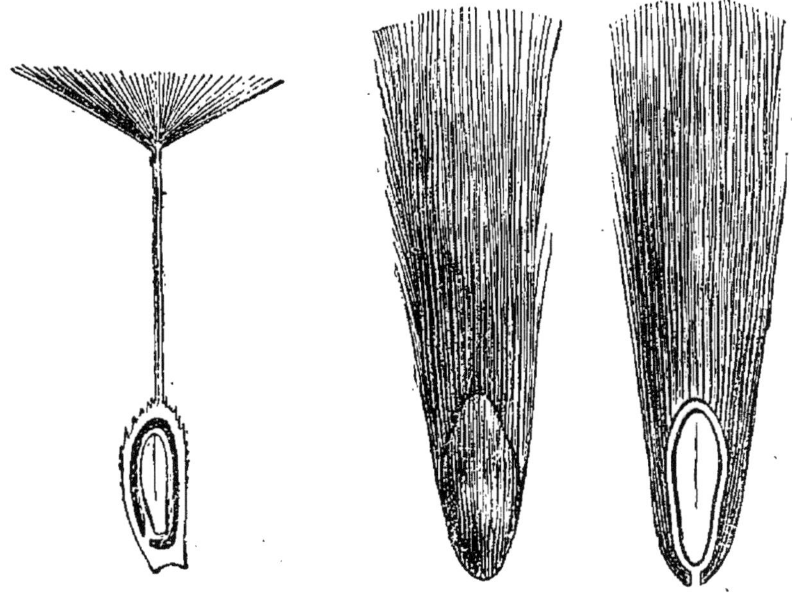

FIG. 232. — *Pissenlit*. Coupe longitudinale du fruit surmonté de son aigrette.

FIG. 233. — Graine de *Saule* munie de poils soyeux.

FIG. 234. — Graine de *Saule*. Coupe longitudinale.

maux disséminent les graines. Ainsi, c'est tantôt un loriot qui emporte dans les bois une cerise enlevée à un arbre des champs. Tantôt c'est une grive qui a piqué un fruit de Gui et le porte sur un Pommier, un Peuplier; la baie

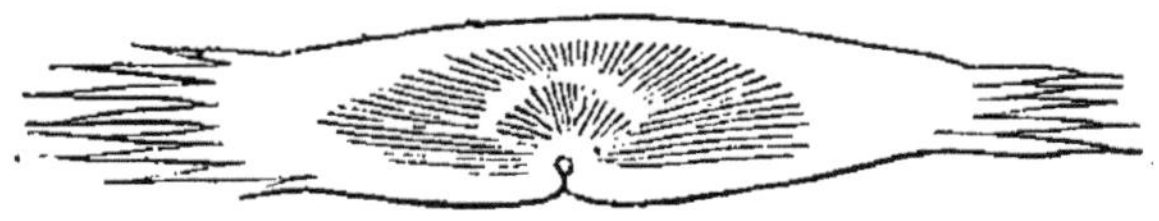

FIG. 235. — Graine ailée du *Bignonia Catalpa*.

gluante adhère fortement à la branche d'arbre et permet à ses embryons de s'y développer. Ailleurs, les fruits écarlates de l'*Aubépine*, du *Sorbier*, ceux du *Sureau*, du

Lierre, du *Genévrier*, de la *Viorne*, sont disséminés par les merles, les grives et les mauvis qui les déposent, dépouillés de leur masse pulpeuse, sur les vieilles tours, les murs des vieux châteaux et les ruines. Très-souvent les animaux ne sèment pas directement les graines; ils avalent les fruits, comme nourriture, et les graines protégées par leurs téguments ou par un noyau ne sont pas altérées dans le tube digestif. A Java, une sorte de civette se charge de disséminer les graines du Caïé. Il existe aussi à Ceylan une

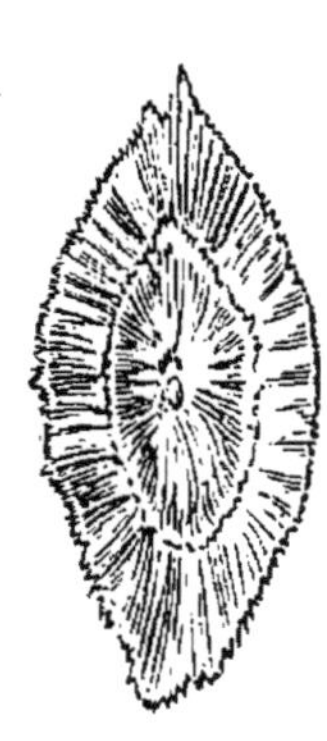

FIG. 236. — Graine ailée du *Quinquina*.

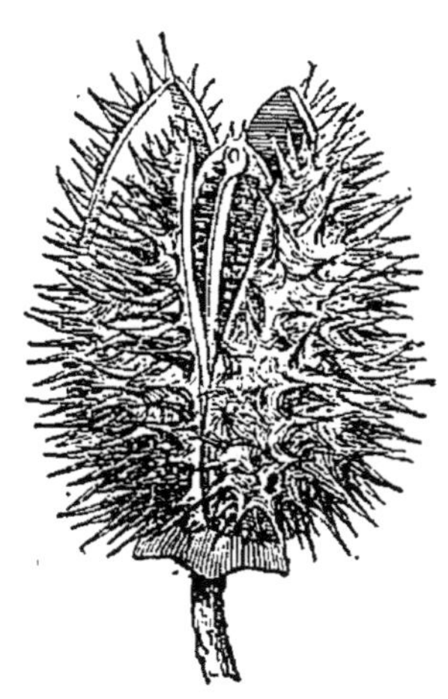

FIG. 237. — Pomme épineuse. Fruit du *Datura Stramonium*.

espèce de grive qui se nourrit du fruit du Cannellier et en répand la graine en mille endroits. Enfin, on trouve sur le Colisée, à Rome, 260 espèces de plantes dues au transport des graines par les oiseaux. Mais c'est surtout l'homme qui répand les plantes et les multiplie. En semant nos céréales nous semons chaque année le *Bluet*, le *Coquelicot*, la *Nielle des blés*, le *Pied-d'alouette*, les *Pavots*, etc. En 1815, on constata en France, dans les endroits où s'étaient établis les camps des Russes et des Cosaques, la présence de végétaux originaires des bords du Dniéper et du Don;

ces plantes peuplent aujourd'hui des endroits assez considérables. La *Pomme épineuse* (fig. 237), ou Stramoine, si commune en France, nous a été apportée par les Bohèmiens; ces gens venus de l'Inde, où le funeste usage de la Pomme épineuse est bien connu, ont traversé l'Europe, stationnant en différents endroits, mendiant, empoisonnant ou guérissant; ils cultivaient autour de leurs camps la Pomme épineuse connue sous les noms d'*Herbe endormie*, *Herbe aux sorciers*, etc. Aujourd'hui on trouve la Stramoine dans les champs cultivés, au bord des chemins. Enfin, après la guerre de 1870, on constata aux environs de Paris, dans les endroits où s'étaient établis les Prussiens, la présence de plusieurs plantes étrangères.

HYBRIDES

Action d'un pollen étranger sur la fleur femelle. Hybrides des Roses, des Pensées, des Jacinthes, des Fraisiers. — Hérédité. — Tendance au retour. — Les vers et les insectes portent souvent sur les stigmates des fleurs le pollen enlevé à d'autres espèces. Il y a parfois fécondation et la plante qui naît d'une telle génération est une *hybride*, mais cette hybride n'acquiert pas ordinairement le pouvoir de se reproduire par voie sexuée; on la multiplie par bouture et par greffe. Dans ces dernières années, les horticulteurs ont suivi l'exemple que leur donnaient les insectes. Ils ont provoqué la naissance d'hybrides et créé, par ce moyen, d'immenses variétés de plantes aux colorations les plus variées (*Primevères, Pélargoniums, Roses*). Les Roses offrent l'exemple d'un certain nombre de formes généralement regardées comme espèces (*Rosa centifolia, Gallica, Indica*, etc.), qui ont été croisées. Exceptionnellement, les hybrides du *Rosa Indica* fécondées par le pollen du *R. centifolia* produisent abondamment des graines. Quelques formes de Roses ont une tendance si prononcée à la variation que, plantées dans des sols différents, elles présentent des couleurs diverses qui les font prendre pour des formes distinctes. Le nombre des formes de Roses est immense et M. Desportes, dans son catalogue de 1829, en énumère 2562 cultivées en France. On prévoit que par les effets du croisement et de la variation, le jour viendra où toutes nos Roses auront un feuillage toujours vert, des fleurs éclatantes et parfumées et fleuriront de juin en novembre.

Pensées. — Les Pensées sont encore dignes d'être citées à cause du contraste qui existe entre les fleurs petites de notre Pensée sauvage et ces magnifiques fleurs plates, larges de trois centimètres et plus, symétriques, circulaires, veloutées et splendidement colorées des belles Pensées qu'on cultive dans nos jardins. En 1813, lord Gambier ayant recueilli quelques Pensées sauvages, les fit cultiver avec les variétés connues et obtint de grandes améliorations. Le premier changement important fut la conversion des ligues foncées du milieu de la fleur en une tache centrale ou œil qui n'existait pas auparavant et que l'on considère actuellement comme une des premières conditions de la beauté de la Pensée. On connaît plusieurs centaines de variétés de Pensées. Les *Dahlias*, les *Œillets*, la *Tulipe* et la *Jacinthe*, qui proviennent d'une même forme sauvage, présentent des variétés innombrables, différant presque toutes uniquement par la forme, la grandeur et la couleur des fleurs. Ces plantes qui ont été longtemps propagées par rejetons, par bulbes, etc., deviennent si variables que presque chaque plante levée de graine forme une variété nouvelle dont la description, comme l'écrivait Gérarde en 1597, serait un vrai travail de Sisyphe.

Jacinthe (*Hyacinthus orientalis*). — La Jacinthe cultivée dans nos jardins vient du Levant et fut introduite en France et en Angleterre vers l'année 1596. Les pétales de la fleur primitive étaient étroits, ridés, pointus ; actuellement ils sont larges et arrondis. La grosseur des fleurs a augmenté, les couleurs se sont diversifiées et ont acquis plus d'intensité. Il est curieux de comparer les Jacinthes de 1629 avec celles de 1864 et de constater les améliorations. Il s'est écoulé, depuis lors, deux cent trente-cinq ans et cette simple fleur offre une excellente démonstration du fait, que les formes primitives de la nature ne demeurent pas stationnaires surtout lorsquelles sont soumises à la culture. Dans un ouvrage instructif publié à Amsterdam, en 1768, il est signalé près de deux mille sortes de Jacinthes connues alors. La Jacinthe est encore remarquable en ce qu'elle a donné naissance à des variétés *bleues*, *roses* et *jaunes*. Or, on sait que ces trois couleurs ne se rencontrent pas dans les variétés d'aucune autre espèce et très-rarement dans les espèces distinctes d'un même genre.

Bel exemple de métis dans le Cytisus Adami. — Forme intermédiaire entre deux autres. — Ce que c'est que la tendance au retour. — On connaît le fameux *Cytisus Adami* qui est une forme métisse ou intermédiaire entre deux espèces distinctes : le *Cytisus laburnum*, cultivé partout et le *Cytisus purpureus*. Dans toute l'Europe, dans des sols et sous des climats divers, cet arbre a souvent et subitement fait retour par ses feuilles et ses fleurs vers les deux formes parentes. Il est en effet assez surprenant de voir, mélangées sur le même arbre, des touffes de fleurs rouges, jaunes et pourpres portées sur des branches ayant des feuilles et un port différents. La même grappe renferme souvent deux sortes de fleurs, et on rencontre quelquefois une fleur dont un côté est jaune et l'autre pourpre ; bien plus, une étamine devenue foliacée peut être moitié jaune et moitié pourpre; ce qui montre que la tendance au retour peut affecter des organes isolés et même des parties d'organes. Cet arbre présente la particularité remarquable que, dans son état intermédiaire, il est stérile, tandis que quand ses fleurs sont ou d'un jaune ou d'un pourpre pur elles donnent des graines, et les gousses provenant des fleurs jaunes en produisent beaucoup. Le *Cytisus Adami* est une hybride de greffe ou de graine. Un grand nombre de fleurs de nos jardins, les *Roses* les *Pétunias*, les *Calcéolaires*, les *Fuchsias*, les *Verveines*, les *Pélargoniums*, etc., descendent de deux ou de plusieurs espèces mélangées et croisées ensemble. Au moyen d'une sélection suivie, on rend les fleurs graduellement de plus en plus doubles, chaque progrès acquis étant transmis par hérédité. Dans les fleurs doubles des *Composées*, les corolles des fleurs du centre (fleurons) ont subi de notables modifications qui sont héréditaires. Chez l'*Ancolie* (*Aquilegia vulgaris*), Renonculacée de nos haies **et** de nos bois, quelques étamines se transforment en pétales; elles ont la forme de nectaires, s'ajustent les unes dans les autres, et, dans une variété, se convertissent en pétales. Dans le Pavot, les étamines se transforment quelquefois en pistils et ce caractère est transmissible comme le précédent. Enfin, on peut propager par graines les races péloriques des *Gloxinia*, des *Antirrhinum* et des *Linaires*.

Fraisier. — C'est à des croisements qui peuvent avoir lieu spontanément parmi les formes américaines (*Fragaria Chilensis, F. Virginiana, F. grandiflora*) que nous devons la plupart de nos variétés actuelles les plus exquises. On n'a pas réussi à croiser la Fraise des bois d'Europe (*Fragaria vesca*) avec l'*Écarlate américaine* (*Fragaria Virginiana*) et l'on peut dire, en général, que les espèces européennes se croisent très-difficilement avec les espèces américaines. Les Fraises américaines, grâce à la facilité avec laquelle elles se croisent spontanément, se confondent déjà d'une manière inextricable à ce point que les horticulteurs ne sont plus d'accord sur le groupe auquel il faut rattacher un grand nombre de variétés. Depuis quelque temps, les horticulteurs ont porté plus spécialement leur attention sur les feuilles des plantes. Ils ont ainsi produit des dessins symétriques et fort élégants de blanc, de rouge, de vert qui sont quelquefois, comme dans le *Pelargonium*, le *Noisetier*, l'*Épine-Vinette*, le *Hêtre*, etc., strictement héréditaires.

Multiplication artificielle des plantes. — On peut séparer une partie du corps vivant d'une plante pour la nourrir soit indépendamment (*marcottage, bouturage*), soit en parasite sur une autre plante (*greffe*).

Marcottage. — On appelle marcotte une portion du corps végétal ayant tige, racine et feuilles et séparée artificiellement de l'ensemble ; l'affranchissement de la marcotte est connu sous le nom de marcottage. La multiplication du Fraisier est un exemple de marcottage naturel.

Bouturage. — On appelle bouture une portion du corps végétal incomplète à divers degrés et qui doit, après sa séparation, se compléter pour donner un individu nouveau. L'opération qui transforme la bouture en un individu complet est un bouturage. Le développement dissocié de la Pomme de terre et de la Ficaire est un bouturage naturel.

Greffe. — La greffe est une opération qui consiste à séparer une partie du corps vivant d'une plante pour la nourrir en parasite sur une autre plante. La partie enlevée, puis rapprochée, est le *greffon* ; la partie fixe est le *sujet*. La greffe peut avoir lieu entre parties de la même plante, entre plantes différentes de la même espèce, entre espèces de même genre, entre genres d'une même famille, entre végétaux appartenant à des familles différentes.

TABLE DES MATIÈRES

MORPHOLOGIE GÉNÉRALE

PHYSIOLOGIE

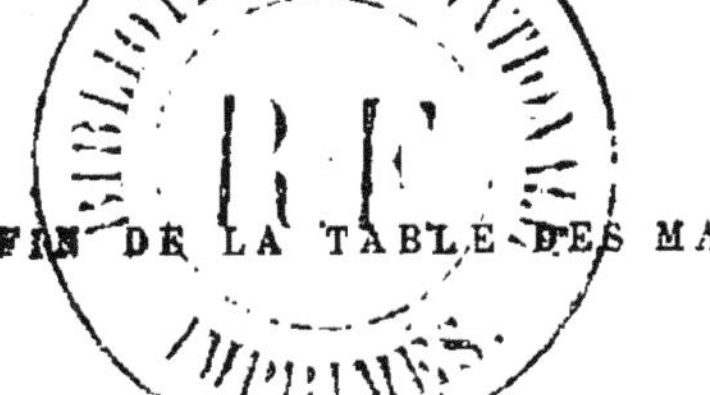

FIN DE LA TABLE DES MATIÈRES

www.ingramcontent.com/pod-product-compliance
Ingram Content Group UK Ltd.
Pitfield, Milton Keynes, MK11 3LW, UK
UKHW021021140726
13695UKWH00001B/397